磯村心臓血管外科手術書
手術を決めるこの1針

磯村 正

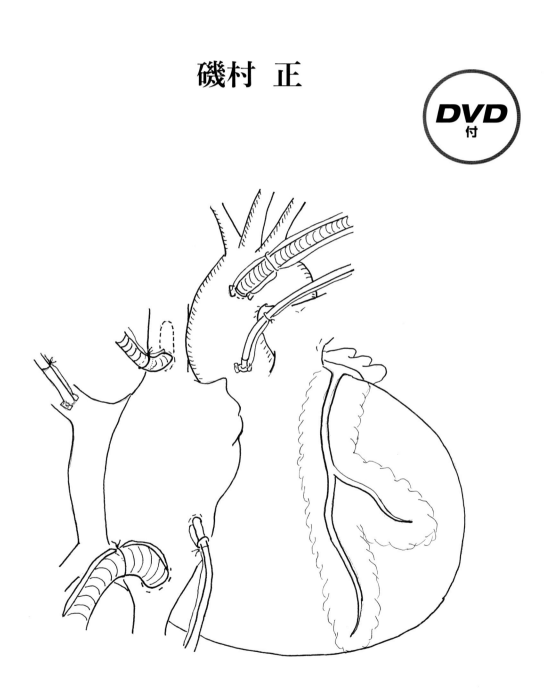

南江堂

393 枚の図を佐藤 了先生（耳納高原病院）に描いていただいた
ここに深く感謝の意を表する

序　文

　1950年代に世界初の開心術が施行されて以来，心臓血管外科の歴史はまだ100年に満たない．ことに心臓大血管外科の発展は1970年代から体外循環が確立され，さらに1980年代の心筋保護法の確立により次第に安全な手術となり，術式も徐々に確立され，毎年のように新しい進歩がある．より安全な術式が確立されるとともに，2000年代に入りオフポンプ手術，カテーテルによる動脈瘤に対するステント治療（TEVAR，EVAR），大動脈弁置換術（TAVI）といった体外循環を回避できる治療法，正中切開を回避し，正中部に傷が残らない，いわゆる低侵襲性心臓手術（MICS）が行われるようになってきている．

　著者はこれまで30年以上にわたり，これらの心臓大血管手術の黎明期から現在に至るまで種々の変遷，あらゆる術式を経験してきたが，やはり，体外循環，心筋保護を確実に習得した，いわゆるgolden standardな心臓大血管の手術を安全に施行できるようになった外科医が次のステップへ進むことがきわめて重要で，このような外科医が新しい治療法に有効性が高いのかどうか判断できるようになると考えている．このため，本書は単独著者が国内，海外で経験して組み立て確立した，もっとも確実に，安全に，早くでき，かつ再現性のある予後の確実な手術について解説している．また，長年一緒に心臓血管外科を学んだ佐藤　了先生に著者の拙劣な図を本文に沿った精細な解りやすい図に仕上げていただいた．本文と図を見開きにすることで，実際に手術を見ているように手術手技が明快になった．本書を参考に，自身の行っている手術法，あるいはこれから行う術者の手術法の一助になれば幸甚である．

　外科医には神の手，天才外科医，あるいは世界一上手な外科医はいないのである．読者の方々には毎日の手術の中，さらに術後の経過や予後など丹念に注視した自分の経験の中から生まれた一つ一つのtips and pitfallsを見つけながら，さらなる精進を続けることができる外科医を目指していただきたい．この一助として著者の経験した手術のpitfallsに落ち込まないように，また，落ち込んだ場合の解決法も解説した．さらに，小さなtipsで驚くような変化を手術にもたらすことを幾度となく経験したことをtipsとして示した．

　心臓血管外科手術においては1針で手術の流れが大きく変わり（たった1針かもしれないが），目の前が急に明るくなることも，止血が完璧になることも多く，常に1針の大切さを考えながら手術に臨む心臓血管外科医としての姿勢が大切と考え，「手術を決めるこの1針」と副題に挿入した．

　本書が，わが国の心臓血管外科医のみならず，メディカルスタッフをはじめ心臓血管外科の開発にかかわる多くの方々の一助になればこれ以上の喜びはない．

　　2015年1月

　　　　　　　　　　　　　　　　　　　　　　　　　　　　　　　　　　　　磯村　正

目次

第I章 体外循環接続 　1

1. 皮膚切開から開胸操作 　2

1 皮膚切開 　2
2 胸骨正中切開 　4
3 開胸 　6
4 心膜の吊り上げ 　6
5 カニュレーションスティッチ 　8
　a. 上行大動脈 　8
　b. 上大静脈 　8
　c. 下大静脈 　8
　d. 上行大動脈の順行性心筋保護兼大動脈脱気（ベント） 　8
　e. 左房ベント 　8
　f. 逆行性心筋保護 　8
6 カニュレーション 　10
　a. 上行大動脈送血 　10
　b. 上大静脈脱血 　10
　c. 下大静脈脱血 　10
　d. 逆行性心筋保護 　12
　e. 大動脈基部心筋保護兼ベントの挿入 　12
　f. 左房ベント 　12

2. 心筋保護 　14

3. 体外循環離脱 　16

1 各カニューラの抜去時期 　16
2 ドレーンの挿入 　18
3 胸骨閉鎖 　18

体外循環接続・離脱のtips & pitfalls 　20

第II章 虚血性心疾患の手術 　25

1. 冠状動脈バイパス術（CABG） 　26

1 体外循環使用，心停止下（conventional, on pump arrest） 　26
2 グラフトの選択 　27
　a. グラフトの種類 　27
　b. グラフトの到達 　28
3 グラフトの採取法 　30
　a. 大伏在静脈の採取 　30
　b. 左内胸動脈の採取 　30
　　1）左内胸動脈分枝の処理 　30
　　2）skeletonized左内胸動脈 　30
　c. 胃大網動脈の採取 　32
　d. 橈骨動脈の採取 　32
4 冠状動脈の同定 　34
　a. 左前下行枝 　34
　　1）埋没した左前下行枝 　34
　　2）回旋枝 　34
　b. 右冠状動脈 　34
5 冠状動脈およびグラフトの前処理 　36
　a. 冠状動脈の切開 　36
　b. グラフト断端の切開 　36
　　1）in-situの左内胸動脈（in-situの胃大網動脈） 　36
　　2）大伏在静脈（橈骨動脈，遊離右内胸動脈） 　36
6 各グラフトの吻合法 　38
　a. 左内胸動脈-左前下行枝吻合 　40
　b. 大伏在静脈の吻合（橈骨動脈，遊離右内胸動脈） 　40
　c. sequential grafting 　42
　　1）左前下行枝-第一対角枝 　42
　　2）鈍縁枝-鈍縁枝-対角枝 　42
　　3）後下行枝-房室枝 　42
　　4）後下行枝or房室枝-右冠状動脈 　42
7 中枢吻合 　44
8 オンポンプbeating 　44
9 オフポンプCABG（OPCAB） 　46
　a. 麻酔科医との連携 　46
　b. グラフトデザイン，心臓の位置決め 　48
　　1）オフポンプCABGでのグラフトデザイン 　48
　　2）心臓の位置決め 　48
　　3）心臓の位置決めと血圧変動 　52

2. 心筋梗塞合併症 54

1 心室瘤(dyskinesis)，虚血性心筋症(ICM)＝無収縮(akinesis) 54
a．心室内膜側パッチ形成術(EVCPP，Dor手術) 54
b．前壁中隔形成術(SAVE手術) 56
c．後壁形成術(PRP手術) 58

2 虚血性僧帽弁閉鎖不全症 60
a．急性僧帽弁逆流，乳頭筋断裂 60
b．機能性僧帽弁逆流 62
　1)弁形成術 62
　2)両側乳頭筋間縫縮術 62
　3)二次腱索離断，基部腱索離断 62

3 心室中隔穿孔 64
a．前壁中隔梗塞：左前下行枝梗塞 64
b．後壁梗塞：右冠状動脈，回旋枝梗塞 64

4 左室破裂 64
a．blow out type 64
b．oozing type 64

虚血性心疾患治療におけるtips & pitfalls 66

第Ⅲ章　弁膜症の手術　73

1. 僧帽弁 74

1 僧帽弁形成術(MVP) 74
2 変性性僧帽弁逆流に対する僧帽弁形成術 76
a．後尖病変 76
　1)三角切除 76
　2)四角切除 78
　3)スライディング法 78
　4)砂時計状切除縫合 80
b．前尖病変 82
c．交連部病変 82
d．前尖および後尖の両尖病変 84

3 僧帽弁置換術(MVR) 86
a．アプローチ 86
b．僧帽弁の展開 86
c．後尖弁下部温存 88
d．人工弁への糸掛け 92
e．糸の結紮 94

4 前-後尖温存僧帽弁置換術 94
5 前-後尖切除後，後尖人工腱索移植 94
6 僧帽弁輪石灰化症例の僧帽弁置換術 96
a．後尖僧帽弁輪石灰化の除去 96
b．僧帽弁輪石灰化空置僧帽弁置換術 98

7 僧帽弁置換術後の左室破裂 98

2. 三尖弁 100

1 三尖弁形成術 100
2 三尖弁置換術 104

3. 大動脈弁 106

1 大動脈弁形成術(AVP) 106
a．大動脈弁逆流に対する大動脈弁形成術 106
　1)弁葉の変化(逸脱，交連部)に対する形成術 106
　2)弁葉縫縮術(三角切除) 108
　3)交連下弁輪縫縮術 110
b．弁輪から上行大動脈拡大による大動脈弁逆流に対する弁形成術：reimplantation法(David手術) 112

2 大動脈弁置換術(AVR) 118
a．体外循環 118
b．大動脈遮断と大動脈切開 118
c．大動脈弁切除 120
d．石灰化弁の摘出 120
e．弁輪への糸掛け 122
f．人工弁輪への糸掛け 124
g．人工弁の装着，結紮 126
h．大動脈壁の閉鎖 128

3 狭小弁輪に対する大動脈弁置換術 130
a．大動脈弁輪切開 130
b．大動脈弁輪から左房上縁，僧帽弁前尖切開 134

4. 複合弁手術 138

1 2弁あるいは多弁疾患の場合 138
a．大動脈弁疾患と僧帽弁疾患の合併 138
b．大動脈弁疾患と三尖弁疾患の合併 138
c．僧帽弁疾患と三尖弁疾患の合併 138
d．大動脈弁疾患と僧帽弁疾患，三尖弁疾患の合併 138
e．弁疾患と冠状動脈狭窄病変の合併 140
f．弁疾患と胸部大動脈瘤の合併 140

2 手術手順 140

5．大動脈基部置換術（弁輪拡大による大動脈弁逆流に対する手術） ……… 142

弁膜症手術のtips & pitfalls ……… 150

第Ⅳ章 その他の心疾患手術 … 153

1．メイズ手術 ……… 154

1 左房メイズ　154
2 左房内のアブレーション　158
  a．僧帽弁輪後尖中央にかけてのアブレーション　158
  b．左房内の冷凍凝固　158
    1）僧帽弁後尖中央　158
2）左心耳　158
3）左上肺静脈と左房上縁間　158
  c．AtriCureペン型デバイスを用いてのアブレーション　158
3 右房メイズ　160
4 神経節叢アブレーション　162

2．心臓腫瘍摘出術 ……… 164

1 粘液腫（myxoma）　164
2 悪性腫瘍　166

3．収縮性心外膜炎に対する手術 ……… 168

4．肺動脈血栓除去術 ……… 170

5．拡張型心筋症（DCM）に対する自己心温存手術 ……… 170

1 機能性僧帽弁逆流　170
  a．リングの選択　172
  b．弁下部に対する術式　172
2 左室形成術　172
3 左室補助装置（LVAD）装着術　174
4 心室頻拍　176

6．肥大型心筋症（HCM）に対する手術 ……… 178

第Ⅴ章 大血管の手術 … 183

1．真性瘤 ……… 184

1 上行大動脈置換術　184
  a．大動脈基部が拡大した場合　184
  b．Valsalva洞より遠位側の瘤形成の場合　184
    1）末梢側の吻合　186
    2）中枢側の吻合　186
  c．上行大動脈瘤が遠位側で無名動脈下の遮断が困難な場合　186
2 弓部大動脈置換術　188
3 下行大動脈置換術　196
4 胸腹部大動脈置換術　200
  a．胸腹部大動脈置換術，下行大動脈置換術における部分体外循環　200
    1）人工心肺回路：閉鎖式体外循環回路　200
    2）カニューラ　200
    3）体外循環の指標　200
    4）部分体外循環と注意事項　200
  b．手術　201

2．解離性大動脈瘤 ……… 208

1 Stanford type A（A型解離）　208
2 Stanford type B（B型解離）　216

3．腹部大動脈瘤 ……… 218

1 腎動脈直上遮断の場合　218
2 腎動脈下遮断の場合　220
3 後腹膜アプローチ　220

4．破裂性大動脈瘤 ……… 222

1 胸部大動脈瘤　222
  a．食道穿破　222
  b．胸腔内破裂　222
2 腹部大動脈瘤　222

第Ⅵ章　成人の先天性および類似疾患の手術　　223

1. 心房中隔欠損症（ASD） ……………………………………………………………… 224
2. 心室中隔欠損症（VSD） ……………………………………………………………… 228
3. Valsalva洞動脈瘤 ……………………………………………………………………… 232
4. Ebstein奇形 ……………………………………………………………………………… 234
5. 肺静脈狭窄 ……………………………………………………………………………… 236

第Ⅶ章　再手術術式　　239

1. 術前検査，到達法 ……………………………………………………………………… 240
2. 疾患別の再手術術式 …………………………………………………………………… 244
   - ① 虚血性心疾患　244
   - ② 弁膜症　246
     - a．胸骨リエントリー，癒着剝離　246
     - b．大動脈弁　246
   - c．僧帽弁　248
   - d．三尖弁　248
   - ③ 大動脈疾患　248

第Ⅷ章　周術期の薬物療法　　251

- ① 抗凝固薬　252
- ② 利尿薬　252
  - a．ループ利尿薬　252
  - b．K保持性利尿薬　252
  - c．バソプレシン拮抗薬　252
- ③ β遮断薬　252
- ④ 抗不整脈薬　254
- ⑤ 術中，ICU管理の点滴薬剤　254
- a．利尿薬　254
- b．昇圧薬　254
- c．血管拡張薬　256
- d．抗不整脈薬　256
- e．鎮静薬　256
- f．輸液管理　257
- g．抗凝固療法　257
- h．ヒトインスリン　257

おわりに～メッセージ …………………………………………………………………………… 258

付　録 ……………………………………………………………………………………………… 261

索　引 ……………………………………………………………………………………………… 281

> 謹告　著者ならびに出版社は，本書に記載されている内容について最新かつ正確であるよう最善の努力をしております．しかし，薬の情報および治療法などは医学の進歩や新しい知見により変わる場合があります．薬の使用や治療に際しては，読者ご自身で十分に注意を払われることを要望いたします．　　**株式会社　南江堂**

付録DVD収録動画タイトル

- [ ] 1-1 皮膚切開から開胸，体外循環接続法
- [ ] 1-2 閉胸法
- [ ] 1-3 閉胸法：ドレーン挿入
- [ ] 2-1 心停止下CABG：左内胸動脈-左前下行枝吻合
- [ ] 2-2 大伏在静脈中枢吻合
- [ ] 2-3 OPCAB：左内胸動脈-左前下行枝吻合
- [ ] 2-4 胃大網動脈の採取法
- [ ] 2-5 OPCAB：胃大網動脈-後下行枝吻合
- [ ] 2-6 Dor手術（心室内膜側パッチ形成術）
- [ ] 2-7 SAVE手術（前壁中隔形成術）
- [ ] 3-1 僧帽弁形成術：砂時計状切除縫合
- [ ] 3-2 僧帽弁形成術：前尖人工腱索移植術
- [ ] 3-3 Barlow病の僧帽弁逆流に対する僧帽弁形成術
- [ ] 3-4 三尖弁輪縫縮術
- [ ] 3-5 石灰化上行大動脈の大動脈弁置換術
- [ ] 3-6 大動脈基部置換術
- [ ] 4-1 メイズ手術，GPアブレーション
- [ ] 4-2 僧帽弁形成術：二次腱索離断
- [ ] 4-3 前壁切開による乳頭筋接合術
- [ ] 4-4 PRP手術（後壁形成術）
- [ ] 5-1 循環停止による上行大動脈置換術
- [ ] 5-2 A型解離性大動脈瘤手術

第 I 章
体外循環接続

心臓外科医として，最初に学ぶのは体外循環（人工心肺）接続手技である．

1951年に世界で初めての体外循環を用いた心臓外科手術が行われて以来，手術法は目覚ましい発展を続けている．

1 皮膚切開から開胸操作　DVD収録：1-1

1 皮膚切開

肋間開胸［低侵襲心臓手術（minimally invasive cardiac surgery：MICS）］のように胸骨正中切開を回避できれば，術後外見上の問題はなくなるが，手術操作は煩雑になる．

正中切開においては胸骨上縁からの皮膚切開を低い位置にすれば，ことに女性においては襟元の広がった服を着ることができる．したがって胸骨上縁から可及的に低くし，剣状突起窩以下は通常の切開でも術後の創が小さくできる（**Fig.1a**）．

＃10円刃刀で胸骨上縁より低い位置から剣状突起窩に向かい表皮切開し，その後電気メス切開（Cut 30）にて今度は下から上に向かい真皮を切開する．次いで凝固モード（Coag 40）で胸骨上縁骨膜まで一気に凝固切開を行う．この際，胸骨上縁の横走する静脈，胸骨－剣状突起間にある小動脈の出血に注意する（**Fig.1b**矢印）．

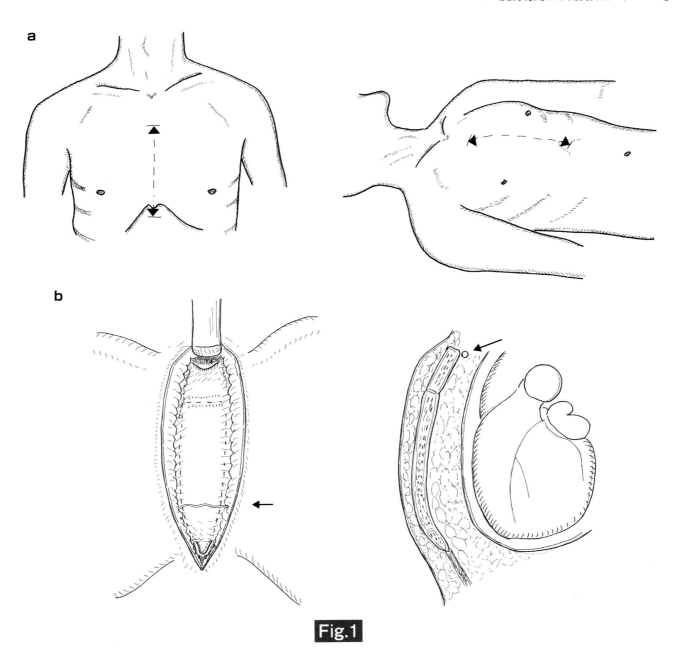

Fig.1

2 胸骨正中切開

剣状突起下(必要なら剣状突起を切除)に曲がりのクーパー(ハサミ)を右から左へ向かって時計回りに円を描くように7〜8cm進めて，心膜と胸骨裏面とのスペースを確保する(**Fig.2a**)．

胸骨上縁は横走する静脈に注意して，上縁骨膜に沿って裏面へ到達する方法でスペースを確保する．次いで電動鋸(胸骨鋸)を下から上へ(皮膚切開を最小にした場合に有利)，あるいは上から下へ向かって押し進め(胸骨鋸を進めるときには胸骨鋸の刃と胸骨が直角になるようにする)開胸する(**Fig.2b**)(胸骨鋸を引く間，一時的に呼吸を停止)．

[胸骨骨膜の止血]

30年前はボーンワックスを用いて止血を行っていたが，感染源になる場合が多いので用いていない．止血はアルゴンビームで行い，ことに骨膜の止血は十分に電気メス凝固で行う(ピンポイントで行う)．さらに近年は酸性ガーゼ(サージセルニューニット，ジョンソン・エンド・ジョンソン社)を止血，感染予防に用いている．胸骨上縁に横走する静脈はクリップして切断することで止血する．

1　皮膚切開から開胸操作

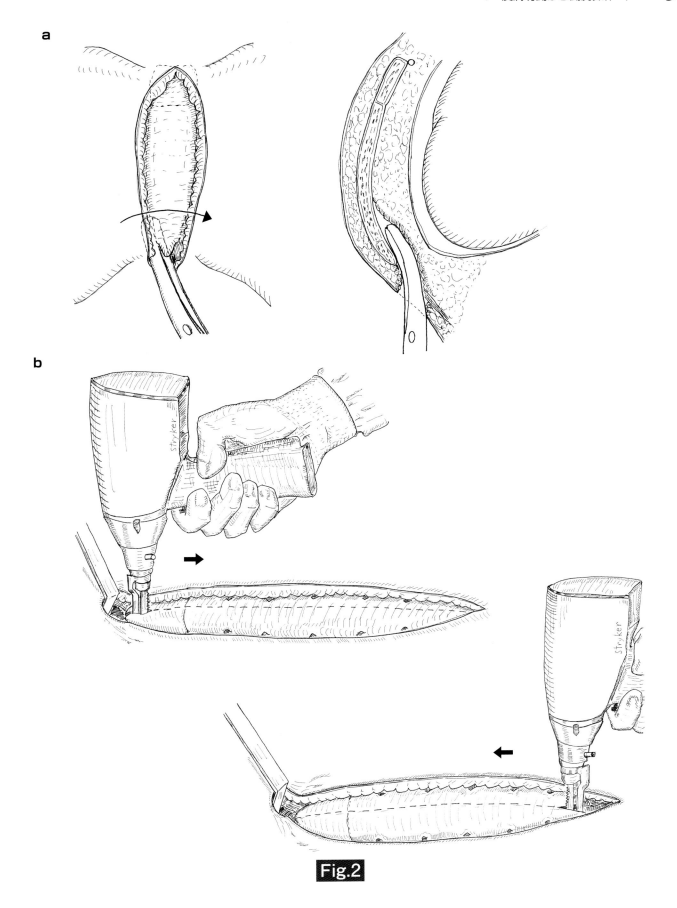

Fig.2

3 開胸

　開胸器はハンドルを上(頭側)に持ってくることにより，術者の右手操作の邪魔にならないようにする．

　心膜切開は，まず脂肪退縮した胸腺を左右に分ける(中央で切ると出血したり，リンパ漏を起こすことがある．通常は左側で脂肪外膜を剝がすと胸腺脂肪組織を損傷することなく，出血なく分かれる)(**Fig.3a**).

　次いで心膜切開を上行大動脈基部近くで行い，この切開孔から上に上行大動脈と心膜の間に吸引管の先端を入れ，電気メスでの上行大動脈の不用意な損傷に注意しながら切開する(**Fig.3b**).

　さらに左指(第2，3指)を心膜切開部から下方向に入れ，指の間で心膜下方を切開する．この際，左側左前下行枝走行に沿うように下方へ切開した後，時計回りに右方へ横隔膜に平行面で切開すると，円形カーブの切開のみで心膜の横切開が不要となる(**Fig.3b**矢印).

　心膜右側下端で右胸膜に近くなり，右開胸となることがあるため注意する．

4 心膜の吊り上げ

　体外循環接続に必要な部位は上行大動脈，右房〜上大静脈，下大静脈であり，同部が十分露出できるように心膜を吊り上げる．

　通常上行大動脈左右2箇所，右房部，下大静脈部の4箇所で十分である[なお，心拍動下冠状動脈バイパス術(off-pump coronary artery bypass：OPCAB)の場合は右房，下大静脈部は吊り上げをしない](**Fig.4**).

1 皮膚切開から開胸操作

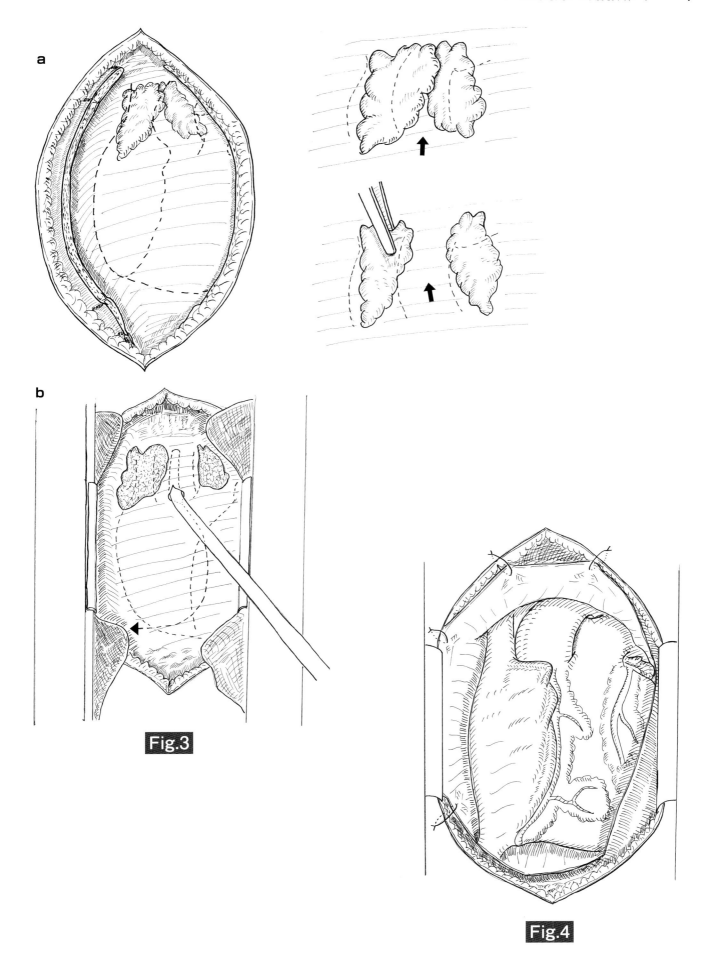

Fig.3

Fig.4

5 カニュレーションスティッチ

カニュレーションスティッチには術者によりさまざまな方法があるが，以下の方法を標準としている（Fig.5）．

a. 上行大動脈

糸は3-0モノフィラメントで自己心膜プレジェットを付け，ダイヤモンド形に内4針，外6針で二重(2本)に縫合糸をおく．

b. 上大静脈

1針の4-0モノフィラメントで長楕円形に縫合糸をおく．この際，上行大動脈に掛けた糸を助手側に引っ張り固定すると操作が容易になる．

c. 下大静脈

下大静脈から1〜2cm助手側の右房に1針の4-0モノフィラメントで長楕円形に縫合糸をおく．

冠状動脈バイパス術（coronary artery bypass grafting：CABG）や大動脈弁，大動脈瘤単独例では右房から1本脱血(2段カニューラ)を行う．この右房への縫合は右房の心耳の辺縁に沿って，脱血管より1〜2回り大きめに縫合する（脱血管による右房の損傷を防ぐことができる）．

d. 上行大動脈の順行性心筋保護兼大動脈脱気（ベント）

4-0モノフィラメント糸＋自己心膜プレジェットで上行大動脈への縫合を同様に行う．小さなダイヤモンド形縫合で内4針のみ1本で行う．助手側で結紮できるように術者側から助手側への縫合を行う．

e. 左房ベント

右上肺静脈ベントを4-0モノフィラメント糸＋テフロンプレジェットで行う．肺静脈狭窄にならないように広い幅での縫合は行わない．

f. 逆行性心筋保護

右房に下大静脈の縫合より頭側，助手側で5-0モノフィラメント糸でタバコ縫合を行う．

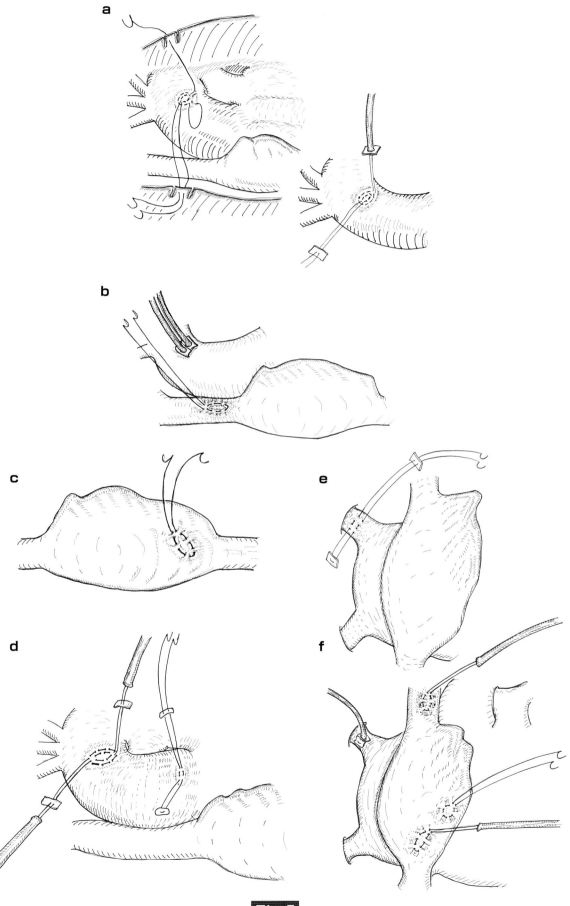

Fig.5

6 カニュレーション

a. 上行大動脈送血

縫合糸を入れた外膜を十分に剥離し，#15尖刃刀を術者側から助手側へ向かって送血管の幅より若干小さめの幅で押し入れる．メスを入れている間は出血はないので，この刃を抜き取ると同時に，メスの腹を滑らせるようにして管を入れる（上行大動脈のサイドクランプは用いない）(Fig.6a)．

固定は，1針は2つのターニケットに，1針は助手側の頭側皮膚に行う．送血管遮断鉗子を少しずつ緩め脱気しながら体外循環側の送血管と連結する．

回路内脱気の後，内圧，送血管の方向を確認し，シーツに管を固定する．

b. 上大静脈脱血

術者が右側，第1助手が左側の上大静脈の壁を摂子で把持し，上大静脈を縦切開と同時に止血する．次いでL字型脱血管を上方向へ挿入する（無名静脈方向へ向かうことがあるので注意する）(Fig.6b)．

c. 下大静脈脱血

上大静脈脱血と同様に術者と第1助手が右房壁を対称に把持し，切開と同時に止血し，I字型脱血管を挿入する（肝静脈以下に入ると脱血不良となるので注意する）(Fig.6c)．

血圧が不安定な場合には上行大動脈と上大静脈カニュレーションのみで体外循環を早く開始し，その後，下大静脈脱血管を入れることもある．

1 皮膚切開から開胸操作

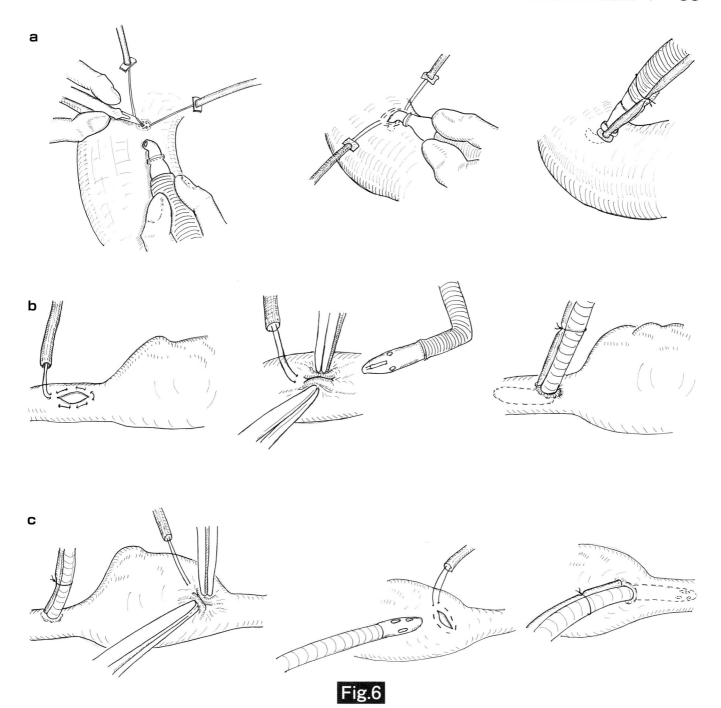

Fig.6

d. 逆行性心筋保護(Fig.6d)

血圧が安定していれば，右房から冠状静脈洞へブラインドテクニックで挿入する．挿入後は先端が深くならないようにバルーンを膨張させて静脈圧を必ず確認する(無理に押し込むと冠状静脈洞が破れ止血に難渋する)．

ブラインドテクニックのコツは，冠状静脈洞へ返ってくる横静脈(通常，後下行枝の下面にある)の位置を左手で十分確認し，この部(指)に向かってゆっくり管を押し進め，入ったらバルーンを膨張させ，圧を確認することである．

e. 大動脈基部心筋保護兼ベントの挿入

体外循環を開始し，まず下大静脈はクランプし，上大静脈脱血のみで半分の流量が維持できるのを確認(上大静脈脱血不良だと術後に上大静脈症候群をきたすことがある)した後，下大静脈を開いて総流量を確認する．上大静脈脱血不良だと肝・腸管うっ血をきたしやすく，この際右房，右室が張ってくると下大静脈脱血不良の徴候であり，管を右房側に抜いて浅くする．その後，総流量が維持でき，収縮期血圧70 mmHg以下になった時点で大動脈基部ベントを挿入する(大動脈基部の血管損傷を予防する)．

f. 左房ベント

左房ベントは通常右上肺静脈から挿入する．総流量後，大動脈基部ベントを吸引しながら容量負荷し左房，肺静脈を大きく張らせ，肺静脈からベントを入れる(左房が張っていないと肺静脈後壁を損傷する可能性や，空気を左室に引き込む可能性があるが，心内の空気は大動脈基部ベントでカバーできる)．

大動脈弁のみの手術ではブラインドテクニックで左房，僧帽弁経由にて左室へベントを挿入すると大動脈弁手術での良好な無血視野が確保できる．なお，左房内血栓の可能性のあるときには大動脈遮断し左房切開後，血栓のないことを確認してベントを入れる．

これら，皮膚切開から体外循環接続まで一連のリズムで細心の注意を払って行うことで，以後の心臓手術が出血なく，スムーズに行うことができ，体外循環下の開心術後の脳梗塞を始めとする合併症のほとんどが回避できる．

d

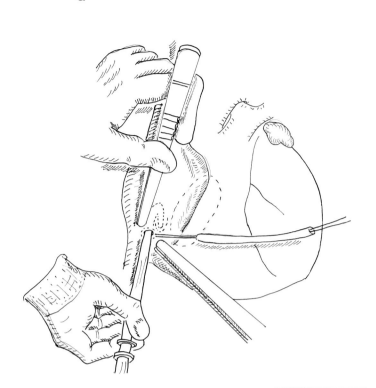
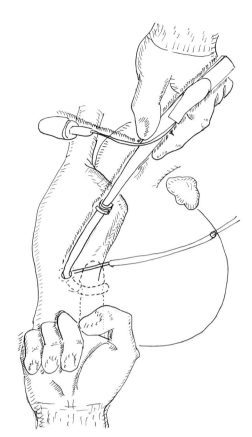

Fig.6(つづき)

2 心筋保護

　心臓血管外科の飛躍的な発展は体外循環および心筋保護法の開発，確立によりなされたと言っても過言ではない．1970〜1980年代にcold heartとして冷却心筋保護（血液あるいは非血液＋局所冷却）から1980〜1990年代に入り，突如，加温血液心筋保護法が考案された．このことにより，心筋肥厚の強い大動脈弁狭窄症例などの心停止後にも問題なく心筋保護ができ体外循環が容易に離脱できるようになってきた．著者らも多くの研究を行い，1987年に間欠的微温血液心筋保護（K単独＋血液のみの心筋灌流）がもっともシンプルで効果的であることを証明し，その後現在まですべての症例（心機能の良い悪いにかかわらず）に同様の心筋保護液を用い，32〜34℃，20〜30分ごとの順行性あるいは初回順行性＋以後逆行性心筋保護液注入を行っている．

　しかし，わが国，海外でもまだ多くの施設で独自の考えと方法をもって心筋保護を行っている．基本的にはKによる心停止で心筋ダメージの少ないものが選択されるが，大動脈遮断時間は短時間で済むに越したことはなく，心停止下での素早い的確な手術操作が心臓血管外科医には要求される．

　現在行っている心筋保護法の実際をFig.7，Table 1に示す．

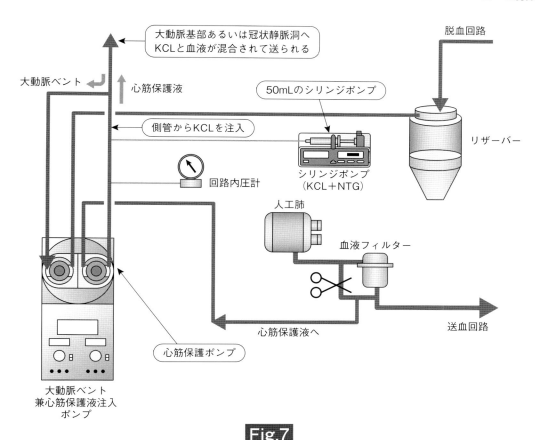

Fig.7

KCL：塩化カリウム，NTG：ニトログリセリン．

Table 1　心筋保護の実際（プロトコール）

術者により多少の違いはあるが，基本的に20分ごとに注入の必要性の有無を術者に求める
シンプルK
　　心筋保護ポンプ流量200 mL/分前後（注入圧100～140 mmHg）
　　1 st　　　　　8 mLワンショット後
　　（遮断直後）シリンジポンプ流量：300 mL/時，2分間
　　2 nd　　　　シリンジポンプ流量：240 mL/時，2分間
　　3 rd　　　　シリンジポンプ流量：180 mL/時，2分間
　　4 th　　　　シリンジポンプ流量：120 mL/時，2分間
　　以降，4 thと同様
CABGの際に，遊離グラフトに灌流させる場合には，シリンジポンプ流量を60 mL/時とし心筋保護
ポンプ流量0.01～0.05 L/分程度にて送る
その際の心筋保護ポンプ送血圧をモニタリング（回路内圧60～80 mmHg程度）し，血流が得られて
いることを確認し，術者へ報告する

50 mLのシリンジポンプにKCL原液20 mL×2A（20 mEq×2＝40 mEq）を入れておき，心筋保護ポンプの側管から流す．
初回シリンジポンプを早送り（ワンショット）し8 mL（8 mEq）注入する．その後シリンジポンプを300 mL/時の速度で2分間流す（10 mL＝10 mEqが追加で入り，KCLの初回量は18 mEqとなる）．以後20分ごとに流し，2，3，4回とKCLの量が少なくなる．心筋保護液を注入する際には心筋保護ポンプは200 mL/分で流れている．

3 体外循環離脱　DVD収録：1-2

　すべての心内操作が終了した後，大動脈遮断を解除する．この際，十分な脱気を大動脈基部ベント，左房ベントから行い，まず体外循環の流量を低下させ，次いで麻酔科医に両側内頸動脈を圧迫してもらい，ゆっくり遮断鉗子を解除する．その後流量を総流量に戻しながら頸動脈の圧迫を解除する．心拍動自然再開が起これば（心室頻拍，心室細動では除細動のため20 J×1回），ゆっくり容量負荷の後，大動脈圧波形が出れば流量を1/3落とし，2/3とする．ペーシングに反応すれば，Kをチェックし，心電図にもST-T変化がなくなればさらに流量を落として1/2とし，手術台を左右に回転させながら心内からの脱気を十分に行う．その後心表面エコーで心内の空気の有無，心筋の収縮状態，各弁の動きを確認し，問題がなければ左房ベントを中止し，左房ベントカテーテルを垂直に立てて左房圧を確認する．10 cm前後以下であれば肺動脈，大動脈，中心静脈圧の各モニターを見ながら適正値であればさらに流量を落として遮断解除後10分間経過すれば体外循環を離脱する．

　術中は胸腔内にCO_2を流しているので空気は早く吸収されるが，ST-T変化あるいは右室拡大が残存すれば空気塞栓による右室の心筋障害が残存（エコーでは確認が難しい）しているため，心電図変化，右室の動きが改善するまで血圧を保ちながら体外循環は1/2の流量で維持し，待機する．

1 各カニューラの抜去時期

　肺静脈ベントは流量1/2で抜去（左房圧をチェック後）．

　大動脈基部心筋保護液回路は，ルート圧を確認後，流量1/3で収縮期血圧100 mmHg以下とし抜去する．上大静脈脱血管は流量1/3～1/2で抜去し，5-0モノフィラメント糸でタバコ縫合を追加し結紮する．体外循環離脱後各モニター圧（大動脈，肺動脈，中心静脈圧）が術前と比べて大きな変化がないか，あるいは改善したと判断したら下大静脈脱血管を抜去し5-0モノフィラメント糸でタバコ縫合を追加し，プロタミンが完全に中和できるまでターニケットで閉鎖しておく（プロタミン完全中和中に血圧が低下した場合にすぐに体外循環再開できるようにしておく）．

　Swan-Ganzデータ，心電図が安定すれば，プロタミンを1/3量追加したら送血管から必要な量を追加し血圧は120 mmHg以上にならないようにし，送血管を抜去する．抜去の際，再度麻酔科医に両側内頸動脈を圧迫してもらい，抜去後，助手側から結紮し，次いで術者側を結紮する．プロタミン投与を続行し，終了後，下大静脈の糸を術者，助手同時に結紮する．

　止血操作は各外科的縫合部位（CABGでは末梢吻合部，左室形成術では左室後下壁，大動脈基部置換術では基部，弓部置換術では末梢吻合側は体外循環に接続している間に十二分に確認し，必要な場合には止血を加えておかなければ体外循環離脱後の止血に難渋する）に問題がなければ，胸腺の脂肪組織は2-0絹糸で結紮縫合し，上行大動脈前面をカバーする．心膜は上行大動脈基部，右室下面を4-0モノフィラメント糸で閉鎖し，遠隔期の再開胸の際に心臓損傷せずに剝離しやすいようにしておく（**Table 2**）．

Table 2　止血の要領

1. 外科的縫合部位：縫合部の止血は基本的には縫合糸で行う
    - 心臓後面（CABG，左室形成後壁側など）：体外循環離脱後には止血が困難で，縫合時，心拍再開時に体外循環接続中に必ず確認しておく
      できれば心停止下での確認を十分に行う
    - 弓部遠位側：人工血管縫合部さらに周囲剥離面の止血は吻合後，グラフト送血を行い十分に確認しておく．中枢側吻合後にはきわめて止血が困難になる
    - 基部手術時の中枢側吻合部：心拍動が再開すれば止血困難で，心停止下での止血を十分に確認しておく
2. 心筋：5-0あるいは4-0のプレジェット付きでU字で縫合止血，あるいはフィブリン糊，タコシールでの止血を行う
3. 心膜剥離部：電気メスでoozingは止血する．心膜剥離部周囲の脂肪組織は2-0絹糸で結紮する
4. 胸骨裏面：内胸動脈剥離部は電気メス，クリップで止血する．左内胸動脈遠位側の枝の止血を再確認しておく．骨膜は電気メスでピンポイントで止血する．ワイヤーホールは4-0撚り糸Z縫合で止血する
5. 胸骨上・下縁の小動静脈からの出血は電気メスで止血する

外科的縫合部位は1針ずつ注意して行い，その都度確認を怠らない
外科的縫合部位以外の止血確認，場所は決まっているので止血に手間取らないように素早く施行する

2 ドレーンの挿入　DVD収録：1-3

　　ドレーンの位置は術後の心タンポナーデを起こさないように，また，血腫を胸腔内に残さないようにするために重要である．

　　心囊内ドレーンは横隔膜上縁皮下に小孔を開け，この孔を通して左室側心尖部から右側左房側へ回す（左室側心尖部だけのこともある）．

　　胸骨下ドレーンは胸骨下，心囊上で正中上縁まで残す．開胸となった場合には開胸側の肺実質の上に胸腔内ドレーンを残す（**Fig.8**）．

　　ドレーンは抜けないようにしっかり絹糸で固定を行う．組織が脆い場合には，ドレーン抜去後胸腔内に空気を引き込まないようにU字縫合をドレーンの周囲に追加し，ドレーン抜去時に結紮できるようにしておく．

3 胸骨閉鎖

　　胸骨ワイヤーは一般的にはステンレスワイヤーだが，高齢者で胸骨がきわめて脆い場合にはチタンワイヤーを用いて胸骨閉鎖による骨の離断を防ぐことは大切である．通常5～6本で，上縁は胸骨体，2本目は胸骨体-柄の間，以後，肋軟骨の部に幅広く開けると離断が防げて創部痛が少ない（**Fig.9**）．

　　胸骨ワイヤーを掛けた後の1層目は2-0吸収糸（バイクリルプラス，ジョンソン・エンド・ジョンソン社）でZ縫合による結節縫合を行って，ワイヤーを完全に隠す．この際，胸骨上縁の切痕の死腔がないように，両側の筋組織をZ縫合で合わせ，血腫が残るスペースをなくすことが感染予防につながる．次いで2層目は皮下，皮膚組織を3-0吸収糸で結節縫合で埋没し，手術を終了する．

3 体外循環離脱 | 19

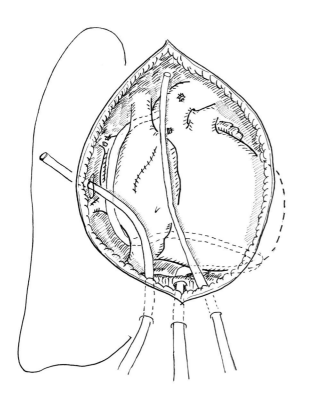
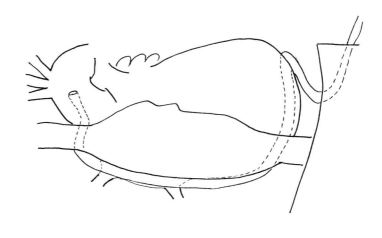

Fig.8

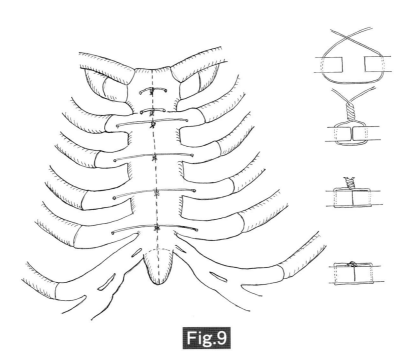

Fig.9

体外循環接続・離脱の tips & pitfalls

接続操作

- 心臓大血管手術では体外循環に接続する操作が必要である．開胸から接続までをいかに早く行うかも手術時間を短縮し，術後の出血を少なくすることに大きく関わっている．基本的にはこれらの操作が1人でできるような手技をマスターすることが重要である．もちろん第1助手がいればもっと早く行うことが可能になる．

  このため，送血，順行性心筋保護に用いるプレジェットは左右に付いたままの自己心膜を用いることにより，1人で縫合糸を挿入することが可能になる．また，これらの糸をターニケットごと助手側に引くと上大静脈への脱血用縫合糸が掛けやすくなる(**Fig.1a**)．

- 送血に関しては，まず上行大動脈にメスを刺入し，このメスを抜くと同時にメスの刃の上を滑らせて入れ替えるように送血管を刺入すると，出血なく容易に送血管が入る(**Fig.1b**)(上行大動脈の外膜を摂子で持ってメスを通過させた後に切開線を外膜で圧迫し，その後にメスと送血管を持ち替えて刺入する操作もあるが，二度手間で出血も多くなる)．送血管を入れる際には必ず血圧90 mmHg以下とし，入れた瞬間に動脈解離が起きないようにする．

- 脱血管は術者と助手が切開線を左右から挟むようにすると出血は少なくスムーズに入る(**Fig.1c**)．

- 体外循環開始後はまず上大静脈のみ開放し，総流量の半分が出ていることを確認する．もし流量が半分出なければ上大静脈のL字管が無名静脈入口部近くを圧迫している可能性もあり，動かして流量が改善することを確認する(気付かずに手術を続けると中心静脈圧が上昇し，術後に顔面，上肢の浮腫の原因になる)．次いで下大静脈を開き総流量を確認する．このときに右房が張ってくるようだと，下大静脈の脱血管が肝静脈近くまで深いことが原因で十分な脱血が得られずに術後に肝障害を引き起こすことがあるので，上大静脈脱血管を開放し，総流量後は必ず心臓の大きさに注意する．

- 大動脈遮断の際には流量を落とし(半分以下)麻酔科医に両側内頚動脈を圧迫してもらい，ゆっくりと確実に上行大動脈を遮断する．この後基部から心筋保護液を注入するが，注入後も心停止が得られにくいときには，遮断が浅く血液が基部に漏出していることもあるため遮断をし直す必要がある．

- 2本脱血で左房を切開し，肺静脈からの血流の戻りが多いときには，ことに下大静脈の脱血管が深いことがほとんどで，必ず1〜2 cm程度浅くし，肺静脈からの血液の戻りが少なくなり脱血に問題がないことを確認する．手術視野が確保できないほど肺静脈からの戻りが多い中では，よい弁形成はできない．

心筋保護

- 逆行性心筋保護液注入用カテーテルは右房からブラインドテクニックで挿入するが，必ず圧モニターしながらカテーテルを冠状静脈洞へ押し進める．強い抵抗を感じた後にもカテーテルを進めると冠状静脈洞の損傷をきたすことがある(**Fig.2a**)．もし損傷した場合には，必ず心停止下に外膜側から自己心膜パッチでU字と連続縫合の2層で修復する必要がある(**Fig.2b**)．冠状静脈洞の右房近くの損傷の場合には，右房切開後内膜側から連続縫合で修復する．

離脱操作

- 術後の体外循環からの離脱は，十分な脱気の後，大動脈遮断を解除し，大動脈基部，左房ベントからの脱気を継続する．心拍再開後ペーシングがかかるようになると流量を2/3とし，送血圧から逆行性にかかる左室への負担を軽くする．ことに低左心機能の場合には，流量を早く落として前向きの流量を早めに出して経過をみるほうがよい．この後，心表面エコーで心内の空気が減ってくると流量を1/2とし，エコーで心臓の動きを確認する．心内に空気の残存がなくなれば左房ベントを利用し，左房圧をベントカテーテルを垂直に立てて観察し，ベントカテーテルから吹き出すような高さ(圧)でなければ上大静脈脱血管を遮断し，1/2の流量が下大静脈脱血だけで取れるのを確認し，上大静脈脱血管を抜去する．

体外循環接続・離脱の tips & pitfalls | 21

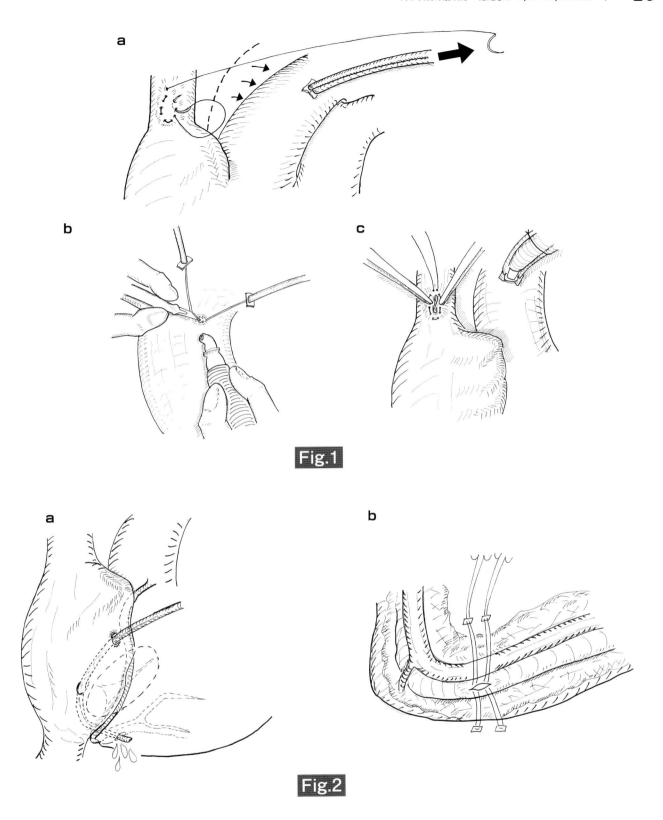

Fig.1

Fig.2

- 左房圧が高ければ低下するまで体外循環を補助する．往々にして右冠状動脈内に空気が入り，右室の動きが悪いことが原因であり，用手的に右冠状動脈の右室枝内の空気を中枢から末梢へマッサージしながら排出する（**Fig.3**）．胸腔内にはCO_2を入れているため比較的早く脱気できる．CO_2を入れておかないと空気塞栓による大きな右室梗塞をきたすこともある．体外循環離脱後，下大静脈脱血管は抜去し，5-0モノフィラメント糸で糸掛けの追加を行うが，いつでも体外循環を再開できるように結紮はしない．プロタミンでの中和を開始し，血圧が低下すれば送血ラインから容量負荷し（肺動脈圧が術前より高値で血圧の低下があればプロタミンの投与を一時中止し，それでも血圧が下がり続けるようであれば下大静脈脱血管を再挿入し体外循環を再開する．この操作を躊躇なく行う）．プロタミンが投与量の1/3入ったところで循環動態に問題がなければ上行大動脈の送血管を抜去するが，抜去時少量の血液を噴出させ，送血管周囲のデブリなどを噴出させる．まず助手側を結紮し，次いで術者側を結紮する．プロタミン全量投与後循環動態が安定しているのを確認するまで，下大静脈の糸は結紮しないで残しておく．

閉胸操作

- 閉胸時の出血として胸骨骨膜以外に内胸動脈の本幹あるいは枝のワイヤーでの損傷，ことに第5～6肋骨周囲は枝分かれするところで損傷し，気付かないと再開胸の原因となる．また横隔膜周囲の小動静脈の出血も十分に止血しておく．胸腺脂肪組織の剝離部は絹糸で結紮しておく．出血がないため結紮なく放置し，カバーだけすると乳び胸を起こす例がある．胸骨ワイヤーは締めすぎないようにする．締めすぎるとワイヤーが切れることがある．切れてしまったワイヤーは，ワイヤーの残りを3cm程度のところで継ぎ足し再度締め直す．
- 皮下組織はワイヤーの上をZ縫合し，ワイヤーが隠れるように結節縫合で行う．連続縫合で行うと組織の離開が生じたときに大きな死腔となり，ワイヤー周囲の感染が起こりやすくなる．
- 胸骨の上縁は左右の胸鎖乳突筋の付着部を合わせ，死腔をなくすことが感染予防につながる．
- 閉創の際に洗浄を行うと皮膚表層菌による感染を起こすことがあるため，極力洗浄は避け，死腔を残さないように閉創することが感染を起こさない方法である．

体外循環接続・離脱の tips & pitfalls

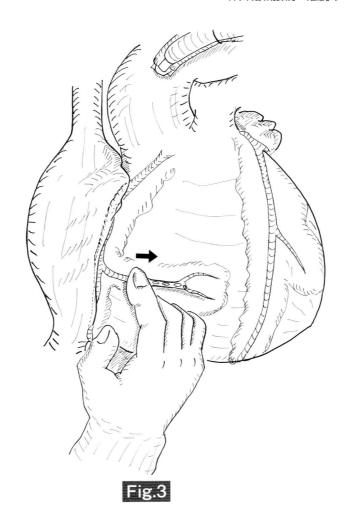

Fig.3

第 II 章
虚血性心疾患の手術

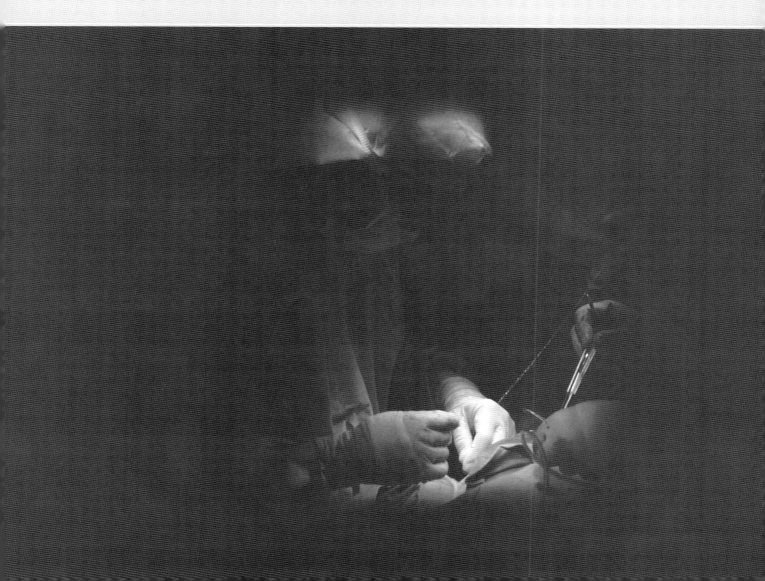

1 冠状動脈バイパス術(CABG)

わが国においても現在では冠状動脈バイパス術(coronary artery bypass grafting：CABG)がもっとも一般的な心臓血管外科手術となり，年間15,000例近く施行され，心臓血管外科を志す外科医が最初に習得すべき手技である．欧米でCABGが始まってすでに50年近く経過し，長期開存性を目指したグラフトの発見や手技の向上があり，その遠隔成績もわかるようになってきた．確実な血管吻合と適材適所のグラフトの選択が重要である．

1 体外循環使用，心停止下(conventional, on pump arrest)

内胸動脈または胃大網動脈を採取後(大伏在静脈，橈骨動脈は同時採取)，上行大動脈送血，右房右心耳からの2段カニューラ1本脱血で行う．

心筋保護は基本的には上行大動脈基部からの順行性注入を20分ごとの間欠的投与で行う．これらの操作では，上行大動脈送血，基部ベント(および心筋保護)，大動脈遮断，大伏在静脈(あるいは橈骨動脈)の中枢吻合と上行大動脈への操作は多岐にわたる．このため，術前，術中に上行大動脈の性状を十二分に把握しておくことが重要である．術前の単純CTで動脈壁の石灰化の有無を確認し，送血，遮断部位が動脈硬化の可能性のあるときには，3D-CTで内腔の粥腫の有無を含め，上行大動脈の壁の性状を確認する．術中は上行大動脈に送血管を挿入する前に上行大動脈表面エコーで内腔の性状を再確認し，術中の所見と合わせ，疑わしい場合には右鎖骨下動脈に8〜10 mmの人工血管を吻合して送血路とする．

大動脈遮断に関しては体外循環の送血流量を十分に低下させ，麻酔科医に両側内頚動脈の圧迫を行ってもらってから遮断する．術中の脳梗塞の95％以上の原因は上行大動脈の操作ミスにより起こることを常に念頭において手術に臨むことを忘れないようにしておく．

大伏在静脈や橈骨動脈の遊離グラフトの中枢吻合は大動脈遮断のまま行う(中枢の1吻合あたり4〜5分で終わるため，大きく遮断時間が延びることはなくサイドクランプをかけることによる上行大動脈の粥腫損傷のデメリットに比べ問題にならない)．

冠状動脈の展開は，通常，心臓ネット(バイタル社)ですべての冠状動脈が容易に展開できる．

体外循環開始後総流量を得た後に基部ベントを開始し，下大静脈，上行大動脈-肺動脈後面からネットの紐を通す．心拍動下に目標冠状動脈を確認し，通常小クリップ1〜2個を用いてマークとしておくと，心停止後すばやく吻合に移れる．

中枢吻合完了後は基部ベントを開放し，十分に脱気しながら遮断解除を行う．この際も流量を落とし，両側内頚動脈を圧迫してもらい遮断解除する．通常心拍動は自然に開始するが，心室細動のため除細動が必要なこともある．心拍動開始後，容量負荷しながら(肺動脈圧を上げながら)血圧をチェックし，収縮期血圧60 mmHg程度で半分の流量とし，上行大動脈の空気抜去のためベッドを左右に回転し，上行大動脈ベントを吸引する．血圧のあるときに，再度，末梢吻合の漏出の有無を確認し，sequential graftingの走行，走行不良(ねじれ)のないことも確認する．漏出がもしあれば，U字の外膜縫合のみで止血する．sequential graftingでは，フィブリン糊使用などを含めたねじれにより術後のグラフト閉塞の原因となることも少なくないので走行には十分注意する．その後，遮断解除し，肺動脈圧が術前の値と同じで血圧90 mmHg以上，心電図のST-T変化がなくなれば体外循環を離脱する．

2 グラフトの選択

a. グラフトの種類

　大伏在静脈グラフトは長期開存性に問題があるとされ，現在では左内胸動脈-左前下行枝がgolden standardな術式として年齢に関係なく行われている．

　*in-situ*の左内胸動脈-左前下行枝のもう一つの利点は，中枢吻合の必要がないために，上行大動脈の硬化病変の強い例にも積極的に使用でき，*in-situ*の左右内胸動脈，*in-situ*の胃大網動脈とともに，大動脈ノータッチテクニックとして用いられている．しかしながら，左内胸動脈-左前下行枝以外のグラフトとしては，他の動脈グラフトと大伏在静脈グラフトの長期開存性を報告する多くの論文があるものの一定の見解はなく，むしろ大伏在静脈グラフトの開存性のほうがよいとする報告もある．

　大伏在静脈を移植した静脈グラフト病変は，静脈にある弁の部分の経年的変化による狭窄，既在の冠状動脈とのサイズのミスマッチ（大きすぎること）による閉塞と考えられる．したがって，下腿部の3〜4 mm径の弁の少ない大伏在静脈が使用できた例では，大伏在静脈-鈍縁枝や大伏在静脈-後下行枝の15年以上の良好な開存を多数経験している．

　著者の現時点でのグラフト選択の順位は，①*in-situ*の左内胸動脈，②質のよい大伏在静脈か弁のない静脈フードを付けた遊離右内胸動脈，③*in-situ*の右内胸動脈か*in-situ*の胃大網動脈あるいは橈骨動脈で，もっともよくないものは，④サイズの大きいあるいは小さすぎる大伏在静脈あるいは枝の多数ある大伏在静脈と考えている（**Table 1**）．

Table 1　グラフト選択

	LAD	D#1	HL	OM	PL	RCA	PD	AV
in-situ LITA	○	△						
SVG		○	○	○	○	○	○	○
free RITA		○	○	○	○	△	△	△
in-situ GEA	△					△	○	△
in-situ RITA	△		△	△				
RA	△	△	△	△	△			

○：使用頻度の高いグラフト，△：使用可能なもの．
L(R)ITA：左(右)内胸動脈，SVG：大伏在静脈，GEA：胃大網動脈，RA：橈骨動脈，LAD：左前下行枝，D#1：第一対角枝，HL：高位側枝，OM：鈍縁枝，PL：後外側枝，RCA：右冠状動脈，PD：後下行枝，AV：房室枝．

b. グラフトの到達

　in-situ の左内胸動脈は左前下行枝，鈍縁枝へ十分到達する(**Fig.1a**).

　in-situ の右内胸動脈は左前下行枝，鈍縁枝近位部，右冠状動脈近位部へ到達可能である(**Fig.1b**)が，この場合，吻合部での右内胸動脈は既在の冠状動脈よりも径が小さい(ことに右冠状動脈)ことも多く，また，*in-situ* 右内胸動脈－左前下行枝は胸骨下心臓前面を横走するために，再胸骨切開手術時のグラフト損傷の問題もあり推奨できない．したがって，左前下行枝へは *in-situ* の左内胸動脈，鈍縁枝へは質のよい大伏在静脈あるいは遊離右内胸動脈，右冠状動脈へは大伏在静脈，末梢右冠状動脈へは大伏在静脈(**Fig.1c**)あるいは *in-situ* の胃大網動脈(右冠状動脈狭窄が95％以上の場合にのみ使用)(**Fig.1d**)と考える．

1 冠状動脈バイパス術（CABG）

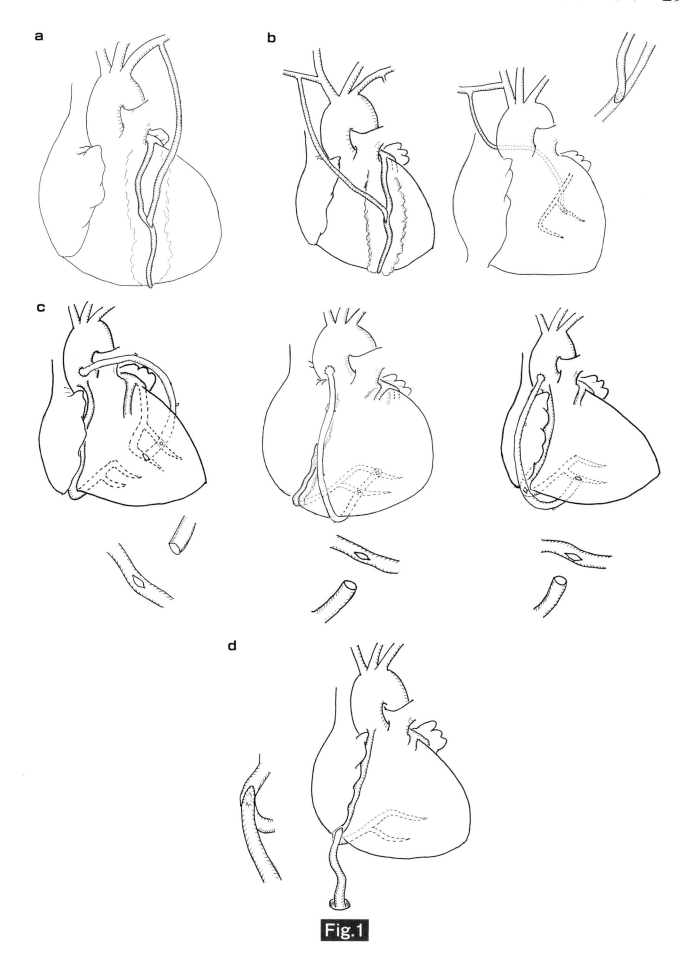

Fig.1

3 グラフトの採取法

a. 大伏在静脈の採取(Fig.2a)

術前エコーにて大伏在静脈の走行，静脈瘤の有無，大きさなどが同定できる．

大伏在静脈は，中枢は大腿動脈の触診から2横指内側，膝部で膝蓋骨内側から4横指内側，内踝部で1横指内側を走行しており，全長採取すると3本分の大伏在静脈グラフトとして使用できる．しかし，通常は膝下部を用いることが多く，サイズが大きすぎず，また，大腿部に比べ脂肪組織が少なく，採取後の創部の治癒が良好である．膝部は側枝や弁が多いため，グラフトとしては不向きである．また，末梢側の内踝の近くでは大伏在神経が大伏在静脈上を交差しており，神経の損傷あるいは伸展により，術後の下肢の痺れや痛みの原因となる．

b. 左内胸動脈の採取(Fig.2b〜d)

開胸後，レトラクターにより左側を挙上し，肉眼および触診にて左内胸動脈を同定する．左内胸動脈左右には伴走する静脈が色調的にわかりやすく，採取時のマーカーとなる．左内胸動脈の剥離には欧米で多く施行される電気メスによる剥離と，わが国で多く施行されるハーモニックスカルペル(ジョンソン・エンド・ジョンソン社)による剥離がある．いずれの剥離でも左内胸動脈剥離開始は開胸後，まず，左内胸動脈から1cm離れた術者側の外膜組織を左内胸動脈と平行に第2〜第6肋間まで剥離する(**Fig.2b**)．次いで，第4肋間から末梢に左内胸動脈剥離を進めていき，左内胸動脈の末梢分岐部まで剥離(**Fig.2c**)したら，中枢へ向かって剥離を行う(**Fig.2d**)．中枢は鎖骨下動静脈が見えるところか，あるいは左内胸動脈の左鎖骨下動脈近くの最初の大きい枝を分離できるところまで剥離を行う．

1)左内胸動脈分枝の処理

電気メスの場合，左内胸動脈を下方へ下げ，胸壁へ向かう上方の枝を露出し，左内胸動脈本幹と1mm近く距離をとって，ヘモクリップ(小)でクリップし，金属クリップに触れないように胸壁側を電気メスで凝固切断する．

左内胸動脈のもっとも大きい枝は胸骨柄と胸骨体の境に向かう枝で，凝固切断する両側をクリップする必要がある．

ハーモニックスカルペルの場合には，左内胸動脈本幹から枝を同定したら，より胸壁側で凝固切断を行う．大きい枝は内胸動脈側のみクリップする．

いずれの採取においても左内胸動脈本幹に近い部分で枝の処理を行うと，枝の処理部分で左内胸動脈の解離を起こすリスクがあり十分な注意が必要である．

2)skeletonized左内胸動脈

従来は左内胸動脈に静脈や外膜，肋間筋など付着した"pedicle"での採取を行っていたが，skeletonized(左内胸動脈のみ)あるいはsemi-skeletonized(左内胸動脈と静脈のみ)では左内胸動脈をより長く確保でき，左内胸動脈のsequential graftingも容易になるため，もっとも推奨される．

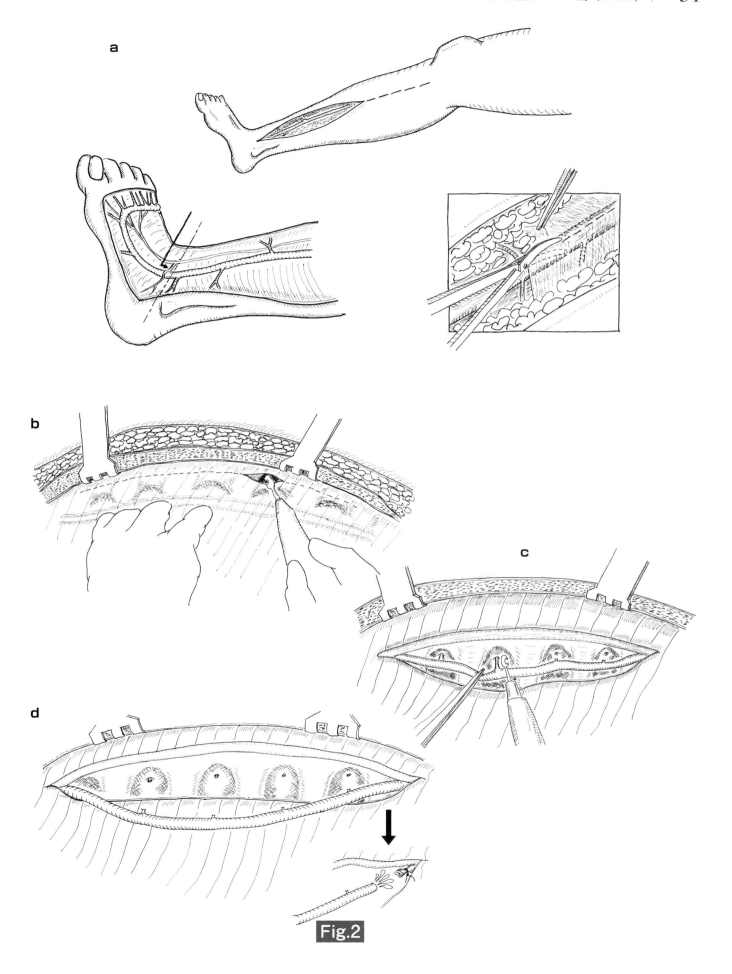

Fig.2

c. 胃大網動脈の採取(Fig.2e)　DVD収録：2-4

　通常の胸骨正中切開時の皮膚切開を3cm下方へ延長する．
　腹直筋間の白線を切開し腹膜切開を行う．まず大網へ行く比較的大きな胃大網動脈からの枝を同定し，この部から中枢側の胃大網動脈を採取する．胃大網動脈は易攣縮性動脈で不用意に頻回に圧迫，触診すると狭小化することがある．このため，胃大網動脈周囲の脂肪織内へ5％希釈パパベリン液を注入する．その後，まず中央部を剝離し，静脈を胃大網動脈から外し，skeletonized動脈とし，胃大網動脈周囲にベッセルループを通し引っ張る．末梢側にベッセルループを引きながら隙間にハーモニックスカルペルのハサミタイプを入れ，凝固切断を繰り返し行いながら枝の処理をし，中枢側に向かって幽門輪が触診できる位置まで胃大網動脈中枢側を剝離する．
　中枢側の剝離が終わって，末梢側の胃大網動脈は径が1.5mm程度であればさらに末梢側へ向かって再度剝離する．周囲の静脈あるいは動脈側枝から出血があればクリップで止血しておく．
　以前は電気メスとクリップで採取していたが，やや煩雑で採取に時間がかかり，ハーモニックスカルペルのハサミタイプが使用できるようになり，簡単にskeletonized胃大網動脈として採取できるようになった．
　全身にヘパリン注入後，胃大網動脈末梢を結紮切断し，断端から5％希釈したパパベリンを胃大網動脈内腔へ注入し，クリップで末梢閉鎖しておく．
　胃大網動脈の走行は肝臓左葉の前面を通し，吻合予定の冠状動脈にもっとも近い位置の横隔膜に約1cmの穴を開け，胸腔内へ誘導する．横隔膜の処理は肝臓と横隔膜の間にガーゼを入れ，胸腔内側から電気メスで横隔膜切開を行うと容易である．

d. 橈骨動脈の採取(Fig.2f)

　術前Allenテストで橈骨動脈が使用可能であることを確認し，Doppler聴診を併用する．
　胃大網動脈以上に攣縮が問題となるグラフトで，術後造影時に橈骨動脈全長が攣縮した動脈グラフトになることもある．
　採取は橈骨動脈末梢を触診後，3cmほど橈骨動脈上の長軸皮膚切開の後，前腕筋膜切開し，筋間の橈骨動脈を周囲の静脈と一緒に採取し，中枢側の尺骨動脈分枝直下で離断する．この際，周囲の浅橈骨神経，外側前腕皮神経に注意し，さらに，末梢では外側前腕神経を伸展すると術後に拇指周囲の"痺れ"が続く場合があり，注意を要する．橈骨動脈枝の処理は，通常，両側をクリップし切断しながら剝離していくため，神経損傷に十分な注意が必要である．採取後前腕の皮膚縫合を行った後には弾性包帯で少し圧迫し，止血しておく．
　橈骨動脈は遊離グラフトとして採取後，体外循環使用時には体外循環開始前に大動脈基部ベントの側枝につないで，血液でグラフトを充満させながら枝の止血の確認を行い，橈骨動脈周囲の静脈および外膜組織を剝離しskeletonized橈骨動脈にしておくと，攣縮が少ない橈骨動脈として使用可能になる．

1 冠状動脈バイパス術（CABG） 33

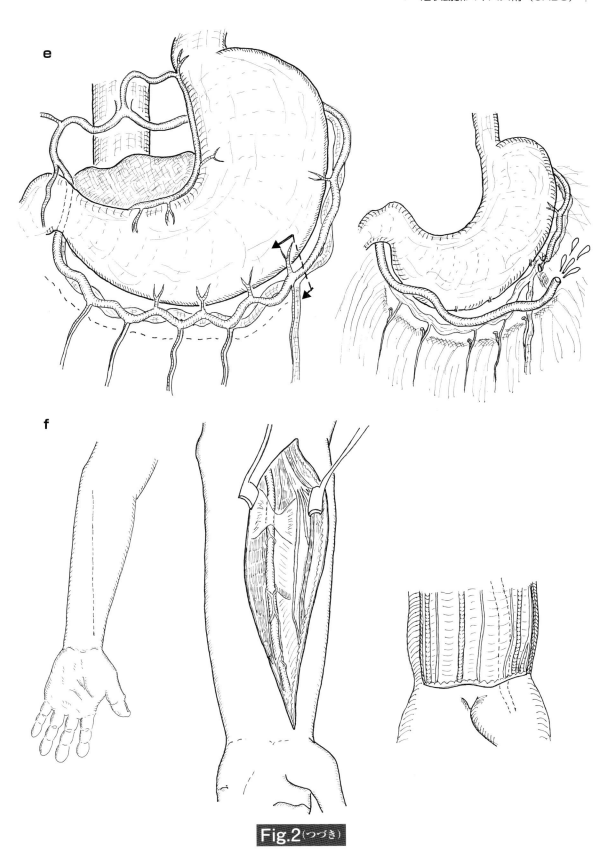

Fig.2(つづき)

4 冠状動脈の同定

a. 左前下行枝

　左前下行枝は，左室の左側後壁側に少し厚めのガーゼを敷くことで容易に術者側へ展開できる．術前の対角枝の走行を冠状動脈造影(coronary arteriography：CAG)で十分に把握しておくことが，大きい対角枝と左前下行枝の鑑別および埋没した左前下行枝を同定するのに有用である．

1) 埋没した左前下行枝(Fig.3)

　術前のCAGにて直線状に左前下行枝が造影される場合には左前下行枝が埋没している可能性があり，左前下行枝が締め付けられて造影される部分(スクイーズ)がある場合にはスクイーズしている部は必ず深く埋没している．このため術前のCAGで第一対角枝，第二対角枝さらに末梢の左前下行枝心尖部までの走行を把握しておくべきである．

　埋没した左前下行枝の同定は，①左前下行枝が存在すると思われる溝の脂肪組織を掘って探す，②表面エコーで探す方法などがあるが，③対角枝あるいは左前下行枝の末梢から探す方法が確実である．もっとも確実なのは，左前下行枝心尖部側近くで肉眼的に見える左前下行枝を切開し，1 mmのブジー(金属)を左前下行枝中枢に向かって進めていき，中枢側のブジーを触診しながら脂肪，筋肉組織を電気メスで剥離しながら同定する方法である(Fig.3)．この際，心拍動下より心停止下のほうが詳細な同定ができる．

　ほかに対角枝を中枢に追って探す方法もある．対角枝を末梢側から中枢側への走行を追って，左前下行枝との合流部で左前下行枝を判断できる．

2) 回旋枝

　鈍縁枝は通常心表面に見えることが多いが，末梢例では1 mm程度のことも少なくないので，可及的に中枢例で吻合する．

　高位側枝はかなりの頻度で筋肉間に埋没しているが，左前下行枝と異なり周囲の脂肪組織は少なく，中枢の病変部が触診できれば末梢の筋肉内走行が追跡できる．

b. 右冠状動脈

　右冠状動脈本幹は脂肪組織内のことがほとんどであるが，右房，右室間の脂肪組織を剥離すると同定できる．また右冠状動脈本幹は動脈硬化が強いことが多く，右冠状動脈末梢の後下行枝あるいは房室枝へのバイパスが可能であることが多い．

　後下行枝は冠状静脈洞へ入ってくる大きい静脈を目安にその前面に位置する．

　房室枝の中枢側は脂肪内で同定しにくく，末梢側を同定して中枢側へ向かい，吻合できる大きい場所を探す．

　いずれの冠状動脈の走行も心拍動下に同定すると静脈との鑑別が容易で，動脈硬化の病変の有無の同定がしやすく，同定できればその近くの外膜に小クリップでマークをしておくと心停止下で容易に同定できる．

　また，心臓の脱転，吻合に際し，心臓ネットを用いると展開が容易となる(Fig.4a)．後下行枝，房室枝の吻合時は右室心筋の前〜下面を4-0モノフィラメント糸を用いてU字縫合(Fig.4b)で術者側に吊り上げる(Fig.4c)と展開が十分となる．

1 冠状動脈バイパス術（CABG） 35

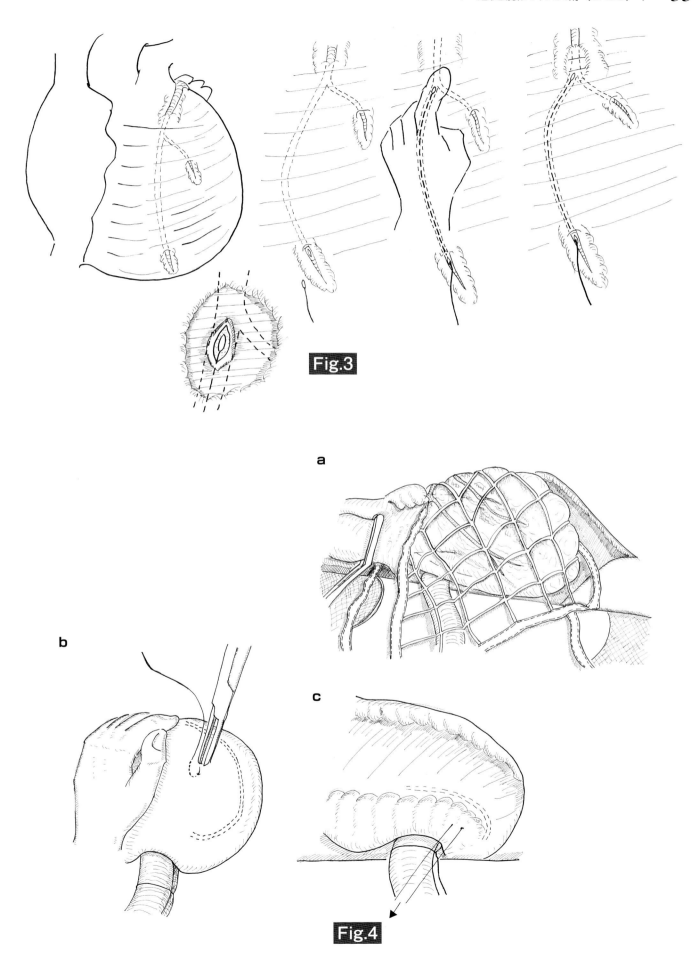

Fig.3

Fig.4

5 冠状動脈およびグラフトの前処理

基本的には冠状動脈の外膜は必要最小限に剝離する．

a. 冠状動脈の切開

冠状動脈は吻合部の長軸方向に，既在冠状動脈の直径の2～2.5倍の長さ（通常4～5 mm）の切開を行う．この際，ゴルフメスで外膜からゆっくり擦りながら切開長を往復させ，切開する（以前は外膜をゴルフメス，切開を尖刃刀で行っていたが，何度か冠状動脈の後壁損傷を尖刃刀で起こしてしまった経験があり，尖刃刀を使うのをやめたところ後壁損傷は皆無となった）．切開後はマイクロハサミ（先丸）で吻合に必要な長さの切開を行う．

b. グラフト断端の切開

1) *in-situ*の左内胸動脈（*in-situ*の胃大網動脈）

既在冠状動脈を吻合部で切開した後，冠状動脈の性状が良好なことを確認してから左内胸動脈を必要な長さ（吻合部をより中枢で行うほうが左内胸動脈の径が大きく確保できる）より2～3 cm長い末梢を45°～60°の斜切開を行い（**Fig.5a**），次いで1～2 mmカットバックする（**Fig.5b**）．この際，断端組織をわずかに残し，シーツにマイクロペアンで外膜側を固定しておくと吻合操作が容易となる．

2) 大伏在静脈（橈骨動脈，遊離右内胸動脈）

鈍縁枝や房室枝へは末梢断端を切断し，カットバックを行わない．断端が直角になることにより，吻合後のグラフトの向きが自由に変更できるようになる．他の部位（対角枝，後下行枝，右冠状動脈など）へは左内胸動脈同様にカットバックを行う．

1 冠状動脈バイパス術（CABG）

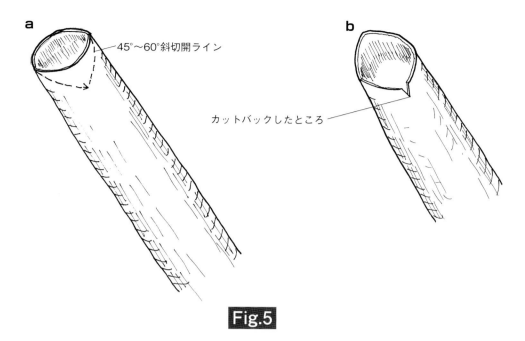

Fig.5

a 45°〜60°斜切開ライン

b カットバックしたところ

6 各グラフトの吻合法

　グラフトと既在冠状動脈の吻合は，結節縫合，1本での連続縫合，2本での連続縫合などを行ってきたが，もっとも確実で再現性のあるものはheel側，toe側での2本の糸を使った連続縫合（ダブルパラシュート法）と考えている（**Fig.6**）．2本での連続縫合ではheel側（**Fig.6a**）とtoe側（**Fig.6b**）ともに，よく既在冠状動脈の内腔を確認できること，結紮時の力加減に関係なく巾着縫合になりにくいことが利点である（**Fig.7a**）．1本での連続縫合は，よりスピーディだがheel側から吻合を開始し，toe側を回るときに既在冠状動脈の内腔が見えにくく，結紮に際してうまく力加減を行わないと"巾着縫合"となり，吻合部狭窄の大きな原因となる（**Fig.7b**）．結節縫合はクリーブランドクリニックで長年行われていたが，現在ではほとんど行われていない．吻合は確実であるが，その吻合法の欠点は，やはり時間がかかること，助手の糸さばきが非常に煩雑となることである．

　吻合の質はグラフトの選択以上に開存性（短期および長期）に重要である（**Fig.7c**）．

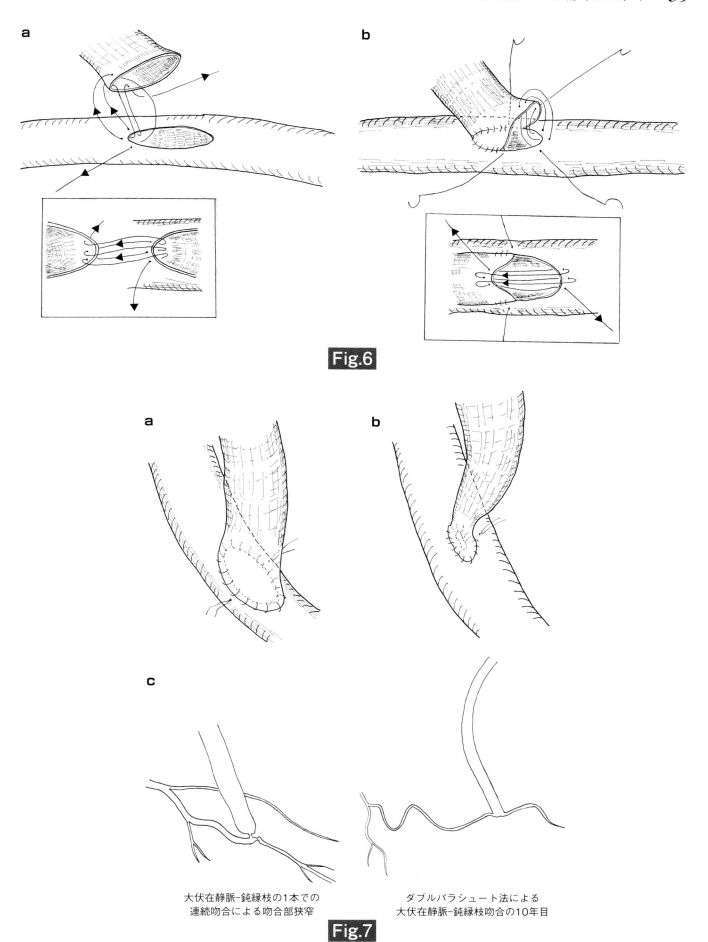

大伏在静脈−鈍縁枝の1本での
連続吻合による吻合部狭窄

ダブルパラシュート法による
大伏在静脈−鈍縁枝吻合の10年目

a. 左内胸動脈－左前下行枝吻合　DVD収録：2-1

　糸は8-0モノフィラメント，長さ45 cm，針長8 mm（左内胸動脈，既在冠状動脈の大きさにより針長6 mm）．

　左内胸動脈の断端から3 Fr新生児用栄養チューブを挿入しておくと，左内胸動脈の内腔を把持する必要がなく，後壁の損傷を防ぐことができる．

　まず左内胸動脈グラフトheel側から1針右側に両端針で左内胸動脈内外（Fig.8a）［左内胸動脈のheel側5時方向から開始（Fig.8c①）］，次いで反対の針で冠状動脈1時方向内外で刺入し（Fig.8c①），次いで，そのまま左内胸動脈外内，冠状動脈内外にあと2針［heel側6時（Fig.8c②）から7時（Fig.8c③），反時計回り］縫合した後に（Fig.8b）パラシュート法で左内胸動脈－左前下行枝を近付ける（糸に水を掛け滑らせる）．この吻合の際には助手が栄養チューブを吻合方向へ，術者が糸を反対方向へ引くと吻合部の展開が容易となる．

　左内胸動脈を左前下行枝に近付けたら，左内胸動脈は外内，既在冠状動脈は内外で2～3針連続吻合を続ける．次にtoe側を新しい針糸で左内胸動脈1針右側に内外で刺入し，反対の針で既在冠状動脈の5時方向を内外で刺入し，この針で左内胸動脈を外内，冠状動脈を内外でtoe側方向へ時計回りに連続縫合を進めていく．その後，heel側からの縫合糸と側面で結紮する．この際，最後の1針は外膜を拾い結紮すると，外膜がクッションとなり結紮しすぎて巾着縫合になることがない．最後に，吻合左側のサイドを2～3針縫合し（内腔が見やすい方法としては左側の開始をU字で折り返し，左内胸動脈外内，冠状動脈内外で連続縫合），右側サイドと同様に最後の1針で外膜を拾って結紮する．結紮直前に左内胸動脈の遮断を解除し脱気を行う．

b. 大伏在静脈の吻合（橈骨動脈，遊離右内胸動脈）

- 鈍縁枝：カットバックを行わず直接に末梢を切断する．カットバックを行わないことにより，方向が自由に変化できる．吻合は鈍縁枝中枢側heel側1針左右どちらかから行う．
- 対角枝：45°～60°のカットバックでheel側は中枢へ向かう．heel側11時方向から反時計回りにて行う．
- 右冠状動脈：動脈硬化の強いことが多い．45°～60°のカットバックでtoe側5時方向から時計回りで行う．
- 後下行枝：45°～60°カットバックでtoe側1時方向から反時計回りで行う．
- 房室枝：カットバックなしで直角にグラフトの末梢を切断し，heel側1針左右どちらかで開始する．
- 胃大網動脈：右冠状動脈，左前下行枝以外は大伏在静脈同様．右冠状動脈，左前下行枝へはheel側が末梢へ向かうためカットバックし，胃大網動脈のheel側7時方向，左前下行枝5時方向から時計回りに行う（逆行性吻合）．右冠状動脈末梢の後下行枝は順行性吻合を行う．

1 冠状動脈バイパス術（CABG） 41

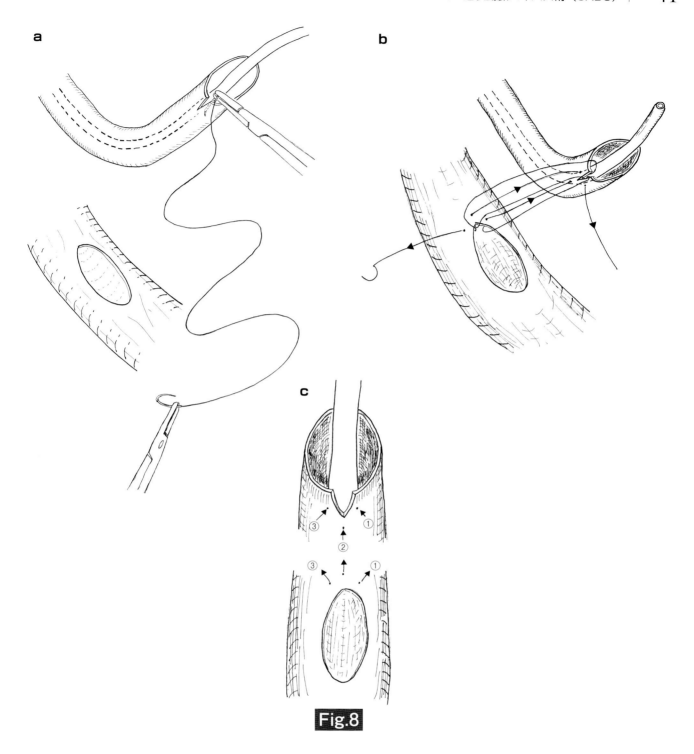

Fig.8

c. sequential grafting

1) 左前下行枝－第一対角枝

　左内胸動脈でsequential graftingをする場合，大きいグラフトを大きい冠状動脈に吻合すべきで，左内胸動脈－サイド→左前下行枝→左内胸動脈－エンド→第一対角枝をすべきである（**Fig.9a**）．左内胸動脈－左前下行枝はgolden standardな術式であり，左内胸動脈→第一対角枝→左前下行枝とすると左内胸動脈の流量が第一対角枝へとられてしまうことに注意すべきである．

　この際，左内胸動脈－サイドの切開は左内胸動脈の径より大きくなるとカモメの羽サイン（seagull effect）が生じ，第一対角枝への流量が弱くなる．左内胸動脈－heel側は11時方向になるように，サイドの3時方向を左内胸動脈heel側の11時方向にくるようにして吻合を始める．

　第一対角枝へは左内胸動脈断端をカットバックし，heel側が6時方向になるように1針左側から吻合を開始し，左内胸動脈の流量は第一対角枝に対し反対へ向かう流れとなる（逆行性吻合）．

　大伏在静脈では順行性大伏在静脈－サイド→第一対角枝→大伏在静脈－エンド→左前下行枝とする．

　第一対角枝へは大伏在静脈－サイドのheel側が12時方向，左前下行枝へは大伏在静脈－エンドのheel側が1時方向とする．

2) 鈍縁枝－鈍縁枝－対角枝

　大伏在静脈，遊離右内胸動脈，あるいは橈骨動脈での吻合．末梢鈍縁枝はカットバックなしで吻合するとグラフトの向きが自由に変えられる．中枢鈍縁枝のtoe側は3時に向け，toe側を冠状動脈の3時に合わせて吻合を開始するとheel側は9時となる．鈍縁枝→第一対角枝ではグラフトのtoe側を5時に合わせて吻合し，グラフトのheel側は11時となる（**Fig.9b**）．

3) 後下行枝－房室枝

- 遊離グラフト（**Fig.9c**）：房室枝へはカットバックなしで吻合すると遊離グラフトの向きが自由となる．後下行枝への吻合はグラフトtoe側が3時方向になる位置から吻合を開始し，グラフトheel側が9時になり，遊離グラフトは右室前面を通るため長めのグラフトが必要である．
- *in-situ*胃大網動脈：房室枝へは胃大網動脈エンドをカットし，胃大網動脈7時方向を房室枝5時に合わせ胃大網動脈は反時計回り，房室枝は時計回りに吻合する．
- 後下行枝へは胃大網動脈サイドをtoe側1時，後下行枝1時に合わせ反時計回りに吻合を開始する．

4) 後下行枝 or 房室枝－右冠状動脈（Fig.9d）

- 遊離グラフト（大伏在静脈の後下行枝－房室枝と同様）：後下行枝へはカットバックし，toe側を後下行枝に12時方向へ合わせる吻合を行い，右冠状動脈へはグラフトtoe側を右冠状動脈の6時に合わせる順行性の吻合を行い，吻合後のグラフトは右房側へ回る．
- *in-situ*胃大網動脈：後下行枝－房室枝と同様である．

1 冠状動脈バイパス術（CABG） 43

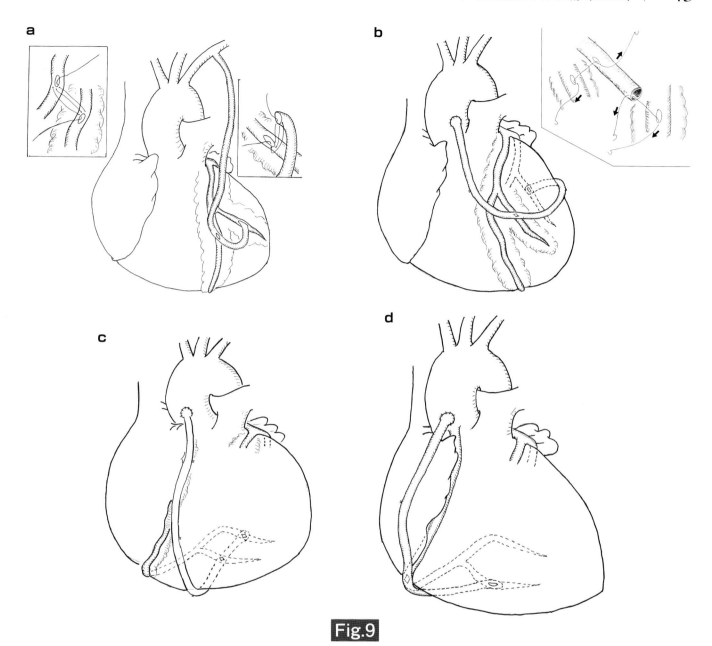

Fig.9

7 中枢吻合　DVD収録：2-2

　大伏在静脈，橈骨動脈，遊離内胸動脈の吻合は，通常，上行大動脈への中枢吻合を必要とする．

　上行大動脈遮断下のCABGでは，遮断時間を短縮する目的で遮断解除後，大動脈部分遮断鉗子を用いて中枢吻合を行うこともあったが，基本的には遮断のまま上行大動脈をパンチアウトして中枢吻合を行うべきである（遮断時間は4～5分程度しか延長しないため）．大動脈部分遮断鉗子を用いると上行大動脈のデブリをとばす可能性が増し，脳梗塞のリスクが増加する．

　中枢吻合部分は体外循環接続時にクリップ（中）でマークしておくと，心停止下での位置決めが容易で心拍動開始後のグラフト中枢側のねじれ（周囲脂肪組織の挙上による）が防げる．また，グラフトの長さは遊離グラフトに心筋保護液を注入しながら心臓を大きく膨らませ，グラフトの下に3横指挿入できる長さで余裕をとると心拍動後のグラフトの適正な長さが得られる（グラフトが短かすぎると大動脈とグラフトの間にグラフトの延長が必要となり，長すぎると閉胸時にねじれが生じグラフト閉塞の原因になる）．

　上行大動脈4mmパンチャーでパンチアウトした後，6-0モノフィラメント糸（壁が厚いところでは5-0）で連続吻合する．通常，上行大動脈左側の場合にはグラフト中枢heel側が2時に位置するようにする．上行大動脈中枢部パンチアウト部の硬化が強い場合，上行大動脈をパンチアウトし，粥腫を認めた場合には十分に洗浄後，5-0モノフィラメント連続吻合でパンチアウトの内外膜を合わせ，その後，グラフトの中枢吻合を行う（**Fig.10**）．

　グラフトがsequentialで第一対角枝→高位側枝など末梢が中枢高位であれば，グラフト中枢heel側を5時方向に下げて吻合するとスムーズな曲線となる．

　上行大動脈の右側への中枢吻合では，通常，グラフト中枢側8時方向へ向かうように行いグラフトは右房の右側を通る．しかし，後下行枝-房室枝のsequential graftingでは中枢は5～6時方向に向かい，グラフトは右室前面を通る．

8 オンポンプ beating

　オンポンプbeatingは心停止をしないため，吻合に時間をかけられるというメリットは考えられるが，吻合に習熟すれば基本的には必要のない術式と考える．ただ，血行動態が不安定で，上行大動脈が全周性に高度の石灰化（porcelain）を認めるかあるいは動脈硬化の粥腫のひどい例では，わずかなスペースに送血管が挿入できるか右鎖骨下動脈からの送血により，かつ*in-situ*動脈グラフトを用いるとポンプ使用で低体温循環停止にしなくてもCABGが可能になる．オンポンプbeating下ではあまり心臓を小さくするとスタビライザーを用いても心拍動の安定性が不良になり，体外循環中の容量管理が重要になる．

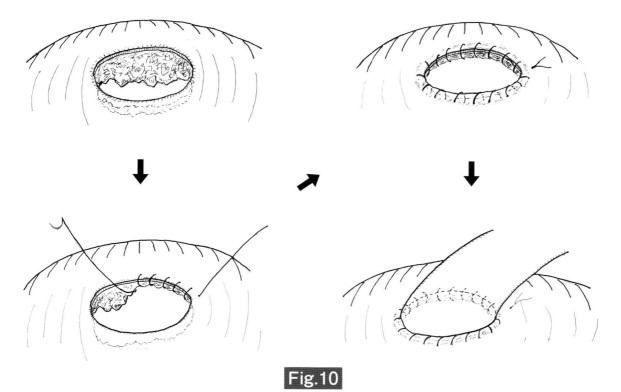

Fig.10

9 オフポンプCABG(OPCAB)　DVD収録：2-3, 2-5

オフポンプCABGはスタビライザー，内シャントチューブ，挙上のためのデバイスが開発され急速にわが国で広がったが，その後の追試で従来のCABGと脳梗塞などの合併症の有意差がなく，遠隔期のグラフト開存率に問題が残ること，体外循環へのconversion例で死亡率が有意に高いことなどが報告され，欧米ではわが国ほど普及せず，長期にわたり安定した成績が得られる体外循環使用，心停止下CABGが多く施行されている．しかし，以下の例では適応と考えている．

① 左前下行枝1枝病変．
② porcelain大動脈で大動脈ノータッチCABGが必要な場合．

a. 麻酔科医との連携

オフポンプCABGでは術中心臓の回転，挙上による血圧の変動，僧帽弁逆流の増強回避のため麻酔科医との連携が不可欠である．以下，麻酔科医の注意点である．

[麻酔管理]

オフポンプCABGの麻酔管理は，グラフト採取からグラフト吻合時までは余剰な輸液負荷を避け，カルシウム拮抗薬（ジルチアゼム）やホスホジエステラーゼIII阻害薬（ミルリノン）を持続投与し，体血管抵抗を900 dyne·sec·cm^{-5}前後に管理している．

心臓の回転や挙上，グラフト吻合するときは，Swan-Ganzカテーテルや経食道心エコーを用いて血行動態を監視している．Swan-Ganzカテーテルで右房圧，肺動脈楔入圧を評価し，経食道心エコーで急性僧帽弁逆流や新たな局所壁運動異常の有無を監視している．

低血圧，不整脈への対応は**Table 2**参照のこと．

何よりも心臓外科医との良好なコミュニケーションが不可欠であり，麻酔科医も手術を注視し，心臓外科医が"何をしたいのか"，"何をしようとするのか"を感じ取り，グラフト採取からグラフト吻合にかけて，体外循環に移行するような重篤な血行動態の破綻を回避することが重要である．

Table 2 OPCAB時の低血圧，不整脈への対応

低血圧，不整脈の発生時の対応
① 収縮期肺動脈圧（sPAP）≦25 mmHg：輸液負荷やTrendelenburg体位や頭低位
② sPAP＞25 mmHg：α作動薬のフェニレフリンやノルエピネフリンによる昇圧
③ sPAPが上昇し低血圧が進行/持続する場合は，回転や挙上の修正，手術手技の中止を依頼する

不整脈への対応
① 脱転操作時の不整脈は，血行動態が許容範囲内であればそのまま監視し，血行動態に重篤な異常が生じた場合は，執刀医に脱転の中止，修正を依頼する
② 吻合中の不整脈は，血行動態が許容範囲内であればそのまま監視し，血行動態に重篤な変化が生じた場合は，抗不整脈薬を使用する
③ 高血圧を伴う頻脈に関しては，麻酔深度を調整後，β遮断薬，またはカルシウム拮抗薬を使用する
④ 徐脈に対しては，ペーシング機能付きのSwan-Ganzカテーテルを使用しているので，心拍数70回/分前後に調整する

b. グラフトデザイン，心臓の位置決め

1) オフポンプCABGでのグラフトデザイン

　基本的には体外循環使用，心停止下CABGと同様である．しかし，大動脈ノータッチテクニックで行う場合には左内胸動脈 - 左前下行枝，胃大網動脈 - 右冠状動脈，後下行枝に加え，右内胸動脈 - 大伏在静脈複合グラフト（composite graft）の作製が必要になる．

　右内胸動脈 - 大伏在静脈（あるいは橈骨動脈）複合グラフトは大伏在静脈末梢吻合後大伏在静脈中枢側を結紮し，右内胸動脈の径の大きいところで右内胸動脈の端と大伏在静脈の側で吻合する（端 - 側吻合，**Fig.11**）．オフポンプCABGでの吻合の順番は，まず左内胸動脈 - 左前下行枝を吻合，これにより左前下行枝への血流が十分確保され心臓脱転時にも安定した血行動態が得られる．次いで回旋枝あるいは右冠状動脈への吻合を行う．

2) 心臓の位置決め

　左前下行枝の展開吻合では心臓後面の心膜を絹糸で引き上げる（LIMA suture）のみで十分である（**Fig.12**）．鈍縁枝，右冠状動脈の末梢の展開は吸引式，ことにわが国で開発されたテンタクルズ（住友ベークライト社）が有用と考える．テンタクルズの装着は鈍縁枝の場合には目標の冠状動脈から離れた心尖部，左前下行枝左側を吸引し血圧が変化しないように引き上げると，術者の吻合しやすい方向へ固定できる．次いでスタビライザーを目的冠状動脈へおき吻合する（**Fig.13**）．

1 冠状動脈バイパス術（CABG） 49

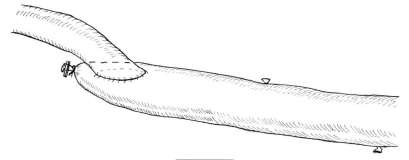
Fig.11

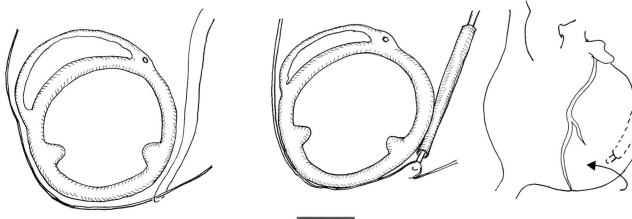
Fig.12

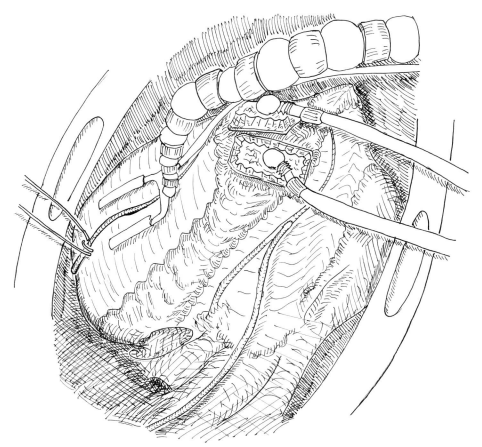
Fig.13

右冠状動脈末梢，後下行枝，房室枝の場合には心室側壁に吸引管をおいて，次いで，下壁より術者側にもう一つの吸引管をおき引き上げ，同様に冠状動脈を露出し，スタビライザーをおく（**Fig.14**）．

　冠状動脈の一時的結紮は，弾力糸で行うと冠状動脈内膜に損傷を起こすことなく行える（**Fig.15**）．モノフィラメント糸では冠状動脈の損傷，場合によっては断裂が起こることがあり使用しない．

　冠状動脈の一時的結紮後3〜5分間の試験的遮断を行い，ST-T変化，かつ圧の低下のないことを確認し，冠状動脈を切開する．左前下行枝，大きい対角枝，右冠状動脈の本幹では冠状動脈切開後，内シャントチューブを用いる（**Fig.16**）ことにより，時間をかけた吻合でも安定した血行動態で吻合が可能となる（内シャントチューブは末梢側から入れる）．鈍縁枝，右冠状動脈末梢では中枢側単純遮断のみで吻合は遂行できる．

1 冠状動脈バイパス術（CABG） 51

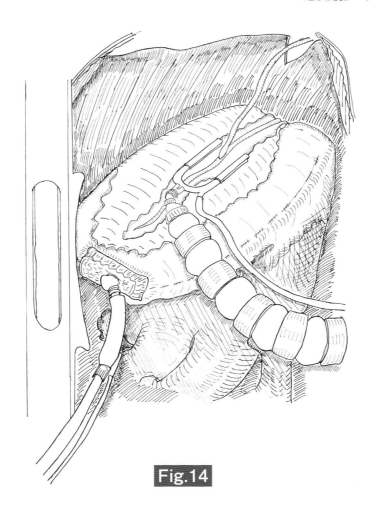

Fig.14

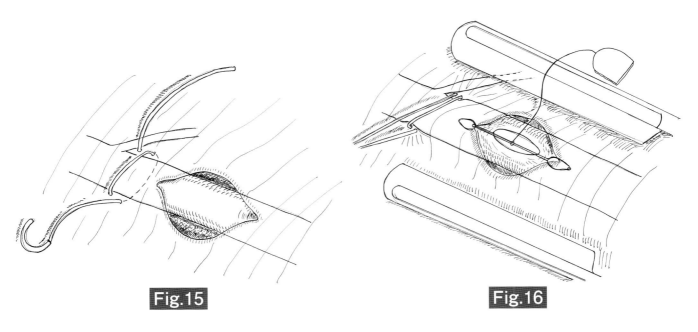

Fig.15　　　　　　　　　　　Fig.16

3) 心臓の位置決めと血圧変動

　鈍縁枝，右冠状動脈の末梢吻合で心臓を挙上する場合，ゆっくり血行動態をみながら行う．この際，容量負荷が多いと，心臓脱転困難なこともあり，適時ドパミン，エピネフリンなどの昇圧薬でコントロールを行う必要がある．また，右の心膜を吊り上げると脱転やスタビライザー使用で右側心が圧迫されて血圧低下を起こすことがあり，原則，右側心膜は吊り上げない．

　吻合のための特別な運針を行う必要があり，鈍縁枝，房室枝などは垂直方向での吻合が必要なため，運針においてカマ型，J型などの針の持ち方で運針を行うことが有用である（**Fig.17a**：順針，**b**：逆針，**c**：J型，**d**：カマ型）．

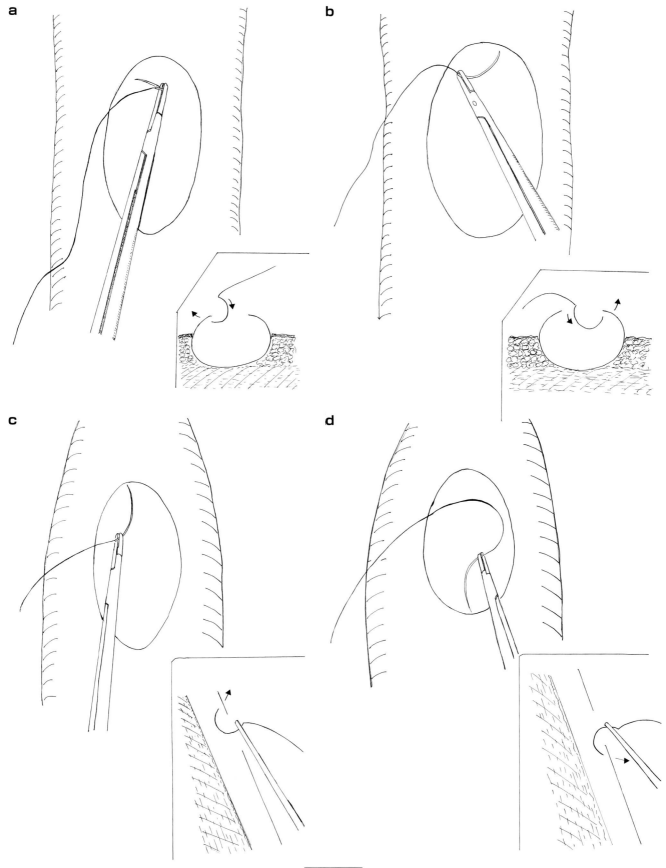

Fig.17

2 心筋梗塞合併症

1 心室瘤(dyskinesis), 虚血性心筋症(ICM)＝無収縮(akinesis)

心筋梗塞発症後全層性に線維化が形成されると同部がまったく収縮しなくなり，残存心筋の収縮に際して心内圧により病変部が拡張するようになり，限局性の壁運動異常が生じ，瘤状の形態を示すようになり心室瘤(dyskinesis)と定義される．この病態での手術適応は瘤内血栓が塞栓症を発症する場合，また，瘢痕部と正常心筋の境界部により発生する難治性心室性不整脈，大きい心室瘤で心不全の発症などである．

一方，心筋梗塞後の壁運動障害が慢性に経過し，左室拡大，左室全体の壁運動障害が生じると，心不全症状，さらに拡大が進行すると機能性僧帽弁逆流(functional mitral regurgitation)が発生するようになり，心不全症状が加速されるようになる．この病態は虚血性心筋症(ischemic cardiomyopathy：ICM)とされ，その定義は，虚血による左室壁運動のびまん性低下により左室駆出率が30％以下になった慢性期の病態とする．ICMは欧米では心臓移植の適応とされることが多いが，わが国ではCABGに加えて，左室形成術と僧帽弁形成術が有用であるとされている．

左室形成術には以下の3種類の術式が主に施行される．

左室形成術の体外循環は上行大動脈送血，僧帽弁や三尖弁の同時手術が必要なときは上・下大静脈の2本脱血，必要のないときは右房からの1本脱血で行う．CABGの同時施行例ではまずCABGを施行し，次いで僧帽弁や三尖弁手術を行った後，最後に左室形成術を施行する．最初に左室形成術を施行すると僧帽弁の手術の際に僧帽弁が術者から遠くなり，展開に難渋することが少なくない．

a. 心室内膜側パッチ形成術(EVCPP, Dor手術)(Fig.18) DVD収録：2-6

体外循環下に左室切開は心尖部から左前下行枝の左側2cm程度から左前下行枝に平行に通常第二対角枝までの切開を行い(Fig.18a)，左室を展開する．血栓がないことを確認した後に左室の排除線に2-0モノフィラメント糸を用いて連続縫合でFontan縫合を行う(Fig.18b)．この糸を結紮すると巾着縫合となり，2〜3cmの欠損口が残るため，同欠損口を閉鎖するために2×3cm程度の小さいヘマシールドパッチ(マッケ・ジャパン社)を用い縫合閉鎖する(Fig.18c)．最後に切開した左室心筋をU字と連続の2層で縫合閉鎖する．この際，心筋組織が稀弱な場合には外に帯フェルトをおき左室を閉鎖する．

2 心筋梗塞合併症

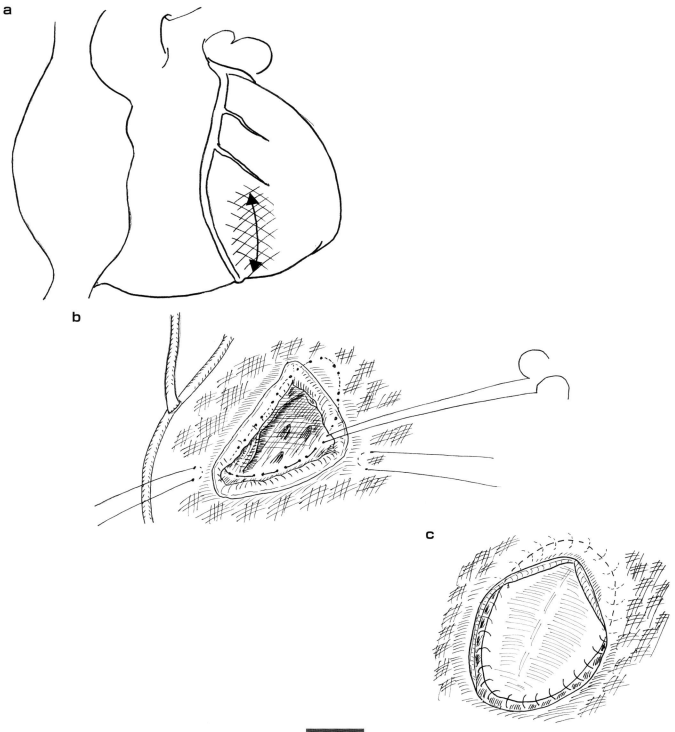

Fig.18

b. 前壁中隔形成術（SAVE手術）(Fig.19)　DVD収録：2-7

　高度に拡大した左室に対しEVCPPを行うと，左室が球形に形成され，術後の僧帽弁葉のtethering（牽引）が強くなり僧帽弁逆流が発生することがあるために，著者らはEVCPPより大きい切開で大きいパッチを用いて左室を長軸方向に形成を行う術式を考案した．

　左室切開はDor手術と同様に心尖部左前下行枝の左側から開始し，左前下行枝に平行に通常第一対角枝あるいは越えて心基部方向まで切開を行い，左室を展開する(**Fig.19a**)．左室の排除線の糸掛けは多数の0-Ti-Cron糸（コヴィディエン社）結節縫合（10〜16針）で行い(**Fig.19b**)．左室の容量は左室収縮末期容量係数で最高80〜100 mL/m^{2}以上にならないように術前の容量を把握して排除線を決める．次いで，長軸は切開線の長さで決定し（7〜8 cm以上），短軸は3 cm程度の幅で長楕円形にヘマシールドパッチをトリミングし縫着する(**Fig.19c**)．パッチを縫着後心基部側から結紮し，心尖部側で十分な脱気を行い，縫着を完了する．左室を充満させ縫着部から大きな漏出がないことを確認し，2層目の縫合に移る．2層目は左室形成針2-0オーバルエムモノフィラメント糸（松田医科工業）で，左室切開の両側を連続に閉鎖する(**Fig.19d**)．この際，内側のヘマシールドパッチの辺縁に掛けるように縫合すると，左室心筋だけの場合に比べ心筋縫合部の亀裂による出血が予防できる．糸を結紮した後に結紮糸を長く残しておくことにより，体外循環終了後に左室切開線からの出血の有無の確認がこの糸を引っ張ることにより容易にできるようになる．最後に左室切開の両側を連続に閉鎖する．

　SAVE手術では左室の容量を小さくすることと，左室の形態を正常に近い楕円形（elliptical）にすることが目的である．術前の左室容量の30〜40％以上縫縮するようにし，可能であれば左室収縮末期容量係数で80〜100 mL/m^{2}以下になることを目標に左室排除線を決める．この際，中隔側は深く刺入できるが，後側壁は乳頭筋を越えることはできない．

2 心筋梗塞合併症 57

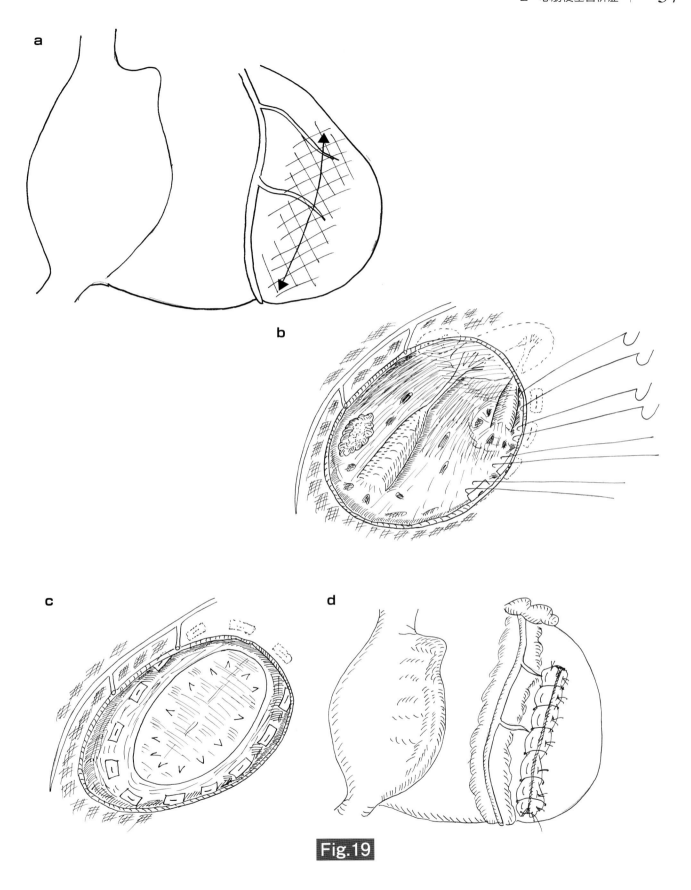

Fig.19

c. 後壁形成術（PRP手術）(Fig.20)

　左前下行枝領域の正常機能心筋が残存し，大きい右冠状動脈や回旋枝の障害により後下壁に障害をきたした場合，前壁側を切開することはできない．切開線は心尖部を温存し，心尖部から2cm後壁側を乳頭筋に注意しながら，両側乳頭筋間の左室後側壁の心筋を切除するposterior restoration procedures(PRP)手術を著者は考案した．その後切開切除した左室後側壁の心筋を2層に縫合閉鎖する．この際，ICM例では心筋の線維化と混在し心筋がきわめて脆くはないものの，稀弱なときは両側にフェルトを用いる必要がある．左室の直径は左室心筋を切除した部分に縫合する幅を加えた部分が縮小され，形態は長軸方向に楕円形に形成される．本手術のポイントは，まず術前に後壁障害が明らかなことを検査で確実に行うことである．この際に造影MRI検査以外に非侵襲的検査としてスペックルトラッキングエコーは確実で再現性がある．

　手術は心尖部および両側の乳頭筋を温存し，左室と僧帽弁の連続性を維持し，左室後壁切開を僧帽弁後尖弁輪から1〜2cm手前まで行う(**Fig.20a**)．次いで切開線断端から僧帽弁輪に，マクロリエントリーによる遠隔期の心室頻拍予防のために，クライオアブレーションを2分間行う．左室切開線の閉鎖に際し，両側乳頭筋が横並びになるように左室を縫合閉鎖し，僧帽弁葉のtetheringを改善する．この際はまず左室後壁切開後，それぞれの乳頭筋基部に外膜側からプレジェット付きの2-0 Ti-Cron糸のU字縫合で両側乳頭筋を展開(**Fig.20b**)，マークし，心基部から心尖部にかけ両側外膜側に帯フェルトを置き，左室形成針2-0オーバルエムでU字に結節縫合を行う(**Fig.20c**)．乳頭筋の部では2-0 Ti-Cron糸を用い横並びに合わせ，縫合する．切開線をU字縫合の後に心尖部側で脱気を行いながら結紮し，心基部から心尖部に向かい連続縫合を2回行い止血を完璧にする．この際心基部断端は帯フェルトが断端を覆うように連続縫合する(**Fig.20d**)と，切開線が裂けることがなく止血が十分となる．U字の糸を数本残しておくと，術後に止血を確認するときに引き上げて容易に観察止血できる．

2 心筋梗塞合併症 59

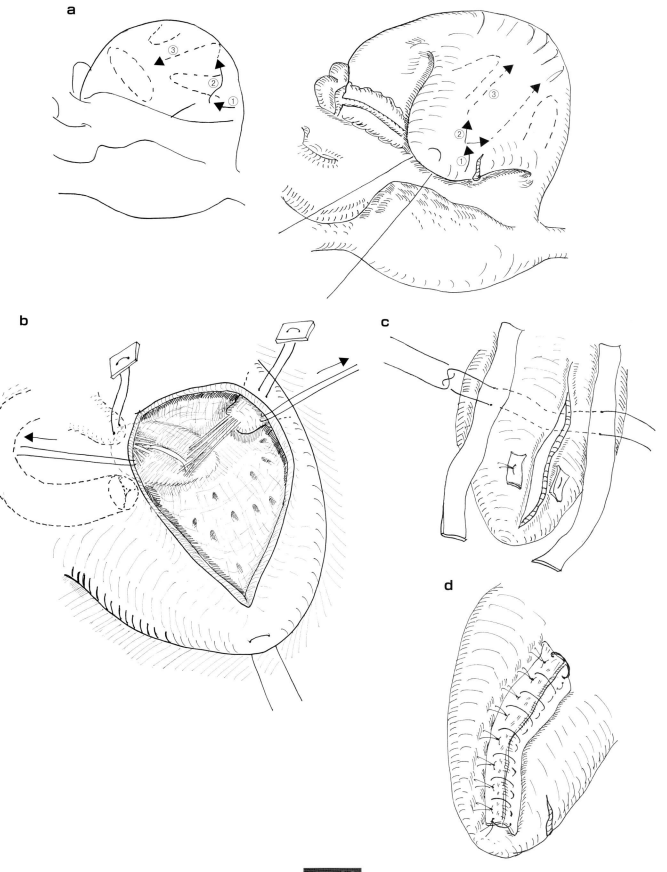

Fig.20

2 虚血性僧帽弁閉鎖不全症

a. 急性僧帽弁逆流，乳頭筋断裂

　乳頭筋の栄養動脈は後中隔側では右冠状動脈，前側方側では左右の冠状動脈の二重支配のことが多く，後中隔側の乳頭筋虚血により急性僧帽弁逆流さらに乳頭筋断裂が発生する．この場合，両尖の逸脱が同時に生じ，重症の僧帽弁逆流の発生により急激な肺うっ血を伴う心不全が発生し，多くは緊急手術の対象となる．手術は術前に大動脈内バルーンパンピング(intraaortic balloon pumping：IABP)を挿入し，循環動態を少しでも改善させた後，心不全症状，肺うっ血が存在すれば可及的速やかに手術を行う．確実な術式は僧帽弁置換術であるが，僧帽弁形成術も可能となる．

[乳頭筋断裂時の僧帽弁形成術]

　通常の体外循環開始後，順行性，逆行性心筋保護により心停止，冠状動脈完全血行再建後，右側左房を切開，弁輪に全周性の糸掛けを行い，乳頭筋断裂部を確認する．断裂した乳頭筋が短縮しないようにU字に4-0モノフィラメント糸＋自己心膜プレジェットで挟み込むように縫合し，連続縫合を追加する(**Fig.21**)．逆流テストで僧帽弁逆流の消失を確認後，全周性のリングを縫着する．再度逆流テストで僧帽弁逆流の消失を確認し，左房閉鎖，IABP下に体外循環を離脱する．

2 心筋梗塞合併症　61

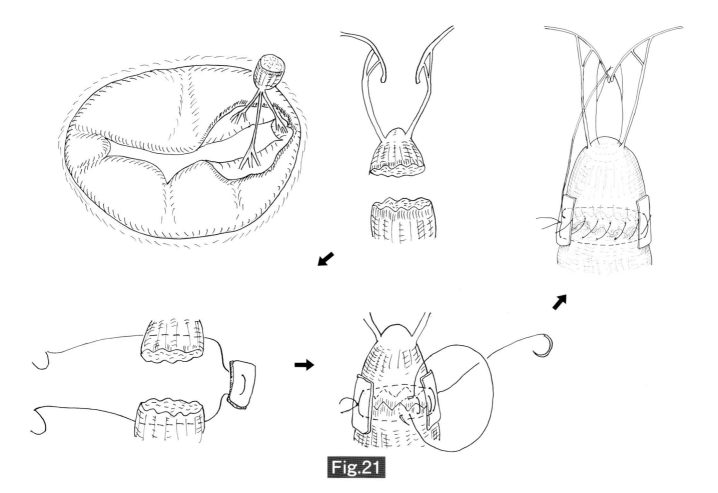

Fig.21

b. 機能性僧帽弁逆流

　急性心筋梗塞後の僧帽弁逆流に比べ，慢性期の僧帽弁逆流の原因は弁輪拡大と左室拡大による弁葉のtetheringである．このため，前壁中隔梗塞の後で僧帽弁逆流が生じる場合にはある程度の時間がかかり，左室拡大での僧帽弁tetheringが生じるには数年以上経ってから発症することもある．しかし，下壁梗塞では下壁側の拡大により短期間にtetheringを生じることもある．

1) 弁形成術

　機能性僧帽弁逆流の原因は弁輪拡大と左室拡大の2つの病態によるため，従来言われていた小さいサイズを用いる弁輪形成術のみでは僧帽弁逆流の再発が生じるのみならず，後尖のtetheringがリングを縫着することで増強するために，僧帽弁逆流が術後強くなることも少なくない．このため，弁輪形成術は変性疾患の場合と同様な全周性のリングで適正サイズか小さくしてもサイズを1つだけ落とすくらいが妥当である．弁下部組織に対する術式は現在でも種々の方法が示されているが，左室拡大が強い場合（左室収縮末期容量係数＞80〜100 mL/m^2）には左室形成術の併用が必要と考えられる．さらに，この際，両乳頭筋拡大のある場合（乳頭筋間の距離が心エコー単軸で4〜5 cm以上）では両側乳頭筋間縫縮術，さらに前尖二次腱索離断，後尖基部腱索離断が有用である．

2) 両側乳頭筋間縫縮術 (Fig.22)

　左房，左室からアプローチ可能であるが，左房側からはきわめて困難である．左室を左前下行枝の2 cm左側を左前下行枝に沿って心尖部から4〜5 cm切開する．2-0撚り糸にプレジェットを付け，前後の乳頭筋基部および中央部をU字でそれぞれ縫縮する．糸を締めすぎると乳頭筋断裂を起こすことがあり，テンションがかかったところで結紮する．一般的に後壁側，両乳頭筋間が拡大しているため，縫合する際に後壁側もU字で縫合すると乳頭筋の断裂が予防できる．

3) 二次腱索離断，基部腱索離断 (Fig.23)

　この手技も左房，左室から可能であるが，左房側からではすべての前尖二次腱索，後尖基部腱索を離断することが困難で，乳頭筋縫縮と同様に左室切開からのアプローチが確実である．二次腱索は前尖弁葉の中央に両側乳頭筋から付着する厚い腱索で，左室側からは容易に同定できる．同様に後尖弁輪部に付着する基部腱索もtetheringの原因となるため，離断する．

2 心筋梗塞合併症 63

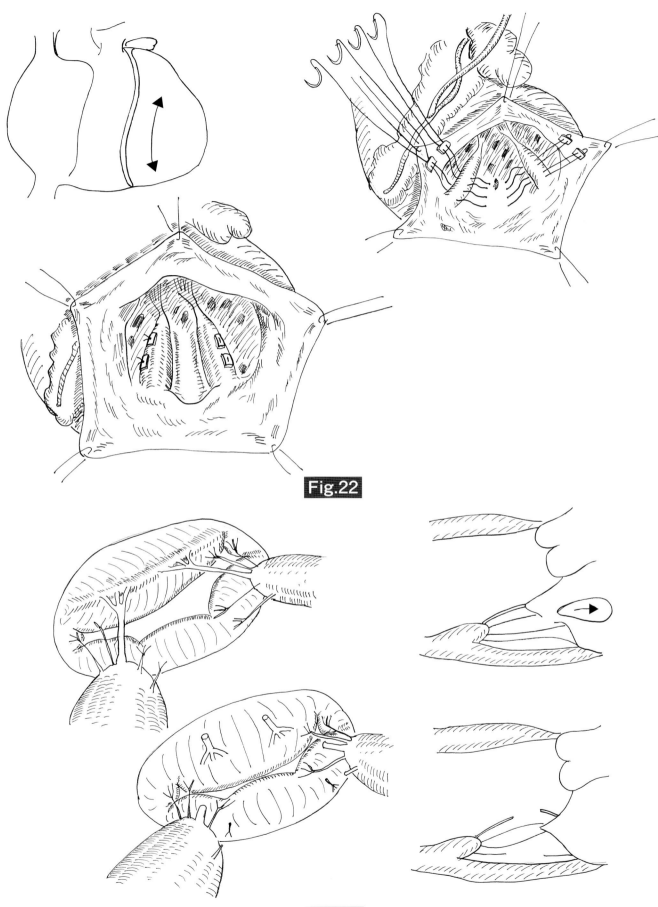

Fig.22

Fig.23

3 心室中隔穿孔

a. 前壁中隔梗塞：左前下行枝梗塞

　左前下行枝の閉塞後数時間から数日で発生することがある．左-右シャントの多い例では早期に心不全発症，肺高血圧症を合併し，IABP挿入後循環動態が改善しない肺体血流比（Qp/Qs）＞3.0の例では緊急手術となるが，Qp/Qs＜3.0では早期の循環動態が安定すれば発症後14日以上まで循環動態が安定し，待機手術を行うことができれば梗塞組織の線維化が生じ始め，壁の脆弱性が防げることがある．

[前壁梗塞：左前下行枝領域の術式(Fig.24)]

　心室中隔穿孔は急性心筋梗塞に伴い発生するため，前壁側に出血性梗塞を認める．切開線は出血性梗塞の直上となるが，組織は脆い．切開後中隔側心尖部寄りに中隔穿孔部を認め，周囲は出血性梗塞に陥っている．このため，梗塞部から離れて，できるだけ健常組織にプレジェット付き4-0撚り糸の結節縫合を行う．この縫合糸の幅より2cm程度大きいパッチをウシ心膜あるいはダクロンパッチ（メディコン社）を用いて縫着する．結節縫合組織が壊死に陥っていなければ周囲を連続縫合で二重縫合する．左室切開部からパッチを出して切開部両側にフェルトをおき，1-撚り糸で結節縫合後，2-0モノフィラメント糸で連続縫合を行う．この際，切開線の断端（基部および心尖部側）から出血すると止血が非常に困難となるため，フェルトで断端を覆うように連続縫合を行う．

b. 後壁梗塞：右冠状動脈，回旋枝梗塞(Fig.25)

　大きい右冠状動脈あるいは回旋枝領域の梗塞で発生する．梗塞部位は下壁，後下行枝よりやや後壁側の横静脈の背側で中隔側の乳頭筋より中隔側寄りであるため，横静脈の背側の梗塞部を切開する．心尖部側から切開を開始し，中隔側の乳頭筋を損傷しないように切開を進めると乳頭筋と中隔の間に穿孔部を認める．乳頭筋の基部から結節縫合をおき，中隔穿孔部からできる限り離れたところに結節縫合をおきパッチを縫着する．この場合にはパッチは左室内で縫合縫着する．切開線は断端をフェルトで覆うように2層に縫合する．

4 左室破裂

a. blow out type

　このタイプでは来院時には心停止のことがほとんどで救命はきわめて困難である．来院時に血圧のある例ではIABP下に左室破裂部を圧迫，タコシール（CSLベーリング社），フィブリン糊で止血を試みる．

b. oozing type

　タコシール，オフポンプ操作で救命の可能性があり，本タイプでは早期にドレナージでき，血圧が回復すればIABP下に開胸，圧迫止血を試みる．blow out typeより救命率は高い．

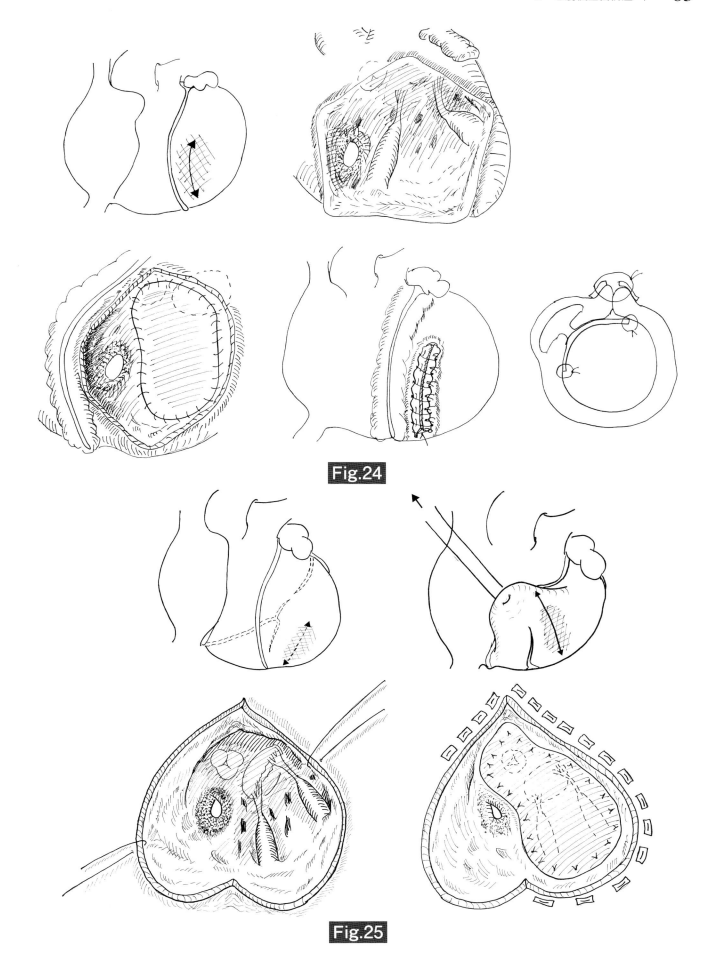

Fig.24

Fig.25

虚血性心疾患治療における tips & pitfalls

1 冠状動脈バイパス術

左内胸動脈採取

　枝の処理は必ず左内胸動脈本幹から1mm以上離して行わないと，左内胸動脈本幹の解離を生じることがある．第2肋間の部で左内胸動脈本幹が骨に密に接していることがあり，末梢側から中枢へ向かって剝離後，骨に密接している部を認めたら，次にその部位の中枢側から密接している部に向かって剝離し，最後に骨に密接した部を剝離するように剝離を進めると左内胸動脈の損傷が防げる．どうしても剝離できない場合には遊離グラフトも考慮する．

　左内胸動脈中枢側周囲に横隔神経が接していることがあり，不用意に損傷すると術後長期間，左横隔神経麻痺による横隔膜挙上が残る．

　左内胸動脈末梢からの流量の少ない左内胸動脈は絶対に使用しない．

内胸動脈を採取時に損傷した場合

　解離が長く起こった場合には絶対に使用しない．左内胸動脈-左前下行枝の開存は生命予後を左右するので，流量の十分ある内胸動脈を使用し，確実に吻合する．

　一部が使用できなく，中枢，末梢側は使用できる場合は損傷部で切断し，中枢側の切断面を結紮し，末梢側は損傷のないところでカットバックし，中枢側と端（末梢側）-側（中枢側）吻合を8-0モノフィラメント糸で行う（Fig.1a, b）．長さが足りなかったり，左が使えなくて右を採取した場合には，弁のない大伏在静脈の部分の2～3cmと複合グラフトを作製し（Fig.1c, d），中枢は上行大動脈に吻合する．

　Y複合グラフトは両方への流れが不均衡になり，遠隔期の閉塞の原因で，可及的にI複合グラフト（端側吻合）でsequential graftingを多用する．

胃大網動脈採取

　胃大網動脈採取後の後出血を防ぐためには，閉腹前に胃大網動脈周囲の出血，ことに静脈，大網内の小動脈からの止血を丹念に行い，確認する．胃大網動脈は左内胸動脈と異なり，動脈硬化の強いものも存在し，直径に個人差があることを考慮して，硬化の強いものや径が1.5mm以下のものは使用しない．

冠状動脈後壁損傷の修復法

　冠状動脈切開時，後壁損傷を起こしたとき（Fig.2a）の修復は，後壁損傷の長さによるが，通常1針で修復できる．まず8-0モノフィラメント糸を後壁損傷の左側に内腔から掛け，針を冠状動脈後壁を通過して外に出す．次いで損傷部をまたいで右側に同様に内腔から後壁を通過し外に出し，強く締めすぎないように結紮する（Fig.2b）．結紮した後に後壁損傷がまだ残っているときには，同様にもう1針追加する．

冠状動脈吻合

　1針1針内腔を確認しながら行い，内腔が見えないときには吻合しない（内腔が見えるようにブローや水掛けの調整，ベントを行う）．

確実な吻合

　冠状動脈とグラフトのサイズミスマッチを避ける．

　もし，左内胸動脈の流量が不良だったり（多くは枝処理の部分で解離を生じている），左内胸動脈の解離（外膜血腫）を認める場合には左内胸動脈-左前下行枝吻合は絶対に行わない．

　主要な冠状動脈を確実に吻合し，術中吻合しても開存が期待できそうもない径1mm以下あるいは末梢高度硬化病変はバイパス適応なし（血管内膜切除可能なら吻合を行う）と判断する（CABG 4枝後1枝閉塞よりCABG 3枝後閉塞なしのほうがよい）．

虚血性心疾患治療における tips & pitfalls

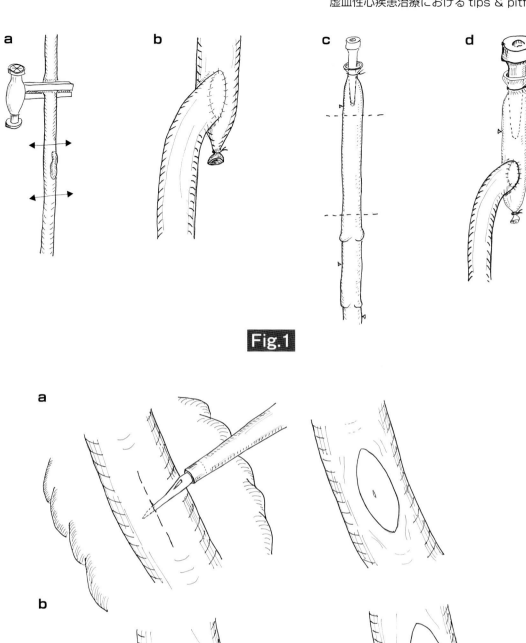

Fig.1

Fig.2

止血追加針

　左内胸動脈を開放し出血を認めるときには追加針が必要となる．基本的にはU字縫合で，外膜で止血する(**Fig.3**)．どうしても外膜を剥がしすぎて内膜まで刺入する必要があるときには，1針は内膜，1針は外膜を通して止血する．

sequential grafting

　sequential graftingを行うときには冠状動脈の短径より小さい長軸切開とし，グラフトの側切開も小さくする．切開が大きいときにはグラフトが鳥の羽のようにねじれを起こすカモメの羽サインが出る．また，sequential graftingを行うときには末梢側のグラフトは内胸動脈であってもカットバックしない．カットバックするとグラフトの方向が決められてしまう．

上行大動脈中枢吻合

　もし上行大動脈遮断解除し，同部あるいは周囲に解離を認めたら，躊躇なく低体温(25℃)にして，上行大動脈グラフト置換し，中枢吻合はグラフトに行う(解離の際に追い針を行うと出血が制御できなくなる)．

大伏在静脈の中枢吻合後ねじれを生じた場合

　大動脈遮断解除前であれば中枢吻合をし直す．遮断解除後であれば中枢側を3～4 cm残して切断し，末梢側と端-側吻合し直し，ねじれを解除する(**Fig.4**)．

オフポンプCABG

　オフポンプCABGの場合には輸液オーバーとなり，術後の容量バランスが崩れ心房細動や胸水貯留の原因となり，脳梗塞や心不全の原因となるため，術後には抗凝固療法，水分バランスの厳重な管理が必要である．

吻合後の漏出

　吻合後の血液の漏出は外膜を利用して止血する．決して血管の内膜に刺入しないようにする(内膜縫合なしでの止血)(**Fig.5**)．

脳梗塞を起こさないために

　開心術後の脳梗塞の90％以上は塞栓子に起因する．CABGでは送血以外に，大動脈遮断，中枢吻合など，上行大動脈に操作が必要で，上行大動脈の動脈硬化病変を十分すぎるくらい見極めて操作する．

　術前のCT(必要なら3D-CT)，術中大動脈エコー，心室内血栓の有無をしっかり確認することにより，術中に発生する脳梗塞は0％に近づく．

　術後は心房細動後に発生することもあり，術後早期からバイアスピリン投与，心房細動予防，水分管理に注意し，早期臥床を行う．

　全身動脈硬化の強い例，冠状動脈硬化例，内膜剥離術後にはドレーン出血が問題なければ術後6時間からヘパリン投与(活性化凝固時間140～160秒を目標)を開始する．

他の動脈硬化に起因する合併症の予防

　腎不全：術中透析を行い術後の血圧はやや高めに管理する．

　閉塞性動脈硬化症：プロスタグランジン製剤など血管拡張薬を適宜使用する．

　糖尿病：糖尿病患者の感染を予防するため血糖のコントロールは常に血糖値150 mg/dL以下に保つようインスリンを用いる．

虚血性心疾患治療における tips & pitfalls

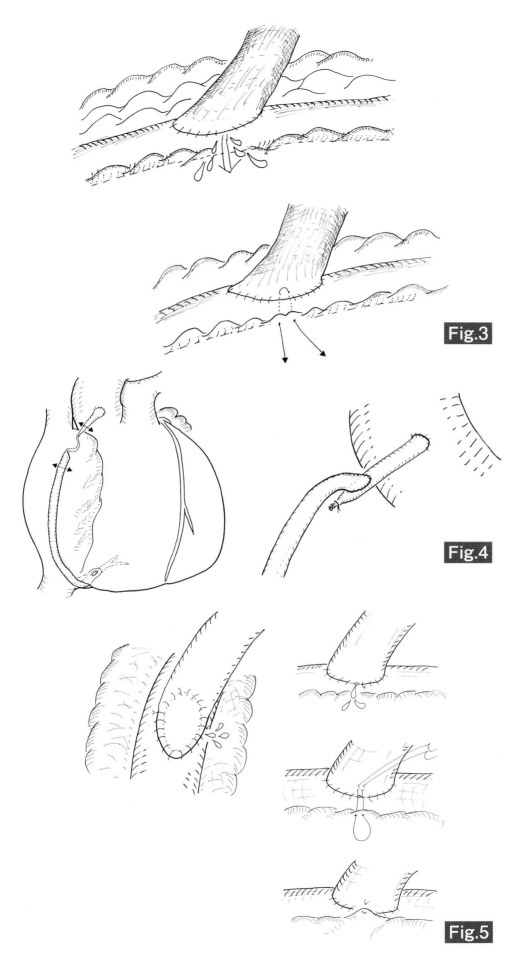

Fig.3

Fig.4

Fig.5

2 心筋梗塞合併症

Dor手術，SAVE手術

Dor手術，SAVE手術のような内側にパッチを入れる手術では，パッチ縫合後，左室を張らせて大きな出血がないことを確認し，なければ2層目のU字縫合の際に，外の帯フェルト→心筋→パッチの辺縁→反対側のパッチの辺縁→心筋→外の帯フェルトの順に糸掛けを行うと，内外がフェルトで補強され，結紮のときに心筋が切れて止血に難渋することがなくなる．

後壁形成

後壁形成の場合には切開線の両側に帯フェルトをあてて行うが，切開線の断端の縫合に際し，帯フェルトを切開線より長く残し，帯フェルトを巻き込むように2層目の連続縫合を行うと，断端付近で心筋が切れることによる出血がなくなり止血に難渋することがない(**Fig.6**)．

両側乳頭筋の縫縮

両側乳頭筋の縫縮ではU字の糸を締めすぎて，無理に乳頭筋を横並びに合わせようとすると乳頭筋が切れてしまうことがあり力加減が必要で，モノフィラメント糸より撚り糸を使用する．

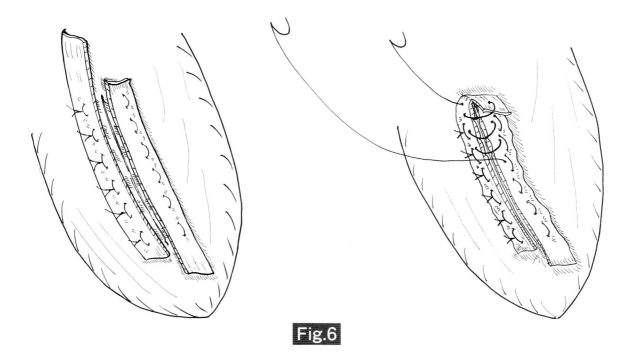

Fig.6

第Ⅲ章

弁膜症の手術

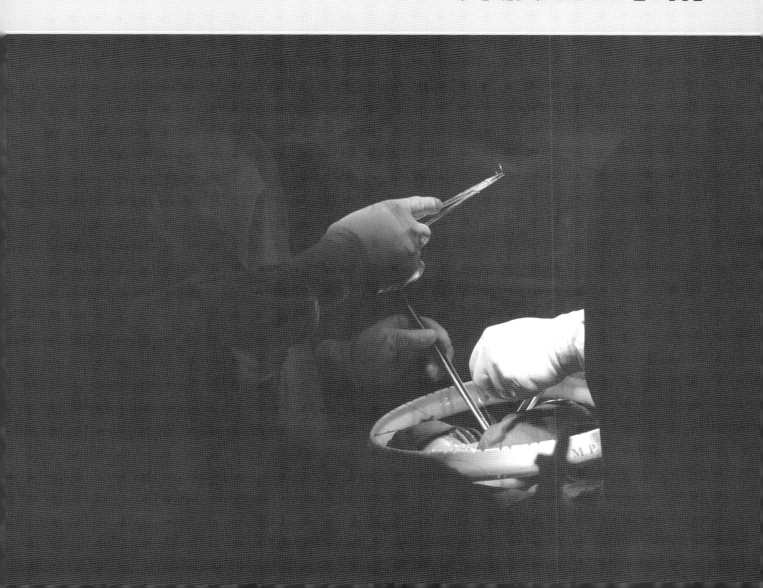

1 僧帽弁

1 僧帽弁形成術(MVP)

　僧帽弁逆流に対する弁形成術は，重症僧帽弁逆流においては僧帽弁形成術(mitral valve plasty：MVP)ができれば長期予後は改善することが報告され，積極的にMVPが行われるようになり，種々の術式が報告されるようになってきた．しかしながら，標準的な弁形成術をマスターすれば，ほぼ全例に施行可能と考える．

　体外循環は上行大動脈送血，上・下大静脈の2本脱血を行い，大動脈遮断後初回順行性，2回目以降逆行性の心筋保護液を注入することで，手術中に弁形成の操作を中断することなく遂行できる．僧帽弁の到達法は右側左房切開で，僧帽弁鈎がかかる必要最小限の切開で十分であり(**Fig.1**)，大きく切開したり上下の大静脈を剝離する必要はまったくない．僧帽弁の展開のため，まず弁形成糸を後尖中央に掛け，術者側へ引くと弁輪の確認が容易になる．この後尖中央から反時計回りに掛けていき，交連部まで到達したら今度は時計回りに後尖中央から前側方側の交連部まで運針していく．さらに前側方側交連部から後中隔側交連部へ前尖の弁輪へ糸掛けを行う(**Fig.2**①〜④の順)．

　僧帽弁輪に全周に糸を掛けて展開することにより，僧帽弁の形態が非常によくわかるようになる．その後以下の弁病変に応じた形成術を行う．

1　僧帽弁

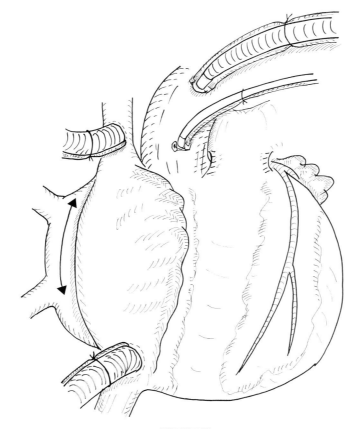

Fig.1

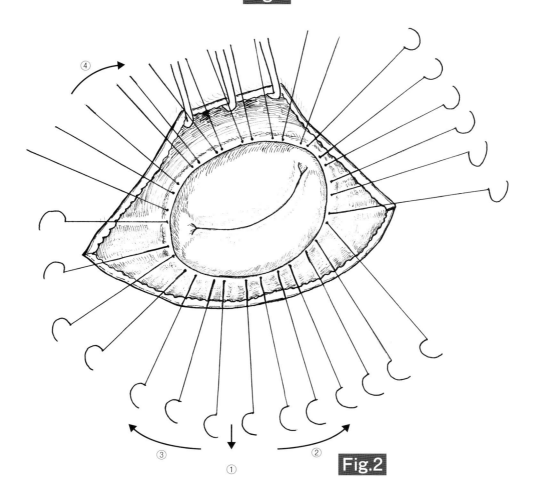

Fig.2

2 変性性僧帽弁逆流に対する僧帽弁形成術

a. 後尖病変

　後尖病変は基本的には病変部切除，縫合である．弁切除には病変の広がりにより三角，四角切除さらに弁輪に沿って切り込むスライディング法，砂時計状切除縫合がある．この中で弁葉切除が大きい四角切除では弁輪部の縫合により後尖弁輪が縫縮されるため，スライディング法や砂時計状切除縫合，形成のほうが弁輪への負担がかからない．

1) 三角切除 (Fig.3)

　P2の腱索断裂や逸脱など，狭い範囲の逆流の際にはもっともよい術式である．

　まず逸脱した弁葉にtethering用の5-0モノフィラメント糸を掛け，その左右の逸脱のない弁葉に同様の糸掛けを行う．次いで左右の糸を交差させ，逆流テスト（生理食塩水）で左室を満たし，逆流がないことを確かめ，同時に左右の糸掛けをし交差させた横の弁葉の逸脱のないことを確認する．僧帽弁逆流が消失していれば，逸脱した部分を弁輪部が頂点になるように三角切除を行う．弁尖に掛けた糸をU字縫合で縫着し，この弁尖を縫合した糸を引っ張り，切開部を5-0モノフィラメント糸のZ縫合で閉鎖する．通常4～5針で縫合が完了する．三角切除の場合には弁輪縫合の必要がないので，縫合を結紮後逆流テストで僧帽弁逆流がまったくないことを確認した後にリングを縫着する (Fig.4)．

1　僧帽弁

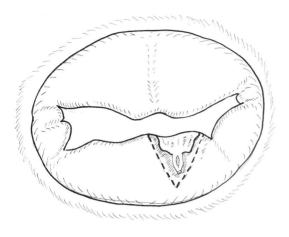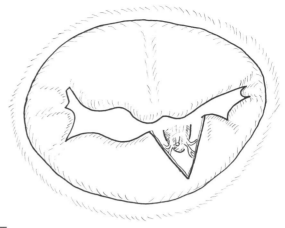

Fig.3

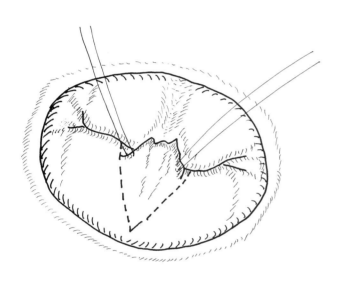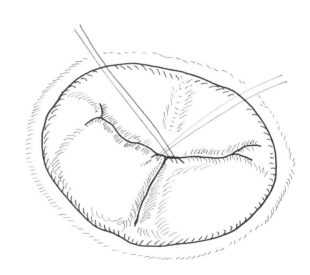

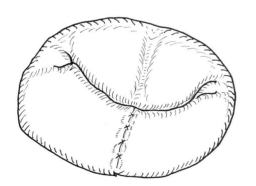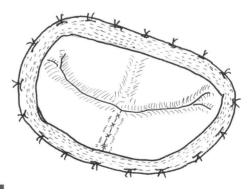

Fig.4

2) 四角切除(Fig.5)

　三角切除より弁葉の切除範囲が広いときに用いる．長方形に切除し弁輪部を引き寄せるため，弁輪には4-0モノフィラメント糸＋小さい自己心膜プレジェットを付けた縫合が必要である．この方法では弁輪がやや短縮されるため，形成後，弁輪にやや負荷がかかる懸念があるため，以下のスライディング法か砂時計状切除縫合が推奨される．

3) スライディング法(Fig.6)

　大きく後尖を四角切除し，後尖弁輪に沿って左右に交連部まで後尖を切開した後，弁輪側の弁葉を弁輪中央にスライディングして5-0モノフィラメント糸で固定し，切除した弁葉をまず5-0 Z縫合で合わせる．次いで弁輪側のスライディング部を5-0モノフィラメント糸でU字で結節縫合した後に，その上を5-0連続縫合で補強する．このことにより大きく逸脱した弁病変を切除し，後尖の高さが減高できる．

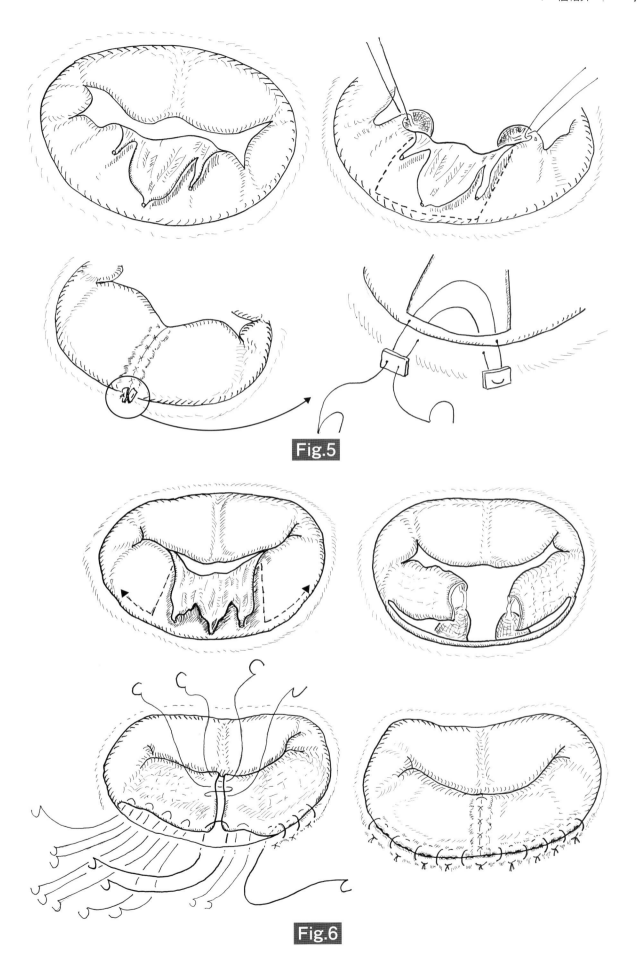

Fig.5

Fig.6

4) 砂時計状切除縫合（Fig.7） DVD収録：3-1

　大きく後尖を切除する場合，切除後，弁輪側の切開後スライディングを避けるため，切除する弁葉の中央を頂点とする逆三角形，三角形の切除による砂時計状の切開切除を行い縫合する．この際，弁葉の中央の三角形の頂点が切除した後尖弁輪の中央に合うように縫合する．弁尖をU字縫合した後に，弁葉を5-0のZ縫合で行う．次いで，弁輪側を5-0モノフィラメント糸でU字に結節縫合した後，連続縫合を追加する（二重に縫合する）．スライディング切開を加えることなく弁輪が縫縮されず，後尖の弁葉の減高が可能となる方法である．

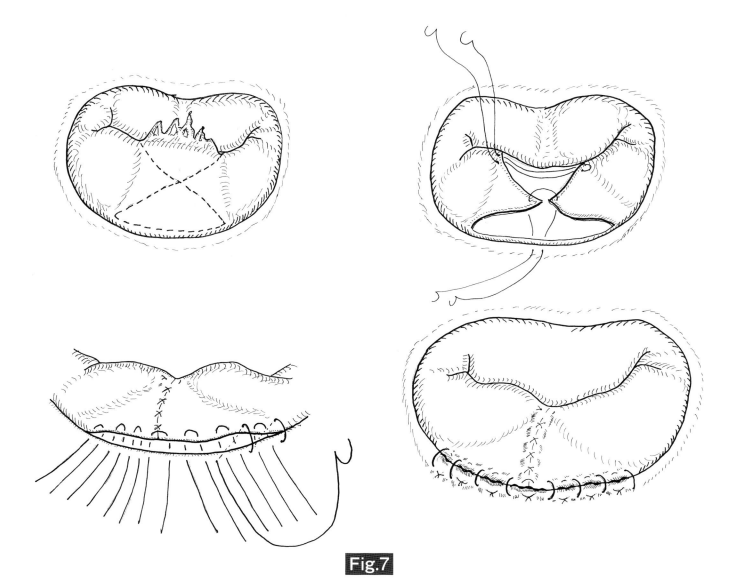

Fig.7

b. 前尖病変　DVD収録：3-2

　前尖病変は基本的には弁葉切除を行うと修復が困難で，人工腱索移植術が勧められる．
　逸脱した弁尖に同側の乳頭筋から人工腱索移植による矯正を行う(**Fig.8**)．人工腱索移植法はGore-Tex CV-5(日本ゴア社)を用い，まず，乳頭筋の先端の強い組織に柔軟性のある自己心膜による小プレジェットを付け，U字縫合，結紮を行う(**Fig.8a**)．この人工腱索を逸脱した弁尖にU字で縫合し，正常な前尖の長さに合わせ，1回だけ結紮仮り締めの後(**Fig.8b**)，逆流テストで逆流が消失したポイントでカストロ持針器(ガイスター社)で1回結紮の部を挟んで結紮がずれないようにして(**Fig.8c**)10回以上Gore-Tex糸の結紮を行う．逆流テストで逆流が完全に消失したのを確認して，前尖の高さに合ったサイズのリングを縫着する(**Fig.8c**)．

[人工腱索の高さの調整]
　人工腱索は病変部側の乳頭筋から建てる．人工腱索を建てた前尖弁葉部分を後尖側へ引き，後尖弁輪にくるところがだいたいの目安である．この長さから1〜2mm短いところから接合帯(**Fig.8a**)(前-後尖が合うスペースで正常は4〜5mmの長さ)の範囲内であれば逆流は消失する．
　人工腱索の本数は，通常，逸脱部の本数で1〜4対までで，それ以上必要になることはまずない．A2の場合，広い範囲の逸脱では後中隔側，前側方側の両側乳頭筋から各1対ずつ必要となる．A1，A3から交連部逸脱例では比較的短い長さでの調整となる．

c. 交連部病変

　前-後尖同様に逸脱している場合が多く，簡便な方法としては交連部の前尖-後尖のAlfieri縫合がある．他の方法として，後尖は三角切除縫合，前尖は交連側への人工腱索移植があるが，この場合にも1針はAlfieri縫合を追加するほうが安全である．

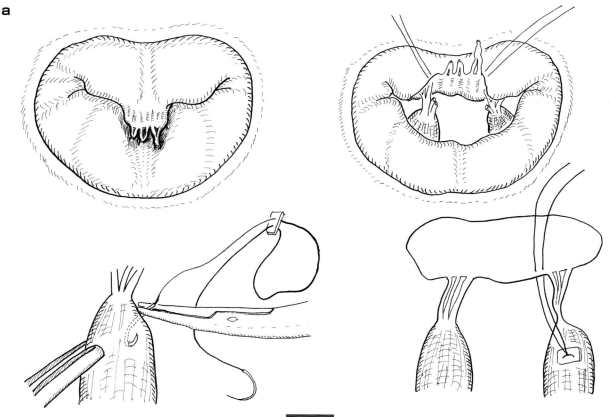

Fig.8

1 僧帽弁

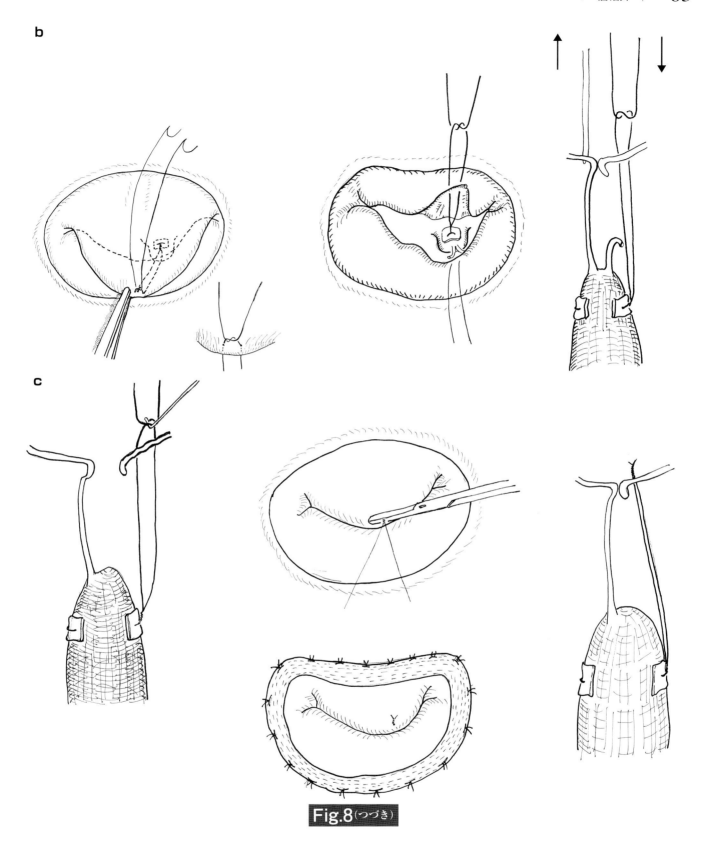

Fig.8（つづき）

d. 前尖および後尖の両尖病変　DVD収録：3-3

両弁葉病変においては，上述の後および前尖の形成術を組み合わせて行うだけであるが，手順としてはまず後尖の逸脱を修復し，次いで前尖の逸脱を修復する．

[前-後尖に至る極型病変：Barlow病]

両尖の高度の変性病変により，過剰組織による両尖逸脱所見を示す例をBarlow医師が最初に報告し，名付けられた．本病態は欧米に多く，人口の1～6％にみられるとされ，遺伝的素因に基づく疾患である．

両尖とも大きく粘液変性により弁葉は厚く，脆く，左房側へ逸脱し，弁形成術としては難易度の高いものである．

手術は後尖の過剰組織を可及的に切除，多くは複数箇所を三角切除あるいはスライディング法か砂時計状切除縫合のような大きい形成で後尖の高さを減高させる(Fig.9a)．次いで前尖との接合部分をインクテストにより同定し，過剰な前尖組織を接合ライン(Fig.9b矢印)を越えない位置で三角切除，縫合し(Fig.9c)，必要に応じ両尖逸脱を防ぐために人工腱索を移植する(Fig.9d)．

人工弁輪は交連間より前尖の高さに合わせ，大きいものを選択する．近年PhysioⅡ(エドワーズライフサイエンス社)がわが国でも使用可能となり，前後径が長く作られている．

この疾患に小さいリングを用いると，体外循環離脱時に僧帽弁前尖の収縮期前方運動を生じるので十分な注意が必要である．

1 僧帽弁

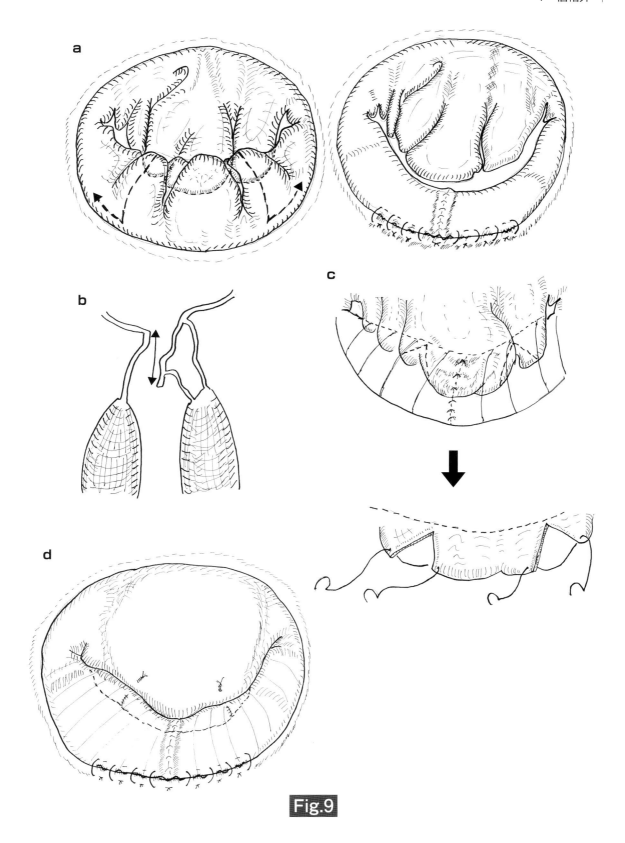

Fig.9

3 僧帽弁置換術(MVR)

わが国で心臓外科手術が行われるようになった1970～1980年代は，僧帽弁疾患では僧帽弁逆流より僧帽弁狭窄が主体で，弁形成は直視下交連切開術(open mitral commissurotomy：OMC)が行われ，高度硬化病変，再手術例で弁置換術が施行されていた．

当時は若年女性では生体弁が用いられたが，その耐久性に問題があり，10年以内に再手術を行う例が少なくなかった．また機械弁もStarr-Edwards ball弁からBjörk-Shiley disk弁，他の弁へ移行し，優れた抗凝固性と弁機能を有するパイロライトカーボンの二葉弁がSJM弁(セント・ジュード・メディカル社)として使用可能となった．1979年以降，急速に機械弁が普及し，現在は耐久性に改良が加えられたウシ心膜弁の生体弁あるいはカーボン二葉弁の機械弁による弁置換術が主流となってきている．

また最近ではリウマチ性心臓病は激減し，僧帽弁逆流(変性性や機能性)が主となり僧帽弁置換術(mitral valve replacement：MVR)は減少しつつあるが，高度の石灰化弁を伴う僧帽弁狭窄，MVPに時間をかけすぎる場合，機能性僧帽弁逆流で再発の可能性の高い場合，再手術例ではMVRは不可避となる．

a. アプローチ

基本的には上行大動脈送血，上・下大静脈の2本脱血，順行性＋逆行性心筋保護で右側左房アプローチで行う(**Fig.10**)．左房拡大(40 mm)以上の例では容易に展開できるが，正常径の左房でも問題になることはない．

b. 僧帽弁の展開

まず，後尖弁輪中央部に3-0撚り糸で支持糸をおき，術者側にこの糸を引くと容易に僧帽弁が術者側に近寄る(**Fig.11**)．

次いで前尖の弁葉中央および後尖弁葉中央に3-0撚り糸を掛けて引くと，前尖および後尖が展開できる(**Fig.12**)．

1 僧帽弁

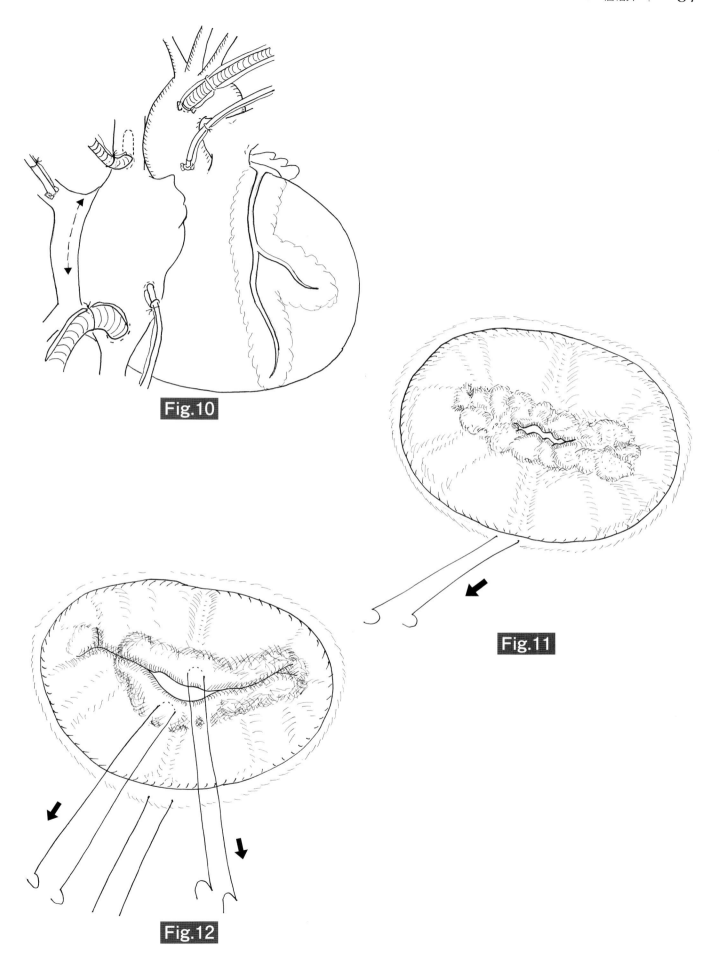

Fig.10

Fig.11

Fig.12

c. 後尖弁下部温存

　前尖は中央の弁輪部を十分確認し，弁輪から3 mm離して尖刃刀で中央から反時計回りに1 cm程度切開（**Fig.13a**），次いでハサミで反時計回りに交連部まで弁葉を切開する（**Fig.13b**）．前尖の切開部をピンセットで把持し，術者側に引くと前尖弁輪が展開できる（**Fig.14**）．前尖中央部に2-0スパゲティ付き撚り糸（あるいはフェルト付き）を用いU字に左室側から左房側へ，前側方側交連部では大動脈弁の弁葉に糸が掛からないように大動脈基部ベントを吸引にして弁葉が僧帽弁側へ落ち込まないようにする（**Fig.15**）．

1 僧帽弁

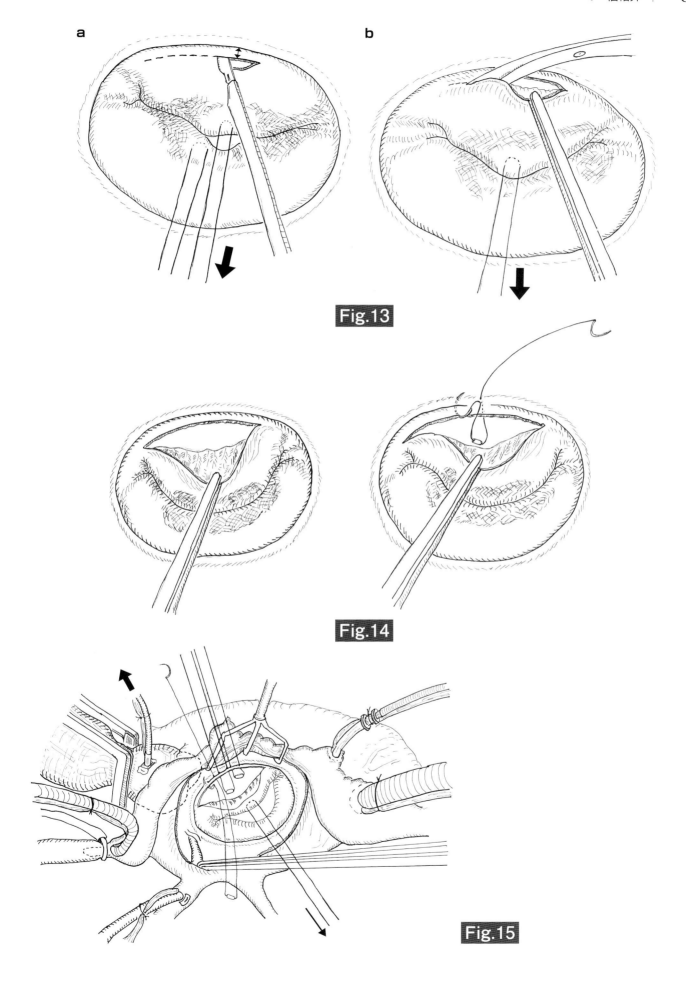

Fig.13
Fig.14
Fig.15

後交連部で後尖への腱索を温存し，前尖側の腱索を前側方側の乳頭筋から切断する(Fig.16)．

次いで前尖を切開部から反時計回りに切除し，前交連側で摘出．次いで後尖を折りたたみながら，同様な糸でU字縫合を行う(Fig.17)．

後尖中央部は前側方，後中隔側からの腱索が付着し，弁葉の幅が広く，かつ弁の硬化が強いときはP2部で温存した腱索は切除し，弁輪のみに糸を掛ける．後中隔側の交連部まで回った後，前尖中央から時計回りに前尖弁輪に縫合糸を入れて交連部へ向かう．この際，12時～3時の縫合糸の刺入がもっとも困難で，前の縫合糸を引き出しながら順次バックハンドで運針する(Fig.18)．

縫合の本数は理想的には生体弁で15～18針(3等分)，機械弁で16～20針(4等分)である．

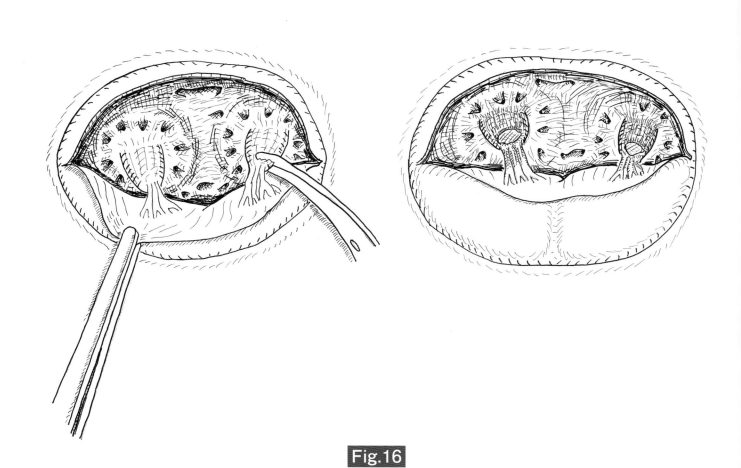

Fig.16

1 僧帽弁 91

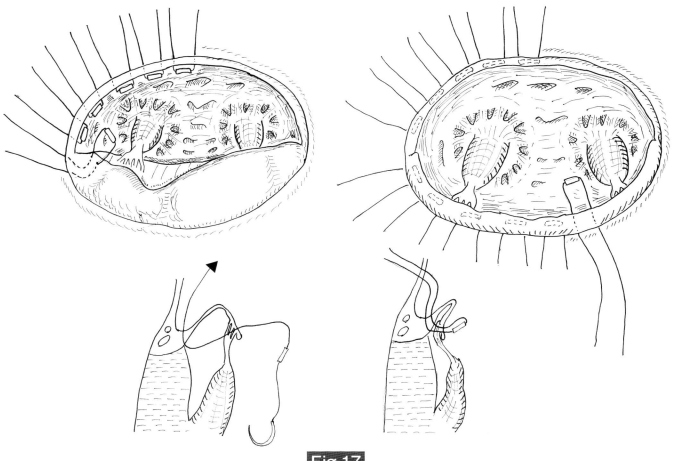

Fig.17

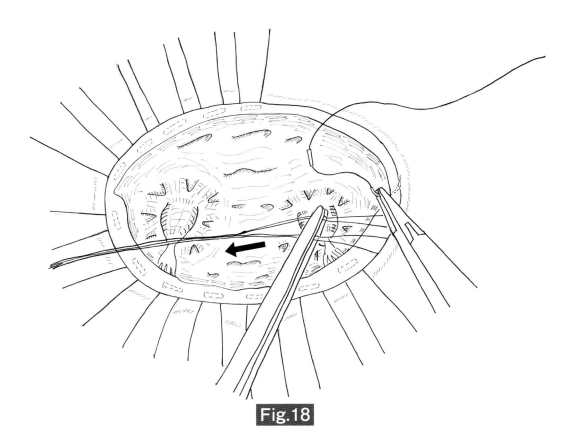

Fig.18

d. 人工弁への糸掛け

　生体弁では3等分，機械弁では4等分になるようにU字で2-0スパゲティ付き撚り糸を掛けていく．機械弁の場合，以前，二葉弁の向きが解剖学的位置か非解剖学的位置かが問題になったことがあったが，溶血の程度は変化がない．後尖温存の場合，ヒンジの部が後尖中央に位置する，非解剖学的位置のほうが弁下部組織の残存による弁の開閉の妨げにならないと思われる．

　生体弁の場合には，縫い代部に黒のマーカーがある位置が大動脈線維三角に向かうようにする．人工弁に糸掛けが終わった後，交連部，交連間に掛けた糸をそれぞれペアンで挟み，弁を2～3回上下に5cmずつ動かしてみる．この際，ときとして隣りの糸の中を縫っている場合があり，この場合には人工弁が降りていかないので糸の処理が必要となる(**Fig.19**)．

　人工弁を弁輪部まで降ろしたら，弁下部の糸の緩みの有無を結紮前に十分確認する．ことに生体弁の場合には弁下部のステントポストが長いため，交連部に掛けた糸がステントポストを挟み込んでいる(絡み付き)ことがあり(**Fig.20**)十二分な注意が必要で，回避するためにはまず3箇所の交連部に糸が絡みなく左室側へ入っていることを確認して周囲の糸を引っ張ることが必要であるが，最近はMagna Mitral生体弁(エドワーズライフサイエンス社)のようにこの合併症(糸のステントポストへの絡み付き)を回避できる工夫がなされている生体弁もある．

1　僧帽弁

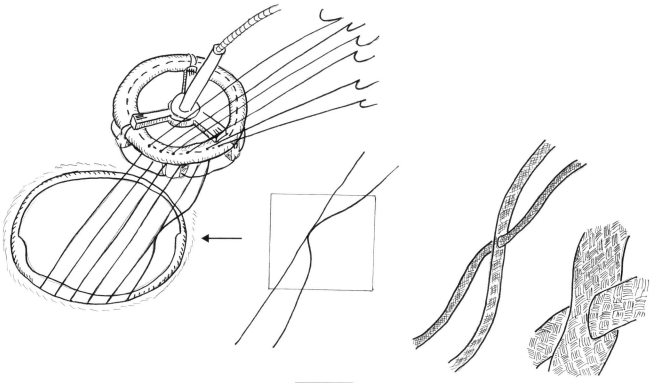

Fig.19

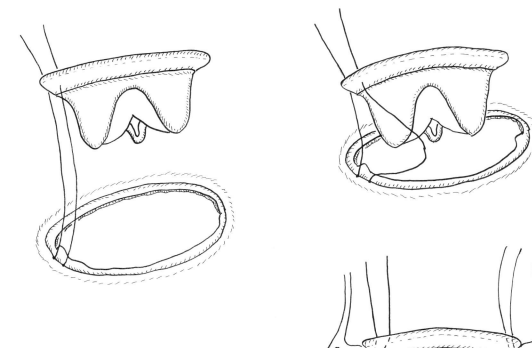

Fig.20

e. 糸の結紮

　2-0の糸なので，よほど糸に損傷がない限り結紮の際切れることはないが，切れてしまうと左室側にプレジェットが落ち込むので注意が必要である．このため，最初3回は同じ方向（男結び）で3回目に強く締める．次いで違う方向（女結び）を入れて，計6〜7回の結紮を行う．結紮の直上で糸を切り長く残さない（長く残すと血栓，感染の引き金になる）．

4 前－後尖温存僧帽弁置換術

　前尖A2の中央から弁輪部に向かい扇形に前尖を切除する（**Fig.21**）．A2の左右の腱索は中央で温存され，弁を折りたたみながら通常のMVRの糸掛けの順で前尖を温存しながら糸を掛けていく．

　後尖は通常のMVRと同様な方法で，P2部を必要に応じて切除して弁下部組織を温存する．

5 前－後尖切除後，後尖人工腱索移植

　硬化した弁葉の場合には弁葉が温存できないことがあり，この場合には両弁切除し，後尖に後中隔側，前側方側の両乳頭筋からそれぞれ1対ずつ後尖弁輪へZ縫合を行い弁形成時の人工腱索移植と同様な方法でGore-Tex CV-5の人工腱索を建て，乳頭筋と僧帽弁弁輪の連続性を維持する（**Fig.22**）．

1 僧帽弁

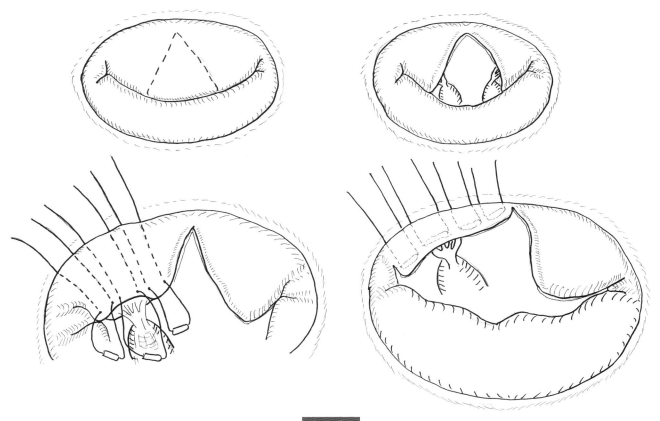

Fig.21

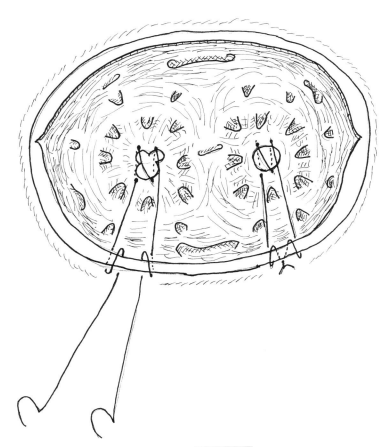

Fig.22

6 僧帽弁輪石灰化症例の僧帽弁置換術

　僧帽弁輪石灰化による僧帽弁逆流の場合，僧帽弁輪石灰化を外してのMVPの報告はあるものの弁葉へ進展し，弁葉が破壊されMVRとなることが多い．僧帽弁輪石灰化のほとんどが後尖弁輪を主体とし，前尖弁輪にも及ぶものがあるが，後尖弁輪に高度の石灰化弁輪を認めることが多い．

　また前尖弁輪の硬化はペアンで破砕して糸を通すことができるが，後尖弁輪の石灰化はていねいに除去する必要があり，左室破裂を防がなければいけない．

a．後尖僧帽弁輪石灰化の除去

　弁輪から左室内へ進展するため，左房側への硬化の進展はほとんどない．まず，弁輪僧帽弁輪石灰化の部から7～8 mm左房側をゴルフメスで内膜を剥離するように切開する(**Fig.23a**)．次いで切開部の左房側から弁輪側へ向かい剥離を進めていく．石灰化を覆っている内膜を切除し，石灰化を砕きながら除去する．左室側は左室心筋を損傷しないように注意し，除去していく．この際，左室側に湿った小ガーゼを入れておき，左室内に破片が落ちてもトラップできるようにしておく．また，ときとして石灰化に混在して粥状となった部もあり，十分な吸引，洗浄を必要とする．

　石灰化を除去した後は心膜を帯状にし，左室側，左房側で弁輪部を挟み込むようにして4-0モノフィラメント糸でU字に縫合し，連続縫合を加え2層に縫合する(**Fig.23b**)．その後，MVRのプレジェット付き2-0撚り糸をU字にこの新しく作った弁輪部へ通す．

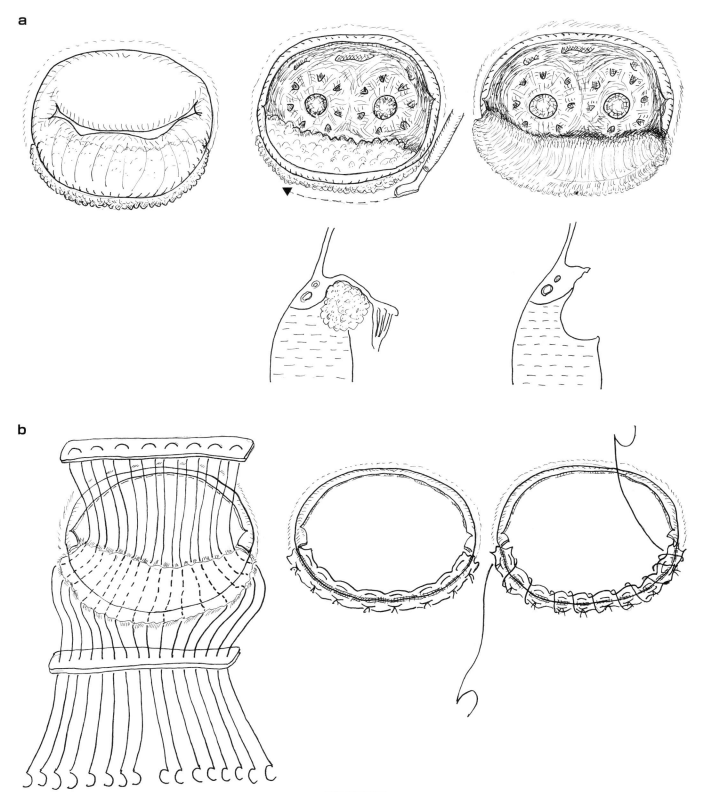

Fig.23

b. 僧帽弁輪石灰化空置僧帽弁置換術

　後尖の僧帽弁輪石灰化の除去は時間がかかり石灰化除去後の左室破裂の危険性もある．このため，後尖弁尖が使用できる例では僧帽弁輪石灰化空置した（放置した）MVRが可能となる．まず，後尖弁尖中央の弁葉に，2-0＋プレジェット付き針糸で左室から左房側へ運針し，僧帽弁輪石灰化をまたいで左房壁を二重に刺入し，U字縫合する．次いで前尖弁葉を切除し，必要に応じて石灰化前尖弁輪を破砕し，糸を掛ける．後尖側へ反時計回りに運針し，後交連までくると，弁葉に糸を掛け，弁輪石灰化をとばし（exclusion），左房へ糸掛けを行う（**Fig.24**）．

　この術式により，後尖弁葉と左房後壁により僧帽弁輪石灰化が排除された新しい弁輪が形成され，左室破裂のリスクなく，後尖温存でのMVRが可能となる．

7　僧帽弁置換術後の左室破裂

　MVR後，左室の厚い壁と左房の薄い壁の間に固い人工弁輪が入ることにより左室後壁の損傷を伝って左室心筋内の出血が噴出し，左室破裂が起こる．MVR 600〜700例に1例の割合で起こるが，予防法として後尖側の糸掛けには十分注意し，決して弁輪下部左室心筋に刺入しないこと，後尖を温存し，乳頭筋と僧帽弁輪の連続性を保つこと，術後に血圧（左室圧）を上げないことなどが必要である．

　もし左室破裂が起こった場合，術中であればただちに体外循環を再開し，人工弁を除去し，左房から左室内を観察し，左室破裂の起こった場所（**Table 1**，**Fig.25**）を自己心膜付きの4-0モノフィラメント糸で内側の破裂部をU字＋連続縫合の2層に縫合閉鎖し，さらに弁輪を自己心膜で補強し，MVRをやり直し，IABP下に体外循環を離脱する．救命の可能性はあるが，多くは致死的合併症となる．

　MVRの左室破裂は術後1週間は要注意で，集中治療室（ICU）での術後1週間以内での破裂の可能性もある．ICUで発症した場合は，ときとして後壁仮性瘤を形成して生存する場合もある．

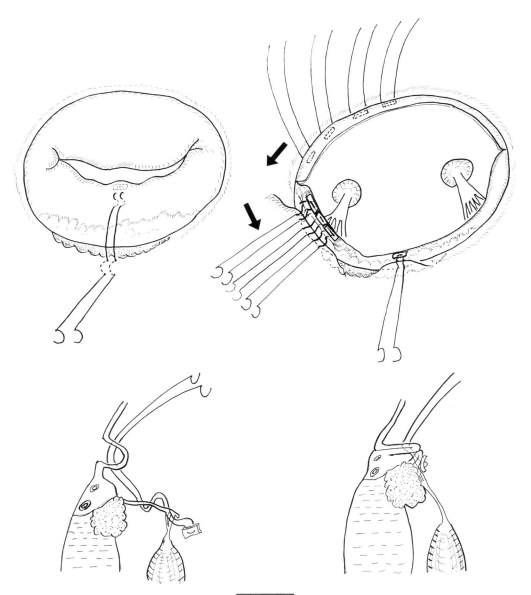

Fig.24

Table 1 　左室破裂の分類(Treasure-Miller)

	発生部位	発生原因
Type Ⅰ	房室間溝後部の左房－左房接合部	術中操作の技術的問題 ①乳頭筋過剰切除 ②弁尖切除における過度のtethering ③人工弁のオーバーサイズ ④石灰化弁輪の過剰切除 ⑤縫合糸の左室心筋への刺入 ⑥体外循環離脱時の左室の過伸度
Type Ⅱ	乳頭筋起始部の左室後壁中央部	
Type Ⅲ	ⅠとⅡの中間部	①術後の高血圧 ②両尖腱索切除による左室後壁基部心筋の過伸度 弁尖－腱索－乳頭筋(intermediate)と心室縦走筋(outer arm)による僧帽弁環の破裂

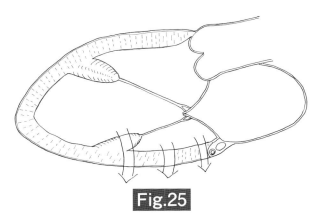

Fig.25

2 三尖弁

1 三尖弁形成術　DVD収録：3-4

　三尖弁閉鎖不全症（tricuspid regurgitation：TR）に対する三尖弁形成術は，古くから弁膜症の手術として行われ，軽度であれば左心系の弁手術により改善する可能性が示されていた．しかしながら，最近の弁膜症の手術成績の向上により，長期生存例でTRが悪化し，心不全を起こすことが報告され，また，縫合糸のみによる弁輪形成術（DeVega法，Kay法など）と人工弁輪を用いた弁輪形成術で長期成績に差があることもわかってきた．

　また，三尖弁の構造が心エコーの発達により解明されるようになり，正常では僧帽弁に類似した三次元構造であり，TRの進行とともに，平坦な二次元構造に変化することも示されるようになり，リングの構造も色々と開発されている．

　TRでは器質的変化を示すものは少なく，三尖弁形成術はほとんどの場合可能である．手術は大動脈遮断時間短縮の目的で大動脈遮断を解除して心拍動下に行われることも多いが，弁輪の亀裂を防ぐためには心停止下に行うほうが確実である．

　右房を切開後（**Fig.26**），心房鈎で展開した後（**Fig.27**），まず後尖–前尖交連部から弁輪への糸掛けを開始する（**Fig.27**）．その後，弁輪の強い組織を確実に捉えながら後尖の弁輪を時計方向に回り，後尖–中隔尖交連部まで糸掛けを進める（**Fig.28①**）．続いて，冠状静脈洞をマークとし，この内側（Kochの三角）には刺入しないように冠状静脈洞部から中隔–後尖交連部に向かい刺入する（**Fig.28②**）．

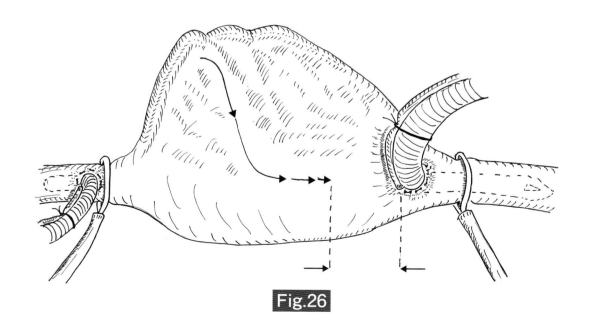

Fig.26

2　三尖弁

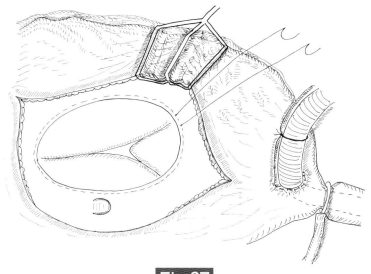

Fig.27

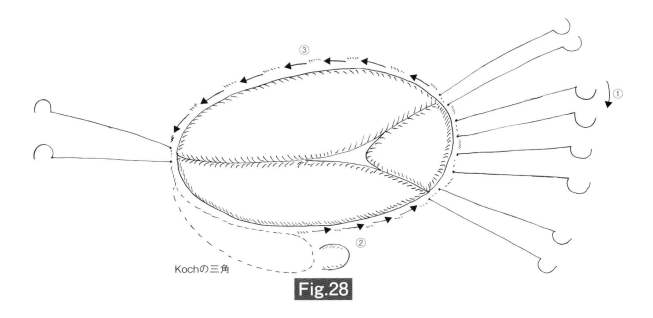

Kochの三角

Fig.28

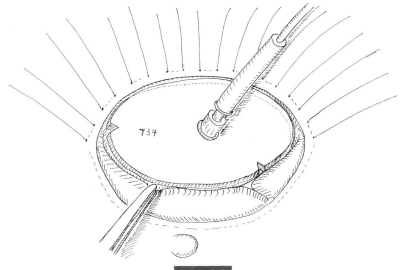

Fig.29

次いで前尖-後尖交連部から反時計回りに前尖弁輪部に糸を掛けていく(**Fig.28③**)．前尖-中隔尖交連部に近付いたら右室内に生理食塩水を入れ，前尖-中隔尖交連部を確認し，また，前尖を摂子で引っ張り前尖の高さに合わせたリングを選択し用意する(**Fig.29**)．高さに迷ったら1つサイズを小さくしたリングを選択するが，通常30〜34 mmである．リングを用意する間に最後の2〜3針で交連部まで糸掛けを行う．MC^{3}リング(エドワーズライフサイエンス社)を用いる場合には前尖-後尖，中隔尖-後尖のマーカーはあるが，中隔尖を縫縮する距離が不確実である．このため，前尖-後尖，中隔尖-後尖を含め，後尖および前尖の弁輪に掛けた糸をリングに通し，結紮する．この際まだ中隔尖側のリングには弁輪に掛けた糸を通さないでおく(**Fig.30**)．その後右室内に生理食塩水で水テストを行い，3尖が十分に接合し，水の逆流がない位置を決めるために，リングを中隔尖の弁輪上で左右に動かす．最後に逆流が消失した位置で，弁輪の糸をリングに通し結紮する(**Fig.31**)．この手技でMC^{3}リングを用いる三尖弁輪縫縮術(tricuspid annuloplasty：TAP)ではほとんどの場合TRが制御できる．しかし，水テストでどうしてもⅠ度以上のTRが認められるときにはAlfieri縫合(5-0モノフィラメント糸による弁尖縫合)で前尖-後尖，後尖-中隔尖あるいは中隔尖-前尖の弁尖をU字縫合(**Fig.32**)，まれに3尖をクローバー型に縫合する(**Fig.33**)ことにより完全にTRが消失する．

弁輪拡大による三尖弁逆流は主に後尖の拡大さらには前尖の拡大によるが，10％の例では中隔尖側の拡大もあり，フレキシブルリングを使用するときも後尖-中隔尖の交連部を超えて1〜2針中隔尖側も縫縮することが必要と考える．

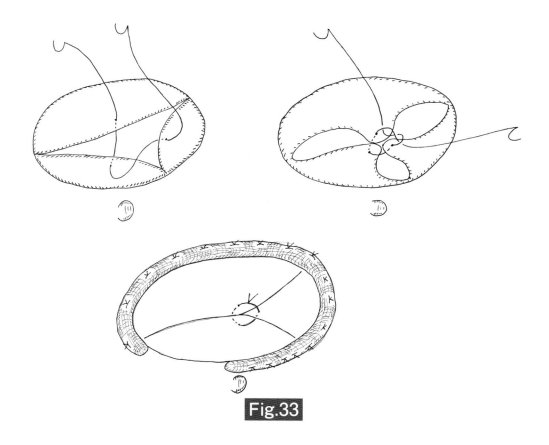

Fig.33

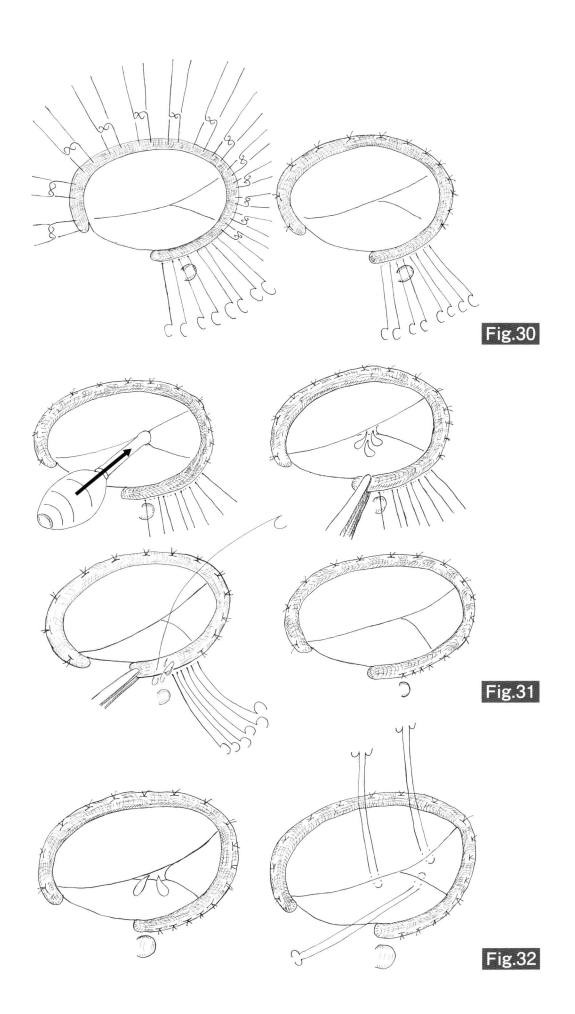

Fig.30

Fig.31

Fig.32

2 三尖弁置換術

　三尖弁逆流の場合には前述のリングによる弁形成がほとんどの症例で可能であるが，三尖弁形成術後の再手術や感染による高度の弁破壊ではごくまれに三尖弁置換術が必要な場合もある．

　弁輪はやや稀弱なため，三尖弁葉を折りたたむように右室から右房に抜く外翻縫合で弁輪に糸掛けするため，5～6 mmの幅で弁葉を弁輪から残し切除を行う．さらにKochの三角部では弁輪から1～2 mm離れて弁葉に糸掛けをするため，弁葉をもう1～2 mm余分に残して切除する(Fig.34)．

　人工弁は円形で三尖弁輪の形ではないため，弁輪への糸掛けは均等に行い，房室結節のあるKochの三角部(前尖-中隔尖の交連部を頂点とする)では弁輪から1～2 mm離れて弁葉を三重に折りたたみながら糸掛けを行う(Fig.35)．人工弁の選択は機械弁，生体弁があるが，右房，右室とも低圧系のため，生体弁のほうが血栓形成のトラブルは少ないと思われる．生体弁の場合には弁下部の支柱が機械弁に比べ長いので，中隔部に接しないように支柱の3点の位置を工夫し，前尖の中央部から三等分した位置が3つの支柱のうちのそれぞれに相当するように均等に人工弁に糸掛けを行う(Fig.36)．

2 三尖弁 | 105

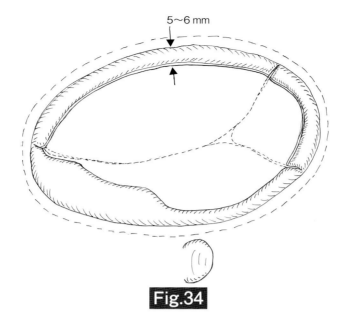

5～6 mm

Fig.34

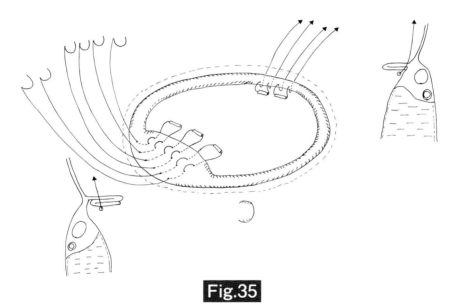

Fig.35

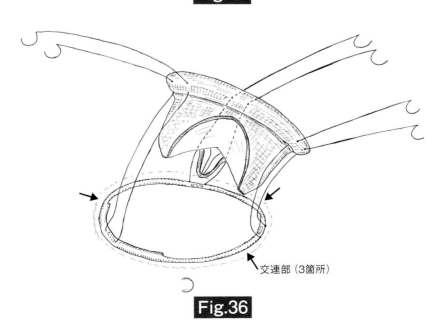

交連部（3箇所）

Fig.36

3 大動脈弁

1 大動脈弁形成術(AVP)

a. 大動脈弁逆流に対する大動脈弁形成術

　大動脈弁は僧帽弁と異なり腱索や乳頭筋などの組織がない．また，弁輪や上行大動脈の拡大も大きな要因となり，大動脈弁形成術(aortic valvuloplasty：AVP)は，僧帽弁形成術や三尖弁形成術と異なりいまだ確定した弁形成術式がなく，さらに形成術後に心停止下の状態で逆流の有無を確認する手段がまだない．しかしながら，徐々に大動脈弁形成に関する術式や，中期成績が報告され始めている．

　大動脈弁逆流の病因別分類と病因別にみた弁形成術式をTable 2，3に，また，大動脈弁逆流に対する弁形成に必要な解剖用語をFig.37に示す．

1) 弁葉の変化(逸脱，交連部)に対する形成術

　上行大動脈送血，右房からの1本脱血の後，大動脈遮断，心筋保護液注入し心停止下にまず上行大動脈をSTジャンクション(Valsalva洞‐上行大動脈接合部)遠位側で横切開する．次いで，3箇所の交連部に5-0モノフィラメント糸で支持糸をおき，弁を展開する(Fig.38).

Table 2 大動脈弁逆流の病因別分類

Type Ⅰ：弁葉は正常で弁輪〜上行大動脈の病変
　Ⅰa：STJの拡大＋上行大動脈の拡大
　Ⅰb：Valsalva洞の拡大
　Ⅰc：VAJの拡大
　Ⅰd：弁葉穿孔
Type Ⅱ：弁葉の逸脱
　弁葉組織の過剰によるもの
　交連部の離開によるもの
Type Ⅲ：弁葉の硬化, 石灰化
　二尖弁
　変性, 動脈硬化
　リウマチ性

Table 3 各Typeによる弁形成術

Type Ⅰ：弁輪〜上行大動脈人工血管移植
Type Ⅱ：弁葉三角切除, 弁葉縫合術, 自由縁の吊り上げ術
Type Ⅲ：硬化部切除あるいはshaving, パッチ形成術

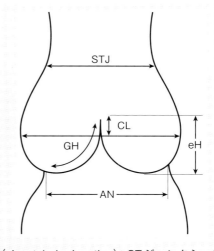

STJ (sino-tubular junction)：STジャンクション
VAJ (ventricular aortic junction)：左室大動脈接合部
CL (coaptation length)：接合長
eH (effective height)：実効高
GH (geometric height)：幾何学的高
AN (annulus)：弁輪
Sinus (sinus Valsalva)：Valsalva洞

Fig.37 大動脈弁逆流, 弁形成に必要な解剖用語

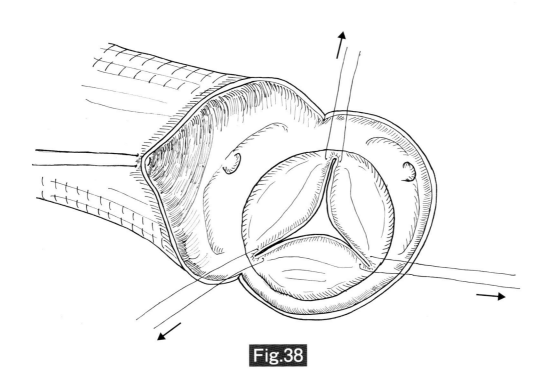

Fig.38

2) 弁葉縫縮術（三角切除）

弁尖部Arantius小結節の部に7-0モノフィラメント糸を掛け，相対する弁との逸脱の程度，有無，場所を確認し，逸脱弁葉を弁尖部から6-0あるいは7-0モノフィラメント糸で大動脈側が凸になるように縫縮する（**Fig.39a**）．二尖弁などで弁尖に硬化がある場合には，三角切除して縫縮する．数針結節縫合後，連続縫合を追加する（**Fig.39b**）．縫縮後，逸脱が消失し，相対する弁尖の長さが同じになっていることを確認する．この方法でも弁葉の逸脱が残存する場合には，逸脱した弁葉の交連部近くを縫縮する．この方法ではプレジェット付きの4-0あるいは5-0モノフィラメント糸で逸脱した弁葉をU字で縫合し，縫縮する（**Fig.40**）．

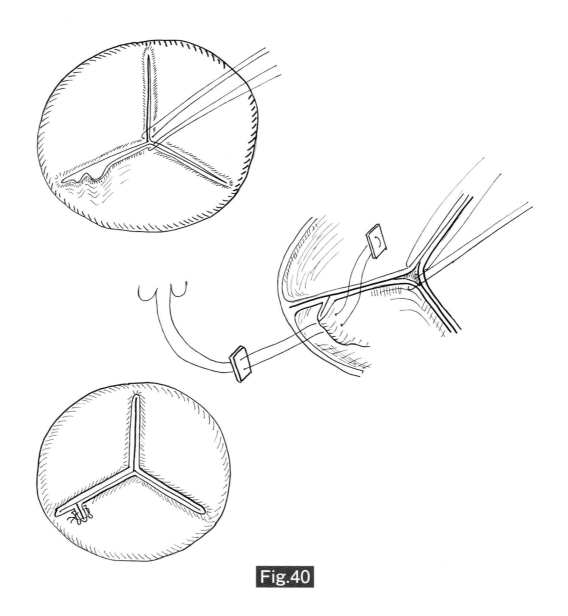

Fig.40

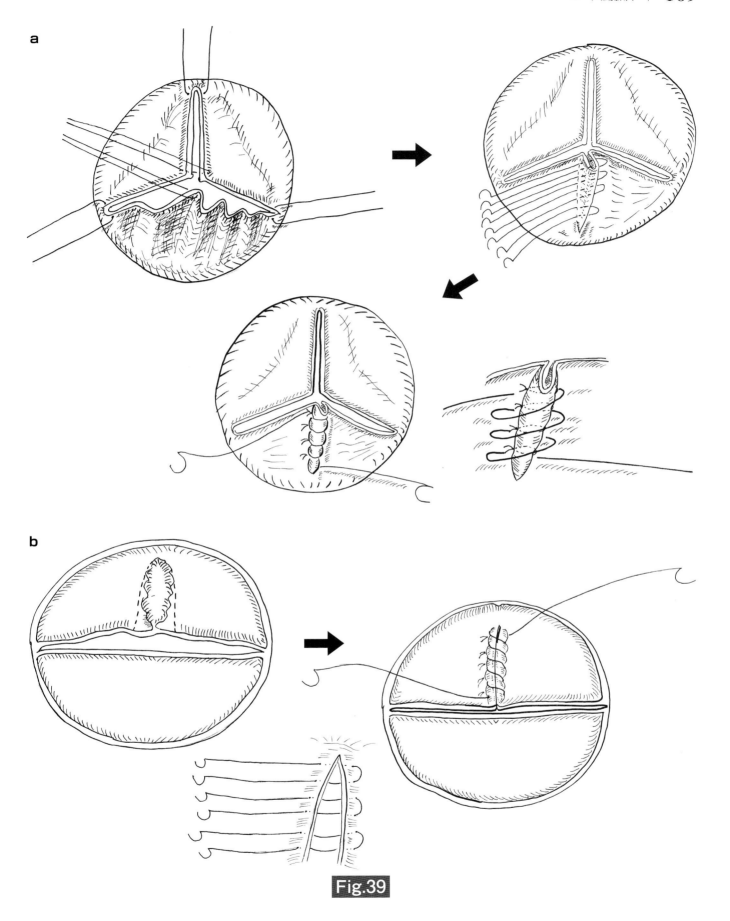

Fig.39

3）交連下弁輪縫縮術

　弁葉の縫縮で逸脱が残存する場合には，プレジェット付き4-0モノフィラメント糸で交連部を弁輪部から弁下部に出し両側の弁葉間の弁輪を縫縮すると，弁葉の接合部分が増えることになり逆流が消失する(**Fig.41**).

　いずれの方法も高度の大動脈弁逆流について行った後の長期予後をみた経験はまだなく，僧帽弁病変に合併した大動脈弁逆流症例で大動脈弁逆流のSellers分類でⅡ度程度の病変に対して形成術を行ってきた．心停止時には大動脈弁逆流の評価ができないため，大動脈遮断解除し，大動脈弁逆流が増強する場合には再度大動脈遮断心停止下に弁置換を考慮すべきで，心機能の良好な例で施行してみるべきであると考える．しかし，今後種々の方法によりAVPが正確に行える術式が確立されるものと考える．

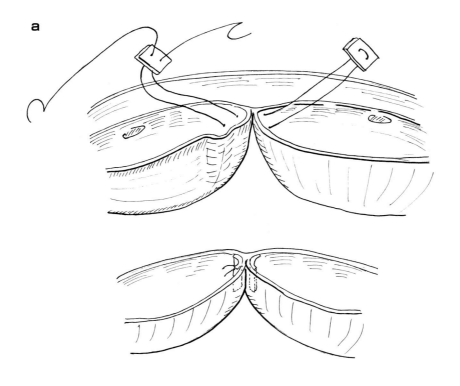

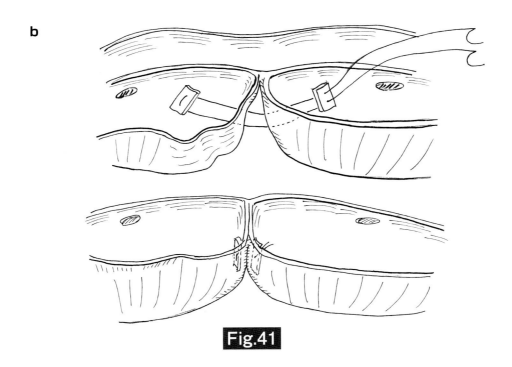

Fig.41

b. 弁輪から上行大動脈拡大による大動脈弁逆流に対する弁形成術：reimplantation法（David手術）

これまでにDavid自身が10年以上にわたり改良を行い続け，長期予後もわかるようになって，適応例では人工弁を用いた基部置換術に勝る可能性がある．

体外循環接続，心筋保護（初回順行性，以後逆行性），大動脈切開（STジャンクションから1～2cm遠位側で横断）（**Fig.42**），基部の冠状動脈剥離は基部置換術とほぼ同様である．冠状動脈剥離後3弁葉のArantius小結節を7-0で合わせ，弁葉の逸脱が高度でなく，弁葉自体に硬化性病変が強くなければ弁形成可能と考えられる（**Fig.43**）が，逸脱が高度で弁葉そのものにかなりの形成術の手技が必要と考えられる場合には基部置換術に迷わず移行する．弁葉の逸脱，器質的病変が軽度で弁形成術が可能と判断できれば，基部の剥離を行う．無冠尖側では線維輪に相当する線維三角部で弁輪を越えて最深部まで剥離する．右冠尖側では右室心筋が露出する部までの剥離にとどめ，右室上縁の剥離は電気メスを用い，右室心筋からの止血を確認しながらわずかに剥離していき（**Fig.44a**），後で同部におくグラフトは楔状に切除し低くする（**Fig.44b**）．

人工血管の選択は，David自身はValsalvaグラフトよりストレートグラフトを縫い込んでValsalva洞を形成したほうがよいとしているが，Valsalvaグラフトのほうが，交連部を変形のないように合わせると，以後の冠状動脈ボタンの縫合が容易と思われる．また，人工血管のサイズはDavidの報告した数式にあてはめて行うが，臨床的には弁輪径より5mm大きいものでよいと思われ，通常24～28mmが選択される．

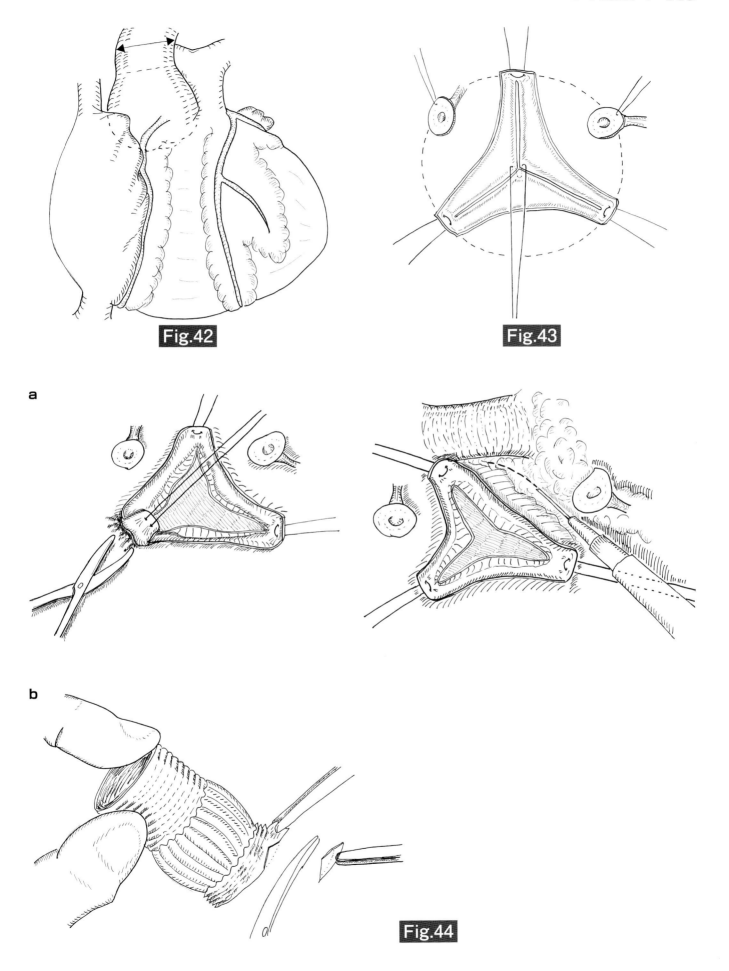

Fig.42

Fig.43

Fig.44

第1層目の糸掛けには色々な報告があり，この部は血管の固定だけで掛ける糸の数は少なくてよいともされるが，やはり基部の漏出防止のためにも通常どおりの糸掛けが必要である．右冠尖－無冠尖の交連部（左脚の部）以外はannulusの最下端（左室側）に平行に3-0スパゲティ付き撚り糸で糸掛けを行い，交連部3針および交連間4～5針の計15～18針で行う（**Fig.45**）．次いでValsalvaグラフトの右冠尖側を2ヒダ程度楔状に切り落とし，Valsalvaグラフトのスカートから2～3ヒダのところに第1層目の糸をU字に刺入していく．基部置換と同様に，術者が交連部3針に掛けた後に右冠尖，無冠尖，左冠尖側の順に糸を掛け，助手はU字の糸を一度結紮（one-tie）しておく．糸を掛け終えた後にグラフトを下ろし，結紮する（**Fig.46a**）．この際，U字縫合なので強く結紮し，弁輪部を強く縫縮しないように注意する．次いで5-0モノフィラメント糸のU字で交連部を人工血管に固定する．3尖とも高さが違うこともあるので，交連部は引き上げ人工血管はやや引き下げるようにして（**Fig.46a**）それぞれを固定し（**Fig.46b**），固定後水テストで高度の逸脱なく均等に接合していることを確認する（**Fig.46c**）．

3 大動脈弁

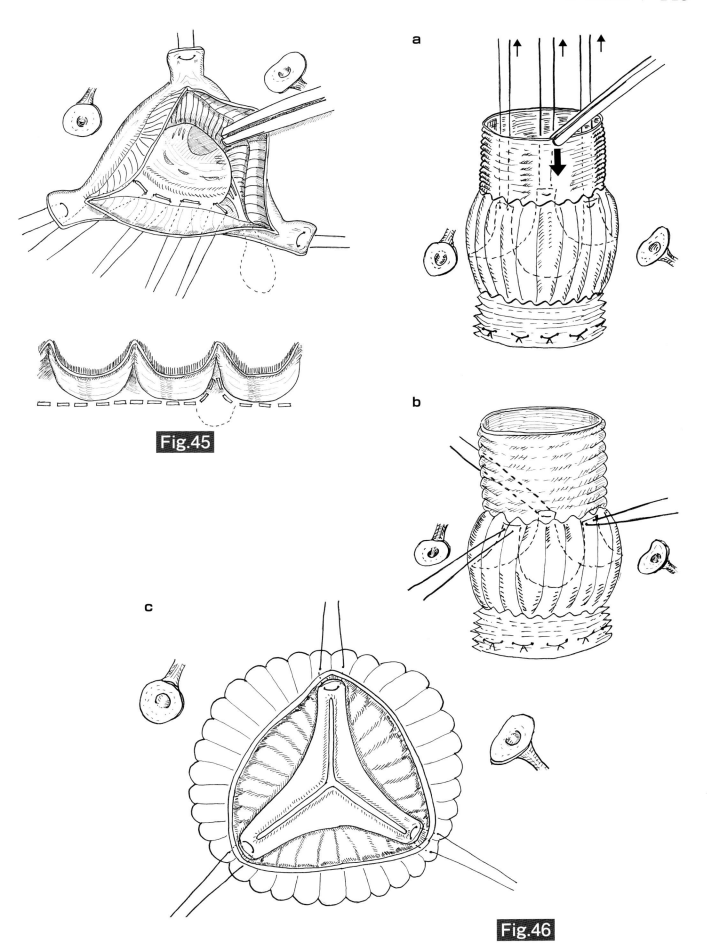

Fig.45

Fig.46

もし逸脱が強ければ交連部の位置を再度合わせ弁葉の接合状態の改善を確認する．良好な接合状態が確認できれば第2層目の縫合を行う．まず，左冠尖側の最下端を5-0モノフィラメント糸でZ縫合した後，無冠尖側の交連部に縫い上がり(**Fig.47a**)，次いで最下端から右冠尖側に縫い上がっていく．この際人工血管の内から外，外から内に出して縫い上がるより，交連部の血管壁を縫った後に人工血管を1ヒダすくうように連続縫合で縫い上がっていくほうが，止血が確実と思われる(**Fig.47b**)．次いで同様に右冠尖側，左冠尖側と第2層目を縫い上がる．

水テストで各弁葉の接合が良好であることを確認した後に基部置換術と同様に人工血管に血液を充満させ，漏出のないことと，弁逆流がないときにはValsalvaグラフトが緊満してくることを確認する．もし，グラフトが緊満しないときには弁葉の逸脱を6-0または7-0モノフィラメント糸で弁葉縫縮あるいは交連部近くの縫縮が必要な場合もある．人工血管を充満させた後に冠状動脈の位置決めを行い，冠状動脈ボタンの縫着は基部置換術と同様に行う．その後大動脈末梢側吻合を3-0モノフィラメント糸で行う(**Fig.48**)．脱気，止血の確認，体外循環の離脱は基部置換術と同様である．

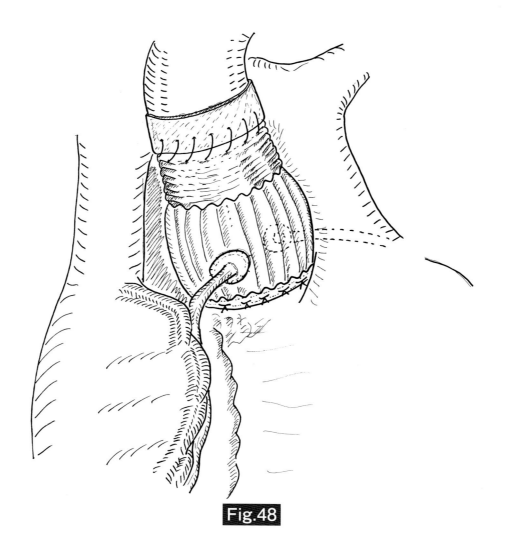

Fig.48

3 大動脈弁 | 117

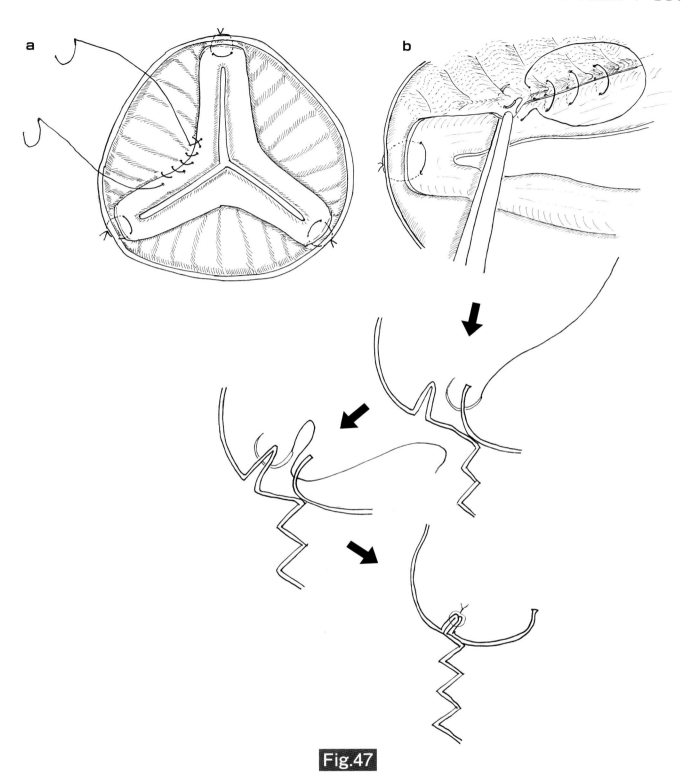

Fig.47

2 大動脈弁置換術（AVR） DVD収録：3-5

　リウマチ性弁疾患は激減したものの，動脈硬化性変化，先天性二尖弁による大動脈弁疾患は増加しており，高齢者での大動脈弁狭窄の増加は著しく，経カテーテル大動脈弁留置術（transcatheter aortic valve implantation：TAVI）の導入も始まり，今後の手術適応は変化していくものと考えられる．

　しかし，大動脈弁狭窄に対する手術は従来高い死亡率を言われていたが，心筋保護法が確立されて，安全に施行できるようになってきた．大動脈弁疾患に関しては，心不全，胸痛，不整脈，失神などの症状をきたしてから手術適応になることもあるが，多くは無症状の状態でも手術適応とされる．大動脈弁逆流に関しては重度大動脈弁逆流（Ⅲ度，Ⅳ度）で，かつ左室収縮末期径40 mm，左室拡張末期径70 mm以上，あるいは左室駆出率の低下が始まったものでは無症状でも手術適応とされ，近年は大動脈弁逆流に対する弁形成の報告も徐々に増加してきているが，AVPの長期成績はまだ明らかではない．

　大動脈弁狭窄に関しては，大動脈弁弁口面積＜1.0 cm^2（0.6 cm^2/m^2）あるいは大動脈－左室最大圧較差で最大64 mmHg以上か平均40 mmHg以上が重症大動脈弁狭窄とされ，無症状でも5年生存率が著しく低率であることから大動脈弁置換術（aortic valve replacement：AVR）が勧められている．また，生体弁の耐久性の改善により，70歳以上，あるいは施設により65歳以上のAVRは生体弁で行うことが増えてきた．

a. 体外循環

　手術は上行大動脈送血，右房からの2段カニューラによる1本脱血で行い，順行性＋逆行性による血液心筋保護で安全に施行しうる．ベントは基部ベントと右上肺静脈ベントを併用する（Fig.49）．

　AVRの場合，送血，基部ベント，遮断，切開と上行大動脈に4箇所の操作が加わるため，術前から上行大動脈の性状を十二分に検査しておく必要がある．

b. 大動脈遮断と大動脈切開

　大動脈遮断は大動脈切開が行えるように上行大動脈末梢側で行う．遮断後大動脈基部から順行性の心筋保護液を注入し，左室が張ってくるようなら右室，左室を用手的に圧迫し左室内圧が高くならないように注意する．大動脈弁逆流の強い症例でもこの用手圧排操作によりほとんどの例で心停止が得られる．所定量の心筋保護液を注入後に上行大動脈を左上から右下に緩やかなJ型に切開する．この際，まず，2 cm程度切開した後に左冠状動脈主幹部，右冠状動脈入口部の位置を確認し，大動脈弁輪，交連部の位置を確認する．ことに二尖弁の場合には右冠状動脈の入口部の転位を認める例があり，術前の冠状動脈造影所見とともに肉眼的にしっかり確認する．また，大動脈切開は機械弁ではやや低めに，生体弁ではやや高めに行わないと上行大動脈壁を縫合閉鎖するときに生体弁の支柱に縫合線がかかることがあるので注意をする（Fig.50）．

3 大動脈弁 | 119

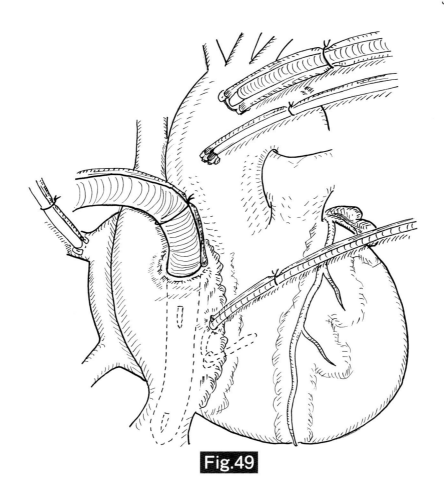

Fig.49

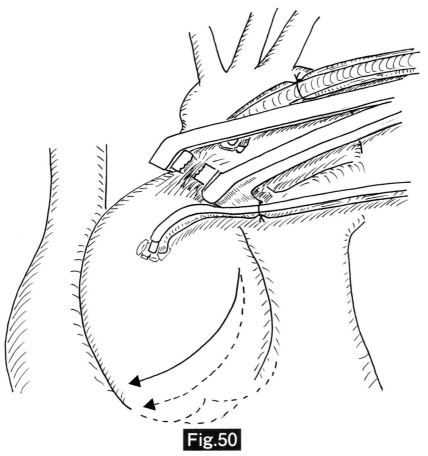

Fig.50

c. 大動脈弁切除

大動脈弁逆流の場合，弁葉は柔らかく弁輪部の硬化も少ないことが多く，弁葉を弁輪から2mm程度残して切除する．大動脈弁狭窄の場合には弁葉の硬化，石灰化が強く，また，弁輪部にも高度の石灰化が及んでいる．このため，もっとも切除しやすい弁葉から切除を開始する（**Fig.51**）．

d. 石灰化弁の摘出

石灰化弁の摘出に超音波外科用吸引装置（CUSA）などが使用されることがあるが，基本的には石灰化を砕くペアンと摘出するセルマン摂子があればすべての石灰化は除去できる（**Fig.52**）．

まず，弁葉の石灰化をペアンで潰し，弁輪部近くまで摘出する（**Fig.52a**）．次いで，弁輪部は同様に石灰化を潰し，中の芯になっている石灰化のみを除去し，石灰化を被っている柔らかな内膜組織を残すようにする．決して摂子で強く内膜組織ごと引っ張り大動脈壁の内膜まで剝がさないように注意する（**Fig.52b**）．これらの操作を行う前に，必ず生理食塩水で湿らせた小さなガーゼを左室内に入れ，左室内への石灰化の破片の落下を防ぎ，トラップすることが重要である．

弁葉，弁輪の石灰化を肉眼的に十分切除した後，用指的に弁輪部を触り，硬くて針が通りにくい部があれば破砕，切除する（**Fig.52c**）．最後に内膜の余分な部分を先細のハサミでトリミングし，弁輪に糸が掛かりやすいようにするとともに左室内に余分な組織が残らないようにする．

3 大動脈弁 121

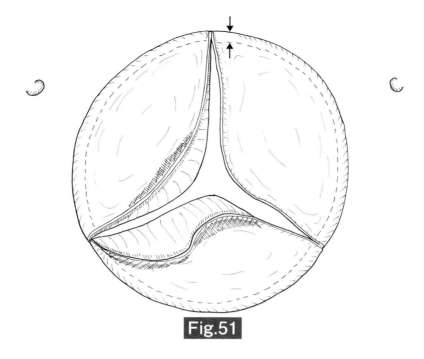

Fig.51

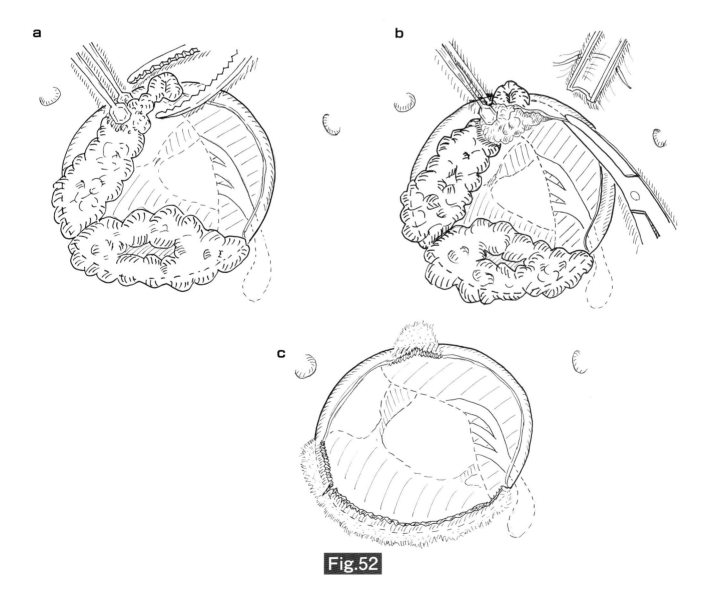

Fig.52

e. 弁輪への糸掛け

　三尖弁の場合にはまず交連部に3針，糸掛けを左室から大動脈側へ抜くnon-everting（非翻転）マットレス縫合で行う(**Fig.53**)．その後サイザーにて弁輪径を測り，弁を選択する．この際サイザーが容易に通過するものを選択する．基本的には弁輪の上部に人工弁が乗る形になるため，きつめに入るものでも可能であるが，基部からの解離を防ぐためにもわずかでも余裕が残るほうがよい(**Fig.54**)．

　次いで，左冠尖側，右冠尖側，最後に無冠尖側の弁輪に糸掛けを行う．左冠尖側では術者が(**Fig.55a**)，右冠尖(**Fig.55b**)，無冠尖側(**Fig.55c**)では助手が前に掛けた糸をカウンター方向にtetheringすることにより，次の糸掛けの展開が容易となってくる．ことに狭小弁輪の場合には前の糸を引っ張る操作は有用である．

　糸掛けを行うときには必ず弁輪に糸が出るように注意する．左冠尖側では無冠尖との交連部近くでは僧帽弁前尖側から，右冠尖との交連部では左室心筋内から刺入することも弁輪が弱い場合には十分な糸掛けとして考慮できる．また右冠尖側では無冠尖との交連直下では刺激伝導系の左脚が走っているので決して深く刺入しないように注意する．無冠尖側でも弁輪組織が弱い場合には，僧帽弁前尖組織にも1～2mm刺入することで十分な糸掛けができる(**Fig.55**)．

　通常，交連部3針，交連間4針の計15針で，25mm以上の大きい弁では15針以上の糸掛けが必要である．

3 大動脈弁

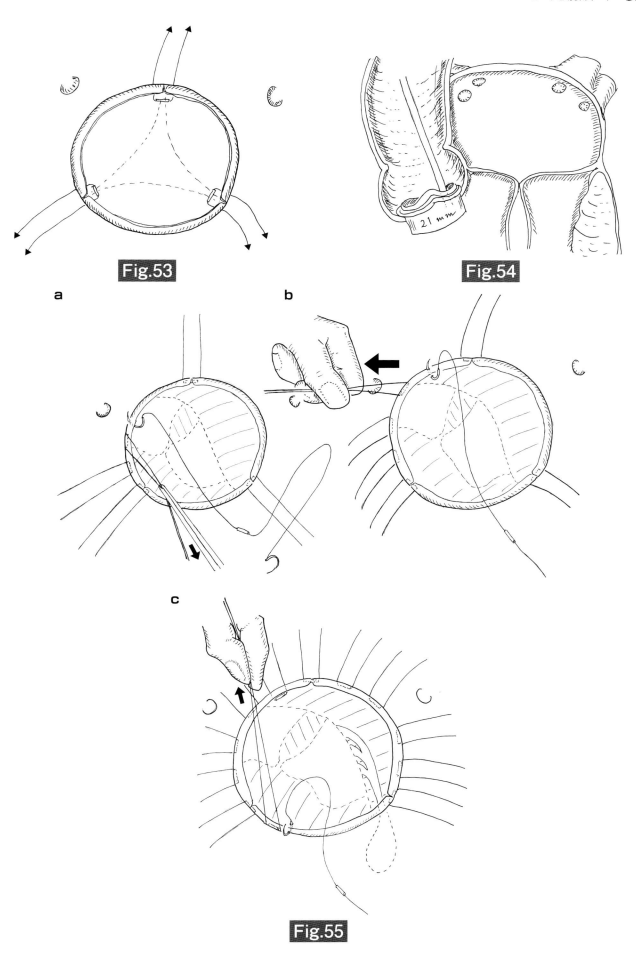

Fig.53
Fig.54
a
b
c
Fig.55

f. 人工弁輪への糸掛け

　まずマーカーのある交連部あるいは生体弁では交連間の支柱の部にU字で3針挿入し，交連間は左冠尖側を術者と助手で，右冠尖側は助手で，無冠尖側は術者で2人で同時に刺入すると時間が短縮できる（**Fig.56**）．また，糸の色が白と緑の2色を交互に掛けているが，人工弁輪に刺入後一度結紮しておくと次の糸の結紮において糸さばきがスムーズになる（**Fig.57**）．

3 大動脈弁 | 125

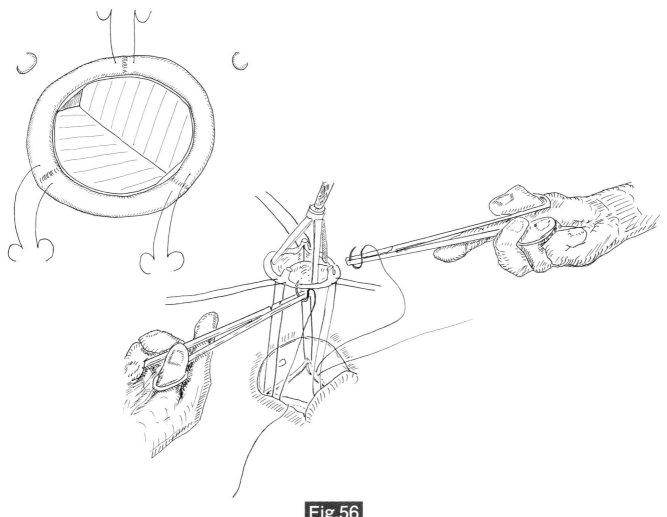

Fig.56

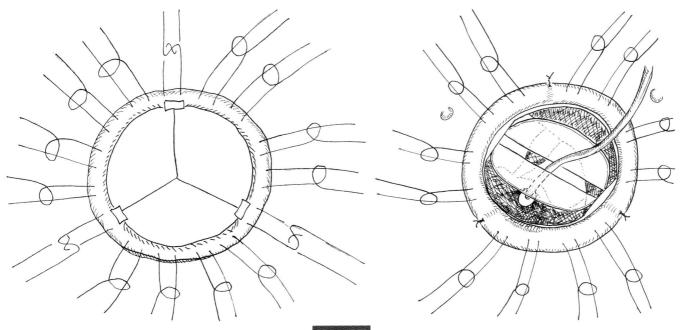

Fig.57

g. 人工弁の装着，結紮

　弁輪にすべての糸掛けが終わると，交連間，交連部に分けペアンで糸を把持し，緩みのないようにして上下に5～6 cmずつ動かしてみる．この際，糸の動きが引っ掛かるときは横の糸同士が縫い込まれている可能性がある(**Fig.58**)ので確認し，糸を縫い込んでいる場合には動かすことを中止して切り離す．大動脈弁の弁輪への装着は，左冠尖側を浮かせるように，右冠尖側から"靴を履かせるように"人工弁を弁輪部に落とし込む(**Fig.59**)．この際決して無理をして引っ張りすぎないように注意する．次いで，人工弁を固定している糸を3箇所メスで切断し，弁のホルダーを外し，左室側に糸の緩みがないことを慎重に確認する．糸の結紮はまず交連部を3箇所結紮する．交連部はもっとも組織の強いところに掛かっており，組織が結紮により外れてしまうことはない．次いで，左冠尖側，右冠尖側，最後に無冠尖側と結紮をしていく．結紮に際して，最初の3回は同じ方向(男結び)で3回目に力を入れて締める(最初あるいは2回目で締めると糸が切れる可能性がある)．その後1回逆方向の結び(女結び)を入れて，また男結びで3回の計7回の結紮を行う．結紮に際し，左冠尖側は問題になることはないが，右冠尖側，無冠尖側では助手にValsalva洞との間にペアンを挿入してもらって，十分に弁輪に弁座が降りていることを確かめながら結紮するように注意する．結紮糸の切離は結紮の1 mm上で行う．糸を長く残すと血栓や感染の原因となり，切離後1回ほどけても7回結んでいるので問題になることはない．最後に，左室内の弁下部に緩んだ糸や弁の取り残しがないこと，左冠尖，右冠尖へは1 mmブジーを入れて弁輪上部に存在することを確認し，弁周囲を生理食塩水で洗浄し，次の大動脈壁の閉鎖へ移る．

3 大動脈弁

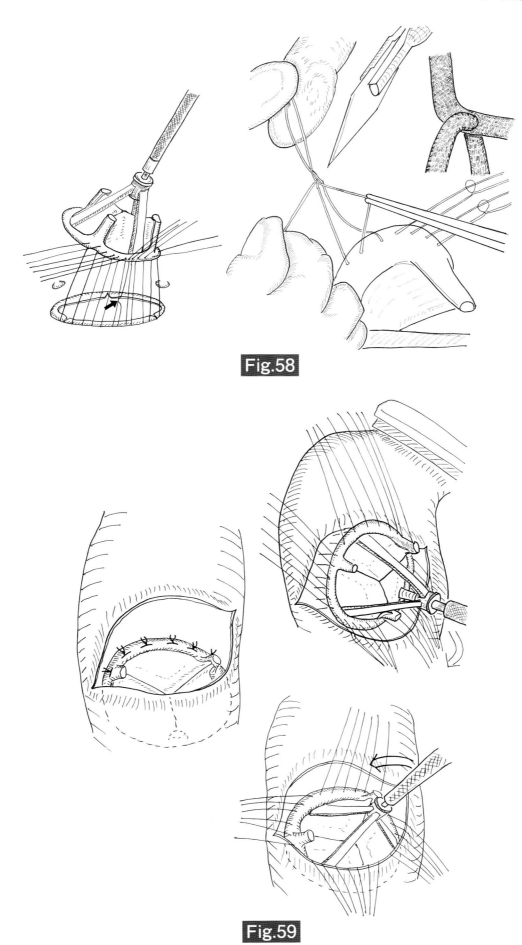

Fig.58

Fig.59

h. 大動脈壁の閉鎖

　大動脈壁は切開線からの裂け込みを防ぐために，通常両端にはプレジェットを使用し，5-0モノフィラメント糸を用い，水平マットレス次いで連続縫合の2層に縫合する(**Fig.60**)．水平マットレス縫合は次の糸が前の近くにくる台形の形で縫合していくと止血効果が高まる(**Fig.61**)．また連続縫合は必ずU字縫合より浅い位置にくるようにしないと，連続縫合の刺入点からの出血が起こることがある(**Fig.62**)．これらの縫合は左右から2本のモノフィラメント糸で行い，最後に中央部で十分な脱気を行い結紮する．この後モノフィラメント糸のZ縫合で2～3箇所，追加のいわゆるマジック縫合をおくと止血効果が高まる(**Fig.63**)．

　大動脈壁が脆い場合には最初のU字縫合を4-0撚り糸の結節縫合で行い(**Fig.64**)，その上を連続縫合で行うと，脆い大動脈壁の亀裂による出血を防ぐことができ効果的である．さらにそれ以上脆いと思われる大動脈壁では一重ベロアの柔らかいフェルトを縫合線の両端に帯状におき，4-0撚り糸のU字結節縫合とモノフィラメントの連続縫合の二重縫合をすることがある(**Fig.65**)．

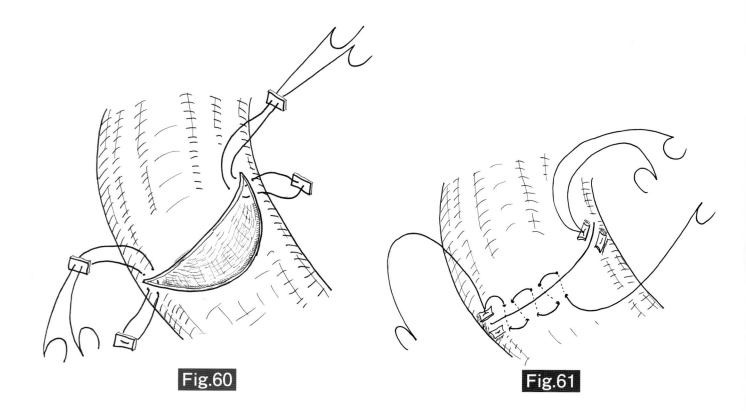

Fig.60　　　　　　　　　　　　　　Fig.61

3 大動脈弁 | 129

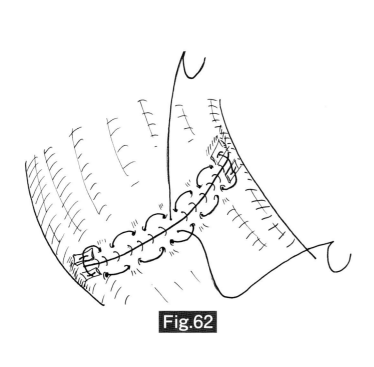

Fig.62

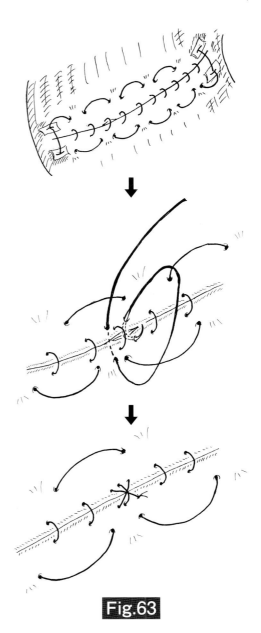

Fig.63

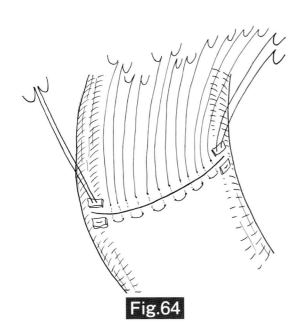

Fig.64

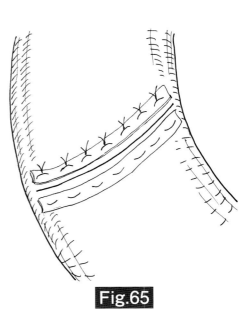

Fig.65

3 狭小弁輪に対する大動脈弁置換術

　最近の人工弁の改良により，生体弁では19 mm，機械弁では16 mmのサイズが作られ，さらに，従来の弁以上に有効弁口面積が拡大し，人工弁と体格の誤差（prosthesis-patient-mismatch：PPM）に関しても，体格の小さい日本人ではAVRに際して弁輪拡大が行われることは少なくなってきた．しかし，19 mm生体弁が挿入困難な場合，あるいは体格の大きい場合には弁輪拡大が必要になることがある．通常2つの術式で十分な大きさの弁の挿入が可能である．

a. 大動脈弁輪切開

　大動脈壁の切開で右側の切開線を左冠尖 - 無冠尖交連をめがけて切開を中枢側へ進め（Fig.66）弁輪を切開する．さらに進むと左房上縁から僧帽弁前尖へ進むため，左房上縁まで切開する（Fig.67）．この切開により人工弁のサイズは1～2段階アップできる．切開部に人工血管を補塡するために，上行大動脈の径の人工血管を細長い台形にトリミングし（Fig.68a），大動脈壁を作成する．基部からの出血は心拍動開始後には止血不可能になるため，二重縫合を行う．まず最下端へスパゲティ付き4-0撚り糸でU字縫合で，無冠尖，左冠尖方向へ結節縫合で上がっていき（Fig.68b, c），最下端1針，両側各2針ずつ計5針上がった後，5-0モノフィラメント糸で最下端から両側への連続縫合で2層目の縫合を行う（Fig.69a, b）．この後，両端を5-0モノフィラメント糸のZ縫合で固定し（Fig.69c），上がってきた糸と結紮し，大動脈壁を作製する．

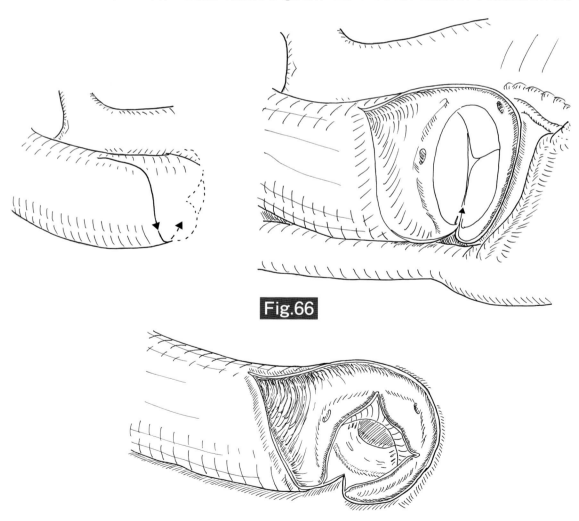

Fig.66

Fig.67

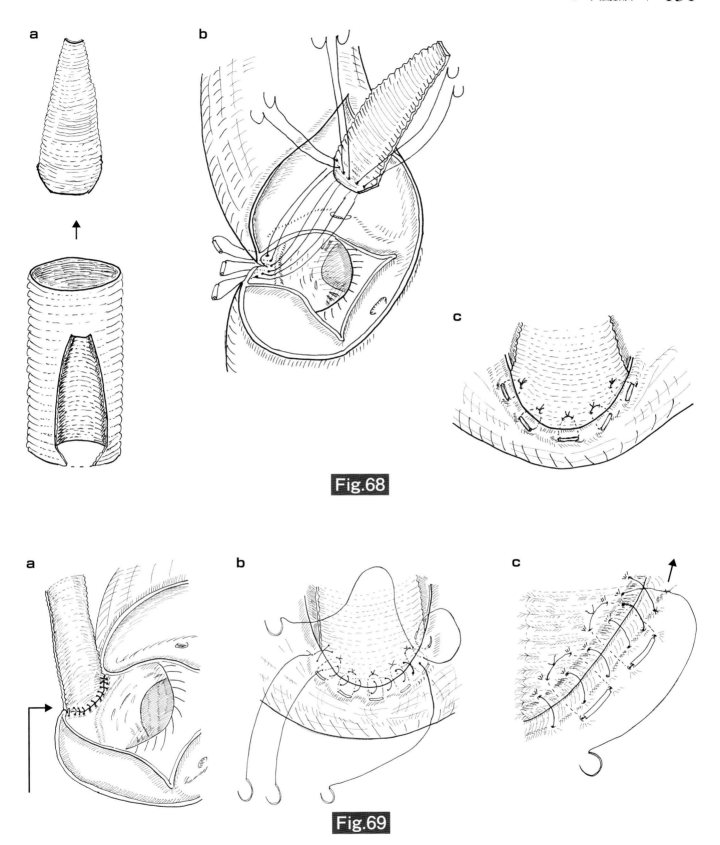

Fig.68

Fig.69

次いで，この人工血管壁の外から弁置換用のスパゲティ付き2-0撚り糸で弁輪最下端に沿って刺入する(**Fig.70a**)．左冠尖，右冠尖，無冠尖の順に同様のAVR用の糸を弁輪部にnon-evertingマットレス縫合で挿入した後に人工弁を縫着する(**Fig.70b**)．

　大動脈壁の閉鎖は，弁輪拡大に用いた人工血管の遠位端を大動脈壁の閉鎖に合わせ先細りにトリミングし，5-0モノフィラメント糸でU字＋連続縫合の2層に大動脈壁を閉鎖する(**Fig.71**)．この術式では1～2サイズ大きい(19 mmから21～23 mm，21 mmから23～25 mm)人工弁の挿入が可能となる．

3 大動脈弁 | 133

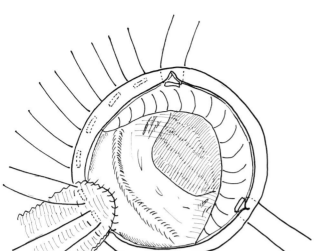
a

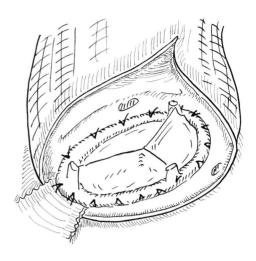
b

Fig.70

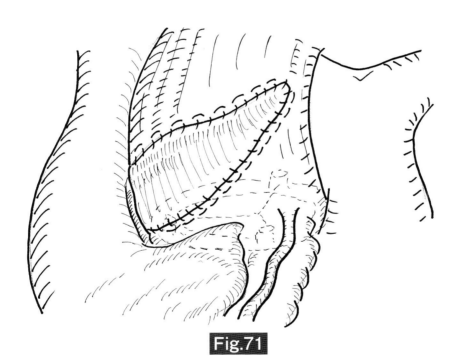

Fig.71

b. 大動脈弁輪から左房上縁，僧帽弁前尖切開

　大動脈弁輪切開法と同様に，右下方への大動脈切開を大動脈弁輪を越えてさらに左房上縁から僧帽弁前尖中央まで進める(Fig.72). 同部に弁輪拡大のために弁輪部で最大径になるように人工血管をトリミングし縫着する(Fig.73a). この際，僧帽弁側では柔らかいウシ心膜を用いることもある(僧帽弁前尖，左房上縁をウシ心膜，大動脈壁を人工血管). この場合も中枢側大動脈基部からの出血は心拍動下では修復困難となるために，2層縫合を行う. 僧帽弁前尖側は5-0モノフィラメント糸で連続1層縫合し，左房壁からは2層縫合を行う. まず左房壁にスパゲティ付き4-0撚り糸でU字で人工血管(心膜パッチ)に合わせながら大動脈弁輪部の延長線上やや下端で合わせる(Fig.73b, c). 1層目を縫合した後に2層目は5-0モノフィラメント糸で連続縫合を行い，大動脈弁輪切開の場合と同様に最下端から5～6針縫い上がったところで別の5-0モノフィラメント糸で連続Z縫合し結紮した糸と縫い上がった糸とを結紮する.

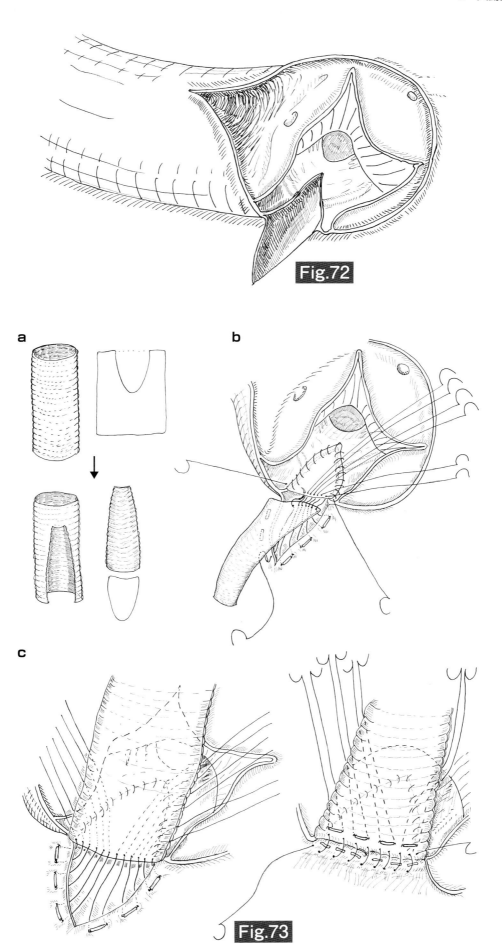

Fig.72

Fig.73

次いで弁置換用のスパゲティ付き2-0撚り糸で，弁輪拡大した人工血管側は外から弁輪に向かい，大動脈弁輪部はnon-evertingマットレス縫合で糸掛けを行い（**Fig.74a**），人工弁縫着後（**Fig.74b**）弁輪拡大に用いた人工血管の遠位端を大動脈壁の閉鎖に合わせ先細りにトリミングし，5-0モノフィラメント糸でU字＋連続縫合の2層に大動脈壁を閉鎖する（**Fig.74c**）．この方法でのAVRでは2〜3サイズアップ（19 mmから23〜25 mm）することが可能となる．

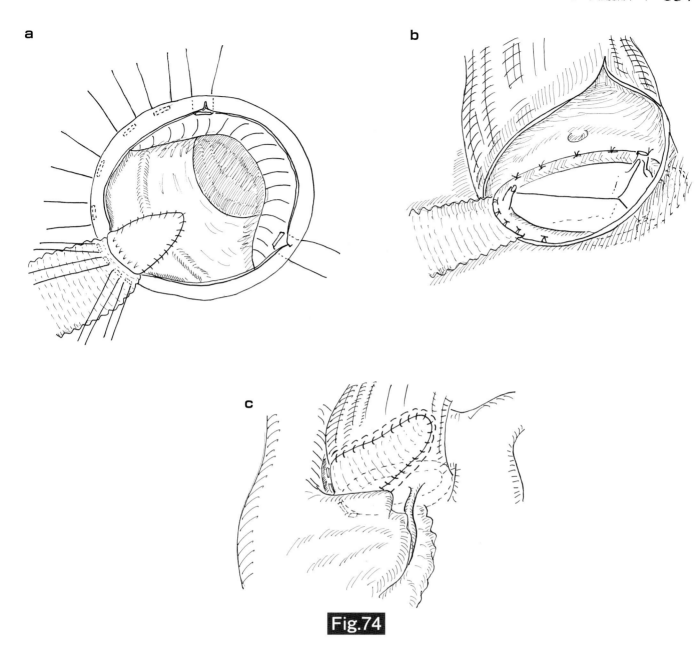

Fig.74

4 複合弁手術

弁膜症の手術において単弁疾患のみの場合もあるが，他の弁疾患の合併や虚血性心疾患，あるいは上行大動脈の異常拡大（瘤）などを合併していることも少なくない．このため，弁膜症の手術においても他の疾患（CABGや動脈瘤の手術）にも同様に対応できる必要があると同時に，2つ以上の手術手技ではその手術手順が問題となる．

1 2弁あるいは多弁疾患の場合

a. 大動脈弁疾患と僧帽弁疾患の合併

僧帽弁疾患に対し最初に右側左房切開でアプローチし，その後大動脈弁疾患の手術を行う．最初にAVRを行うと，その後の僧帽弁の展開が難しくなる．高度の石灰化を伴う大動脈弁狭窄症では，右側左房切開で僧帽弁を検索した後に，大動脈切開を行い，石灰化大動脈弁を十分に切除しておくと，続いての僧帽弁の手術，AVRがスムーズに行える．

b. 大動脈弁疾患と三尖弁疾患の合併

大動脈弁疾患に三尖弁病変を合併している場合がある．まず上行大動脈切開を行い，大動脈弁の手術後上行大動脈を閉鎖し，総流量とした後に三尖弁手術を行う．三尖弁逆流ではほとんど三尖弁輪形成術が可能である．

僧帽弁に合併した三尖弁疾患と異なり，AVRを行った場合には三尖弁前尖と中隔尖の交連部の弁輪への糸掛けがAVRが行われているために大動脈弁よりに偏位しているために，中隔尖-前尖の交連部を十分展開して弁輪への糸掛けを行うことが重要である（**Fig.75**）．

c. 僧帽弁疾患と三尖弁疾患の合併

従来僧帽弁に合併した三尖弁閉鎖不全症（tricuspid regurgitation：TR）は，軽度（Ⅱ度以下）であれば僧帽弁の手術により軽減するとされていたが，近年，僧帽弁手術の後に弁輪拡大の強い三尖弁を放置すると遠隔期にTRが悪化して予後不良の因子になることがわかってきた．このため，僧帽弁疾患で心房細動，肺高血圧症，三尖弁輪拡大（33 mmのサイザーが通過する）例（弁輪拡大例）では僧帽弁手術と同時に三尖弁輪縫縮術（TAP）を施行することが勧められている．

手術は僧帽弁の手術の後，右側左房を閉鎖し，総流量とした後に右房を切開し，通常どおり三尖弁の高さに合ったリングを選択しTAPを行う．最近では三尖弁輪拡大例ではTR Ⅰ度以下でも上記適応例ではTAPが勧められている．

d. 大動脈弁疾患と僧帽弁疾患，三尖弁疾患の合併

手術の手順は僧帽弁→大動脈弁→三尖弁の順に行う．手術手技が多ければ大動脈遮断時間が長くなり，術後のスムーズな回復のためには大動脈遮断時間が短いに越したことはない．そのため，確実な手順で確実な手術手技を行っていく必要がある．僧帽弁に対しては弁形成のほうが弁置換より短時間で施行でき，確実な弁形成手術手技を習得しておくべきである．大動脈弁逆流Ⅰ～Ⅱ度では放置してもよいが，大動脈弁弁口面積1.0～1.5 cm^{2}程度の大動脈弁狭窄で石灰化弁である場合には弁置換術を併施することが望ましい．

4 複合弁手術 | 139

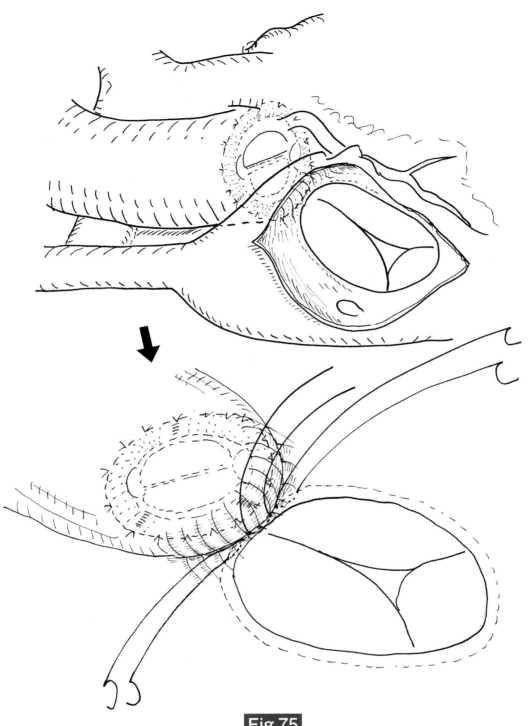

Fig.75

e. 弁疾患と冠状動脈狭窄病変の合併

　手術年齢の高齢化に伴い，弁膜症手術の術前検査で冠状動脈病変に遭遇することも多くなってきた．合併手術の場合には，まず，CABGを行い，次いで弁の手術を行う．左内胸動脈−左前下行枝の吻合も弁手術の前に行っておく．心筋保護は大動脈弁，僧帽弁ともに，上行大動脈遮断後，初回順行性の心筋保護液注入，心停止後2回目以降は間欠的逆行性心筋保護を行うため，術後の心機能が問題になることはなく，確実にスムーズに行うためには冠状動脈吻合，弁の手術ともに心停止下で行う．

f. 弁疾患と胸部大動脈瘤の合併

　大動脈弁に多く合併する上行大動脈の拡大（瘤，ことに二尖弁で多い）では，病理学的に上行大動脈壁の異常が指摘されており，上行大動脈径4.5〜5.0 cm以上ではAVRあるいはAVPと上行大動脈置換術の同時手術が勧められている．上行大動脈の拡大が弓部近くまで及ぶときには25℃低体温，循環停止での手術を行う．この場合には上行大動脈からの送血が可能であれば（大動脈壁の菲薄化がなく，大動脈エコーで内腔のデブリのない場合），上行大動脈送血を行い，大動脈遮断後冷却し，25℃になるまでに大動脈弁の手術を行う．その後25℃で循環停止後大動脈切開，脳分離体外循環を施行し，人工血管を用い末梢吻合を行った後に人工血管の中枢側を遮断し，復温を開始し，大動脈弁手術の続きを行い，人工血管の中枢吻合を行った後，37℃に復温後手術を終了する．弓部瘤合併の場合も同様に25℃循環停止で行う．基部拡大の場合には，基部置換術あるいは自己弁温存基部再建術を施行する．

　適応のある弁病変は確実な手術を行い，CABGや瘤のグラフト置換術の同時手術も必要な場合には確実に行うことで，単弁手術と合併手術で大きく手術成績に差が生じることはなく，遠隔成績は同時手術例で改善するものと考える．このため，それぞれの手術手技は十分に身に付けておくべきである．

2 手術手順

　手術手順をまとめると，Table 4のようになる．

Table 4 複合弁膜症手術の手順

病変部位	手術手順
大動脈弁病変，僧帽弁病変	僧帽弁手術→大動脈弁手術
僧帽弁病変，三尖弁病変	僧帽弁手術→三尖弁手術
大動脈弁病変，三尖弁病変	大動脈弁手術→三尖弁手術
大動脈弁病変，僧帽弁病変，三尖弁病変	僧帽弁手術→大動脈弁手術→三尖弁手術
弁疾患，虚血性心臓病	内胸動脈−左前下行枝吻合を含む完全冠血行再建術→弁疾患の手術（上記のとおり）
弁疾患，大動脈疾患（胸部大動脈瘤）（循環停止が必要な病変）	上行大動脈遮断可能なら遮断後，冷却しながら弁疾患の手術→25℃で循環停止し大動脈疾患の手術→復温しながら中枢吻合 遮断不可能なら25℃で循環停止後大動脈疾患の手術→復温しながら弁疾患の手術→中枢吻合
弁疾患と虚血性心臓病，大動脈疾患（胸部大動脈瘤）	25℃へ冷却中に遮断あるいは心拍動下に冠状動脈バイパス術→大動脈疾患の手術→復温しながら弁疾患の手術

5 大動脈基部置換術
（弁輪拡大による大動脈弁逆流に対する手術） DVD収録：3-6

　本術式が確立されて弁輪拡大による大動脈弁逆流の長期成績は安定したものになってきた．手術は通常の上行大動脈送血，右房心耳からの2段カニューラ1本脱血で行う．体外循環開始前に，右冠状動脈起始部の延長上の位置を右室の脂肪の上で小クリップでマークしておく（右冠状動脈は高く，左側に偏位しているため）(**Fig.76**)．総流量を得た後，大動脈を上行大動脈遠位部で遮断し，心筋保護は初回順行性（大動脈弁逆流があっても右室，左室の用手的圧迫により心停止は得られる），以後逆行性で行う．次いで，上行大動脈を横切開し切断する(**Fig.77**)．まず，左回旋枝のボタンを作製するため，左冠状動脈主幹部開口部周囲を3mm程度残して大動脈壁をトリミングする(**Fig.78**)．この際，左冠状動脈主幹部上縁は大動脈壁を多く残し，5-0モノフィラメント糸で吊り上げを行っておく(**Fig.79**)．また，左冠状動脈主幹部側面から下面に近づく際にハサミを用いて，外膜の隙間にハサミを入れ，大動脈弁輪と左冠状動脈主幹部の距離が等分になるように弁輪側の組織も十分に残すように壁を切開する．また，左冠状動脈主幹部周囲の外膜組織は電気メスで焼き切り，小血管からの出血がないようにし，左冠状動脈主幹部の遊離は必要最小限にし，ねじれのないようにする．次いで，右冠状動脈開口部のトリミングを行う．円錐枝が近くにある場合には，右冠状動脈開口部に含めてトリミングする(**Fig.80**)．この際も右冠状動脈周囲組織は3mm程度残し，側面から下面はハサミを外膜との隙間に入れてていねいにトリミングする．左冠状動脈主幹部同様，上縁をやや多く残し，5-0モノフィラメント糸で吊り上げる．大動脈弁を切除し，サイザーでサイジングを行う．この際，サイズがきつい場合あるいはサイズに迷う場合には，小さめのサイズを選ぶ（23mmか25mmの場合には23mmとし，余裕のあるサイズを選択する）．

　弁輪に糸掛けする間に人工血管と人工弁の縫着（複合グラフト作製）を助手に行ってもらう．

5 大動脈基部置換術（弁輪拡大による大動脈弁逆流に対する手術）

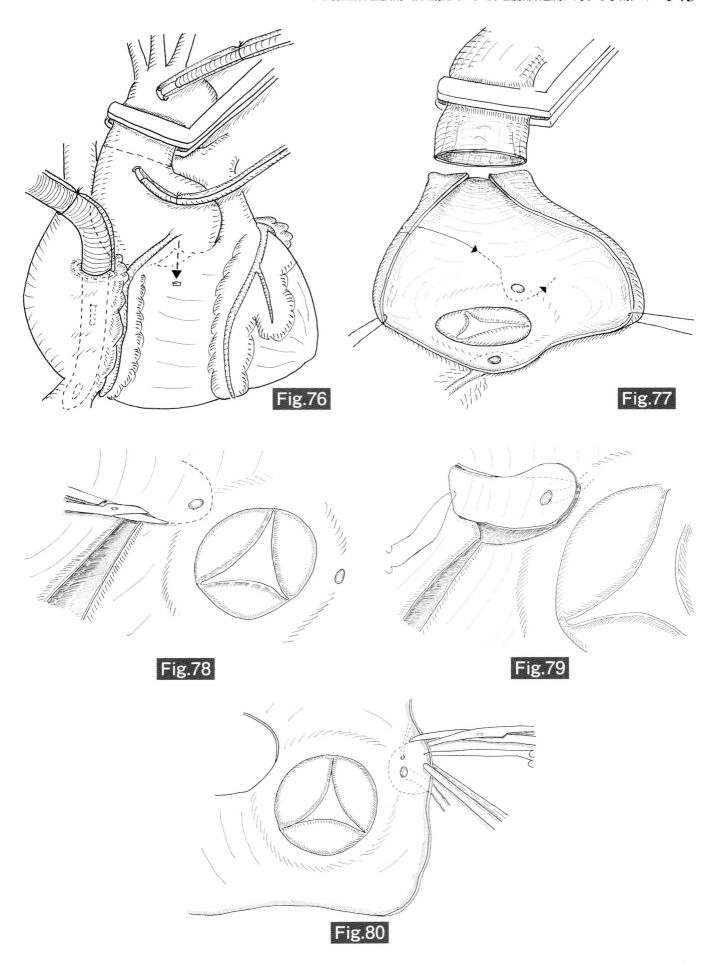

Fig.76

Fig.77

Fig.78

Fig.79

Fig.80

機械弁では既存の複合グラフトを使用できるが，止血用の人工血管のスカートがないので作製する．

Valsalvaグラフトを用いて，弁縫着部以下に5ヒダ残るようにして3-0モノフィラメント糸を用いて3点をZ縫合でまず固定し，連続縫合で二重に縫合する(**Fig.81**)．サイズは，機械弁であれば人工血管が3mm大きいもの，生体弁では5mm大きいものとする(23mm機械弁では26mm人工血管，23mm生体弁では28mm人工血管を選択する)．

複合グラフトを作製してもらっている間に，弁輪に糸掛けを行う．通常のAVRと同様に，最初交連部に3針U字で糸を掛け，次いで，この間に通常のAVRより交連間に1針多い5針を掛け，計18針とする．その後，左冠状動脈主幹部，右冠状動脈の冠状動脈ボタン周囲に，単ベロア布で大動脈壁の外膜側を補強するために，ベロア布をドーナツ状に作製し5-0モノフィラメント糸のマットレス縫合で，このベロア布を固定する(**Fig.82**)．この間に複合グラフトは作製され，縫着を始める．まず交連部3針を人工血管のマークに合わせて刺入し，一度結紮する．次いで，右冠尖側を左冠尖方向へ反時計回りに糸掛けを行い，次いで，無冠尖側を時計回りに，最後に左冠尖側を時計回りに行う(**Fig.83**)．この糸掛けは通常のAVRのときと異なり，術者がすべてを行い，助手は掛けた糸を一度結紮する．糸掛けを行うときに前の糸をしっかり張らせておかないと，糸の交差が生じることがあり，注意を要する．また，グラフトは5ヒダのスカートが残されているので，弁輪直下の人工血管に刺入するように注意する(人工弁輪のカフに掛ける必要はない)(**Fig.84**)．

5 大動脈基部置換術（弁輪拡大による大動脈弁逆流に対する手術） 145

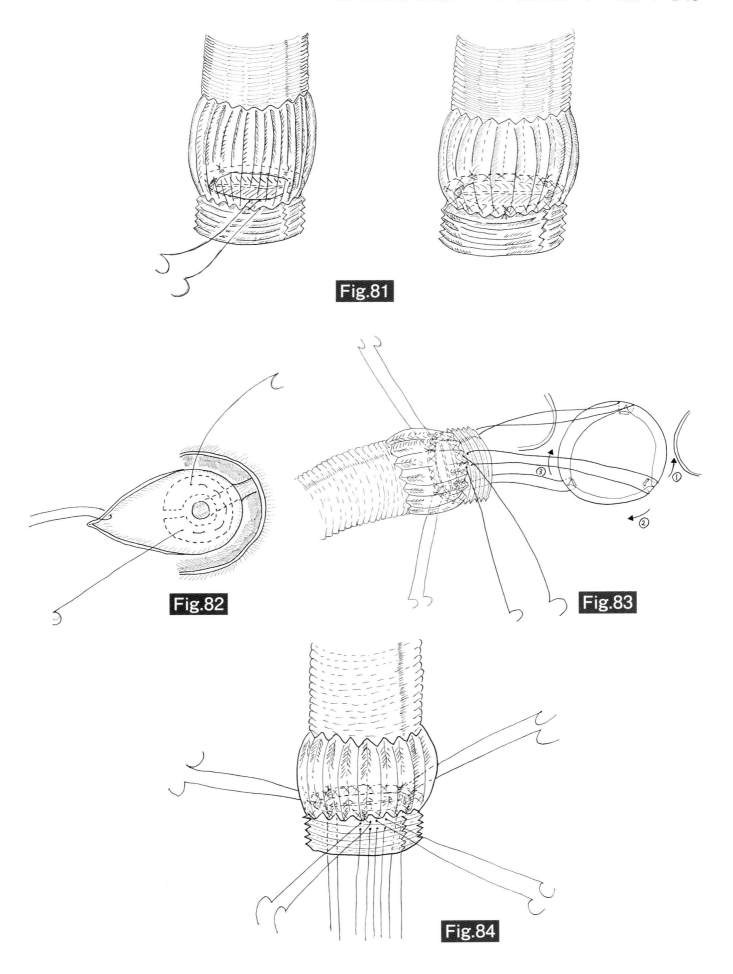

Fig.81

Fig.82

Fig.83

Fig.84

すべての糸掛けが終わった後，各糸に沿って人工血管を上下に動かし，隣り同士の糸の絡みがないことを確認した後，複合グラフトを弁輪に下ろす．次いで，人工弁を人工血管の内側で，ホルダーの糸を切ってホルダーを外す．糸の結紮は，交連部をまず3箇所結紮した後に交連間の結紮を行う．結紮に際し，人工血管のスカートが外側に反転するように注意する(**Fig.85**)．すべての糸を結紮後，スカートの部分を4-0モノフィラメント糸(SH針)で右冠尖－左冠尖交連部にまずZ縫合した後に，反時計回りに左冠尖側を連続縫合する(**Fig.85**①)．この際，できるだけ自己の弁輪上部に残した大動脈壁を人工血管のスカートに合わせるように注意する．左冠尖－無冠尖側に新しい4-0モノフィラメント糸でZ縫合し，1針左冠尖側へ縫合した後に前の糸と結紮する．次いで，右冠尖側を最初の糸で時計回りに無冠尖へ向かい連続縫合し(**Fig.85**②)，交連部まで縫合したら，無冠尖－左冠尖交連部からの糸で反時計回りに縫合した後に結紮する(**Fig.86**)．

次いで人工血管遠位部にバルーンカテーテルを挿入し，心臓を張らせながらカテーテルから血液を注入し，心内へ容量負荷し左室，人工血管を張らせ，基部縫着部の周囲からの出血があれば4-0モノフィラメント糸でZ縫合で止血する(**Fig.87a**)．次いで人工血管を張らせた状態で左冠状動脈主幹部の位置決めを行う．左冠状動脈主幹部の中心に5-0モノフィラメント糸でマーク，吊り上げを行い，下縁，上縁にも同様な糸でマークする(**Fig.87b**)．次いでグラフト内の血液を流出し，グラフトに左冠状動脈主幹部のボタンよりやや小さめの穴を開け，5-0モノフィラメント糸で左冠状動脈主幹部のボタンを人工血管に縫い付ける(**Fig.88a**)．この際，4時方向の助手サイドから術者サイドに，冠状動脈ボタンを時計方向に回り，8時方向で糸を下ろす．この糸をフッカーで締め，8時のところで別の糸でZ縫合し，結紮後さらに1針連続縫合後結紮する(**Fig.88b**)．冠状動脈ボタンの下縁をこの糸でさらに連続縫合で戻り，二重に縫合しておくと出血の心配がない(術後この部からの止血が困難なことがある)．残りのボタンの部を5-0モノフィラメント糸でそれぞれ縫い上がり，上端で結紮する．結紮後バルーンカテーテルを人工血管内に注入し，血液心筋保護液を流しながら漏出の有無を確認し，あれば5-0モノフィラメント糸のZ縫合で止血する．

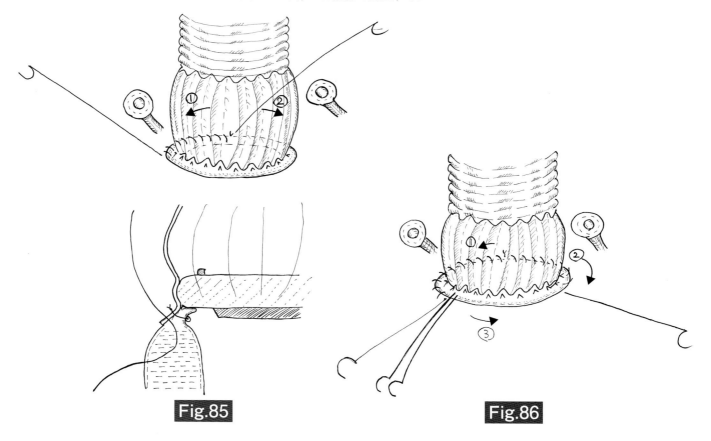

Fig.85　　Fig.86

5 大動脈基部置換術（弁輪拡大による大動脈弁逆流に対する手術） 147

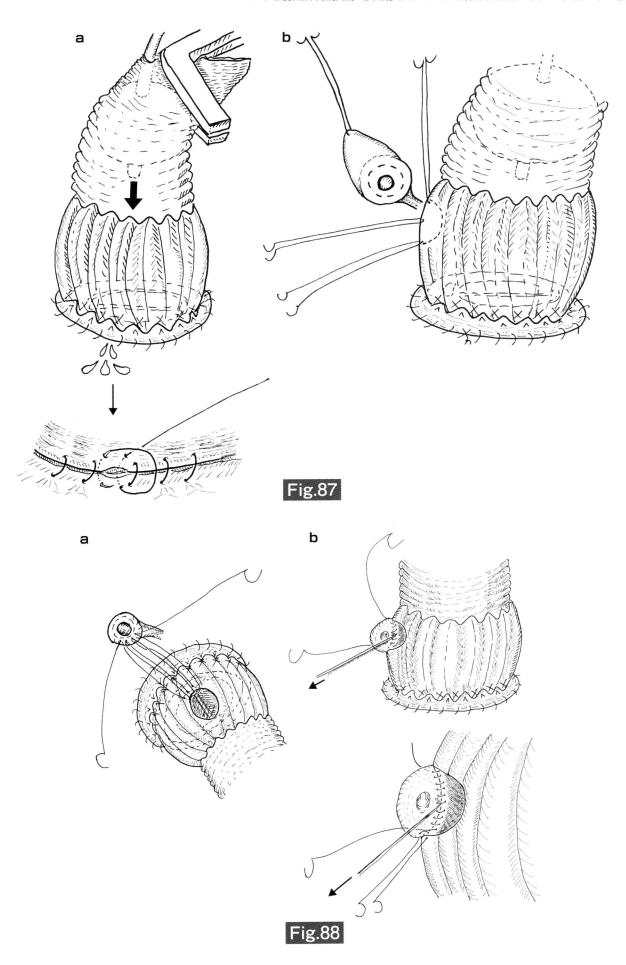

Fig.87

Fig.88

次いで人工血管を張らせたまま容量負荷し，右の冠状動脈の位置決めを行う(**Fig.89a**)．大動脈遮断前にクリップでマーキングした位置から上，左側に位置するように右冠状動脈の位置を決め(**Fig.89b**)，heel側が7～8時方向の右側に向かうようにし，5-0モノフィラメント糸で右冠状動脈の中心，下縁(人工血管の7～8時方向)，上縁(人工血管の2時方向)に位置するようにして人工血管に穴を開け，5-0モノフィラメント糸でボタンの下縁と人工血管の7時方向から5時方向に向かい連続縫合する(**Fig.89b**)．左冠状動脈主幹部のボタンと同様に3時方向で5-0モノフィラメント糸のZ縫合を追加結紮し，この糸を連続縫合1針後結紮し，下縁を戻り，二重に縫合しておく．右冠状動脈ボタンの上縁を人工血管の2時方向に5-0で固定し，この方向に左右から5-0モノフィラメント糸で連続縫合する．結紮後人工血管から心筋保護液を注入し，漏出のないことを確認する．出血のないことが確認できたら，心臓に容量負荷し，上行大動脈との距離を合わせ，人工血管を離断する(**Fig.90**)．上行大動脈に1cm幅の帯フェルトを巻き，下縁と左右を4-0撚り糸で固定する．3-0モノフィラメント糸を用い，自己上行大動脈の助手側の5時方向から術者方向へ連続縫合し，糸を下ろし，フッカーで縫合糸を締める(**Fig.91a**)．連続縫合で吻合するときに人工血管のヒダを内側から2ヒダ取りながら縫っていくと，縫合部の出血が少ない．

次いで自己大動脈8時方向で別の3-0モノフィラメント糸でZ縫合を行い，結紮する．次いで助手方向の糸で自己血管12時方向まで進み，反対の糸で連続縫合後十分に脱気し結紮する．次いで，人工血管にベント針を立て血液心筋保護液を注入しながら漏出のないことを確認し，あれば3-0 Z縫合で止血する(**Fig.91b**)．止血を確認し，基部からの順行性心筋保護液を血液に変え，縫合部とくに基部，左冠状動脈主幹部ボタンの周囲，右冠状動脈ボタンの近位部からの出血がないことを十分に確認したうえで大動脈遮断を解除する．遮断解除後通常1分以内に心拍動再開するか，心室細動後除細動にて心拍動再開する．遮断解除後5分以上心室頻拍，心室細動が続いたり，右室の張りが強くなるようであれば右冠状動脈の縫合部のねじれが生じている(**Fig.92**)ことがほとんどなので，躊躇なく大伏在静脈グラフトを採取し，大伏在静脈−右冠状動脈のCABGを行う．心電図変化がなく，血圧など循環動態に異常がなければ体外循環を離脱する．

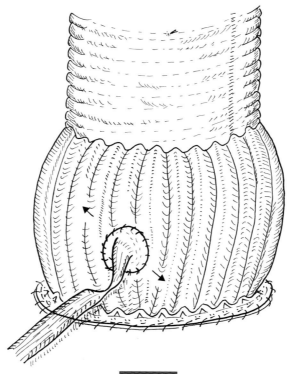

Fig.92

5 大動脈基部置換術（弁輪拡大による大動脈弁逆流に対する手術） 149

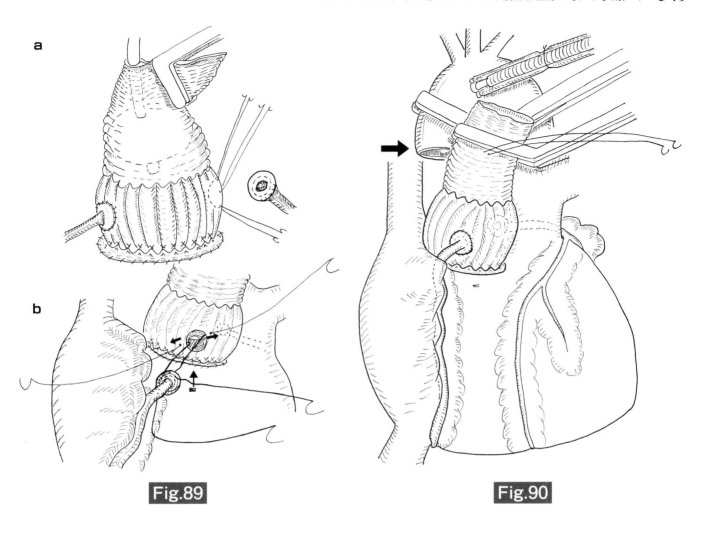

Fig.89　　　　　　　　　　Fig.90

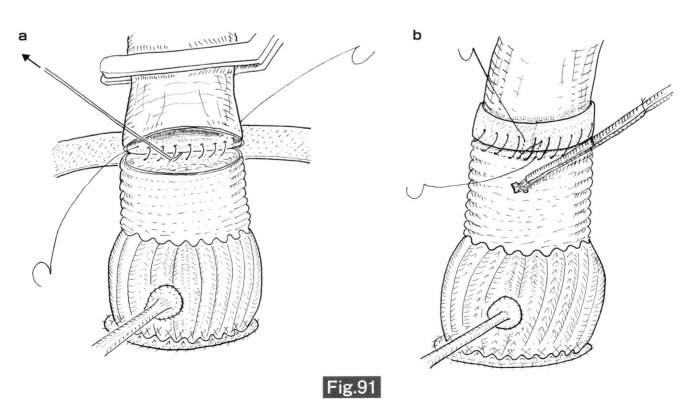

Fig.91

弁膜症手術の tips & pitfalls

僧帽弁形成術

- 僧帽弁形成術では逆流テストを何度か施行するため,胸腔内にCO_2を流しておくことにより右冠状動脈領域の空気塞栓を回避できるのですべての開心術では必須であるが,ことに僧帽弁形成術では有用である.
- 僧帽弁形成術では弁形成後少しの逆流が残ってもリングにより弁逆流を止めるという考えは避けるべきで,リング縫着前に逆流が残っていれば形成を加え,確実に僧帽弁逆流を制御した後に補助的にリングを縫縮する.
- 三角切除後弁尖から逆流がある場合は,縫合した左右の弁尖の弁葉縫合を行うと完全に逆流がなくなることが多い.少しの逆流は弁葉の切除不足のときに起こりやすい(Fig.1).
- 後尖切除後接合帯から小さな漏れがあるときには弁尖を6-0モノフィラメント糸でU字縫合すると逆流が消失する(Fig.2a).
- 交連部周囲からの漏れがみられるときには,形成し縫合した弁葉の弁尖を5-0で縫合し,弁葉を交連部弁輪部側へ引き寄せると逆流が消失する(Fig.2b).
- 前尖への人工腱索の長さの大まかな目安は,腱索をU字で前尖弁尖に掛けた後に,後尖弁輪部まで前尖の弁尖を引き合わせ,この部から1～2mm短い位置で通常は逆流が制御できる長さとなる(Fig.3).
- Barlow病の場合の前尖切除の範囲の決定は,インクテストで接合帯に入らないように2～3mm下までの前尖弁葉切除とする.

僧帽弁置換術

後尖温存では無理に後尖の厚いところの腱索を残す必要はなく,切除して人工腱索を用いて後尖弁輪2箇所に乳頭筋から後尖までの距離に合わせて,その長さより2～3mm長めに調整結紮し,新しい腱索を作成する(Fig.4).

大動脈弁置換術

大動脈弁置換術では機械弁では生体弁に比べ弁輪がやや大きめになり,いずれの弁でもサイズがきつめになるときにはサイズを1つ落とす.若年者でサイズミスマッチが起こるようであれば弁輪拡大を行う.きつめのサイズを移植すると退院後遠隔期に基部からの解離を生じて緊急手術になることもありうる.

大動脈弁基部置換術

基部置換術では心拍動後に基部からの出血が疑われると止血に難渋するため,基部再建後バルーンテスト(人工血管内にバルーンを入れ人工血管内へ血液を満たし,さらに心内容量負荷を行い左室を張らせ漏出を確認)で漏出が疑わしいときには,時間をかけてでもZ縫合あるいはU字縫合で止血を完璧に行って次の冠状動脈吻合に移るようにする.遮断解除,心拍動後,止血困難な基部からの出血に対しては再度大動脈遮断し,心停止下に末梢吻合側を外し,人工血管の基部を連続縫合で全層1周掛けてバルーンテストを行い,止血を確認した後に末梢側を再度吻合し直す.大動脈遮断解除後心室頻拍,心室細動を繰り返し,心拍動が再開しにくい場合には,右冠状動脈中枢吻合側のねじれの可能性がもっとも高く,吻合し直すか,大伏在静脈グラフトで右冠状動脈中枢側へCABGを追加する.

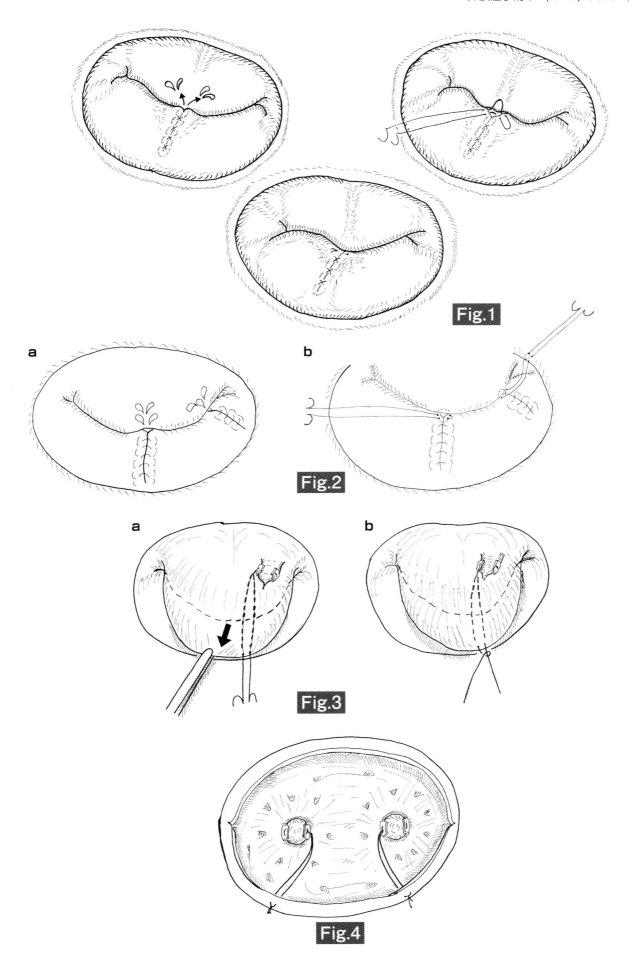

Fig.1

Fig.2

Fig.3

Fig.4

第 IV 章
その他の心疾患手術

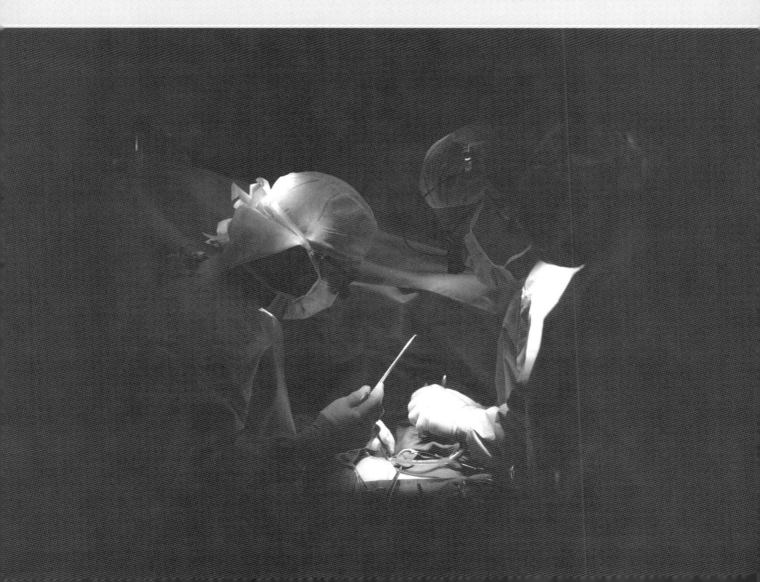

1 メイズ手術 DVD収録：4-1

　メイズ手術は1980年代にJames Coxが最初に報告して以来，心房細動を洞調律に復帰させる手術としてわが国でも多くの施設で追試された．しかし，左房後壁を複雑に切開縫合するため，心停止時間の延長による心不全と後壁の左房縫合線からの止血に難渋する例も多く認められ，大きく普及することはなかった．ところが，2002年Coxの提唱する切開と縫合によるメイズ手術に代わりうるデバイスとして種々のアブレーションデバイスが開発され，心停止時間が短縮し，出血のトラブルも激減して急速にわが国でも普及してきている．初期は単極の高周波アブレーションデバイスが用いられていたが，周辺臓器への熱損傷による合併症の発生が問題となった．このため現在ではほとんどがAtriCure（センチュリーメディカル社）をはじめとする双極の高周波アブレーションデバイスが使用されている．

　手術は肉眼的には見えない回路を複雑に分断していく術式であり，残存回路となりうる部分は可及的に焼灼することになる．もっとも大切なのは両側肺静脈の完全な隔離であり，発作性心房細動ではほとんどがこの肺静脈隔離で洞調律へ復帰する．しかしながら慢性心房細動では肺静脈隔離以外に，左房切開線から僧帽弁輪，右房切開線から三尖弁輪を回る回路を離断するために，この間の焼灼が必要になる．また，手術後の心房細動の発生の原因を電気生理学的に確認すると，左心耳のみならず，左心耳と僧帽弁輪の間の僧帽弁峡部あるいは冠状静脈洞と三尖弁輪の間の三尖弁峡部，さらに，冠状静脈洞から僧帽弁輪への回路の残存も指摘されることがあり，これらの回路も可及的な焼灼が望ましい．欧米ではメイズ手術が弁疾患に合併しない単独の心房細動でも多く施行されることも多いが，わが国ではほとんどの例で僧帽弁や他の弁疾患に合併した場合に行われている．

1 左房メイズ

　通常の体外循環（上行大動脈送血，上大静脈，右房から下大静脈への2本脱血にて）開始し，総流量，基部ベントの後，心拍動下に左肺静脈隔離を行う．左手で心臓を脱転させ，Marshall靭帯（左上肺静脈の遺残）を電気メスで切離し（**Fig.1a**），左上肺静脈と左下肺静脈の間を剥離する．この剥離は柔らかいセレクトロールヤンカーサクションチューブ（吸引管，コヴィディエン社）の先端を用い軟部組織を鈍的に剥離すると容易である（**Fig.1b**）．その後，左上・下肺静脈を別々にAtriCureを用いて挟んで高周波通電する．この通電操作は2回ずつ行う（**Fig.1c, d**）．上・下肺静脈を一度にアブレーションする方法もあるが，肺静脈隔離としては別々のほうが確実である．また，術前・術中エコーで左房内血栓が存在したり，疑わしい場合には大動脈遮断，心停止下左房切開した後に，左房内に血栓のないことを確認した後にこれらの操作を行う．

　次いで大動脈遮断，順行性心筋保護液を注入し，心停止下に右側左房切開を行う．

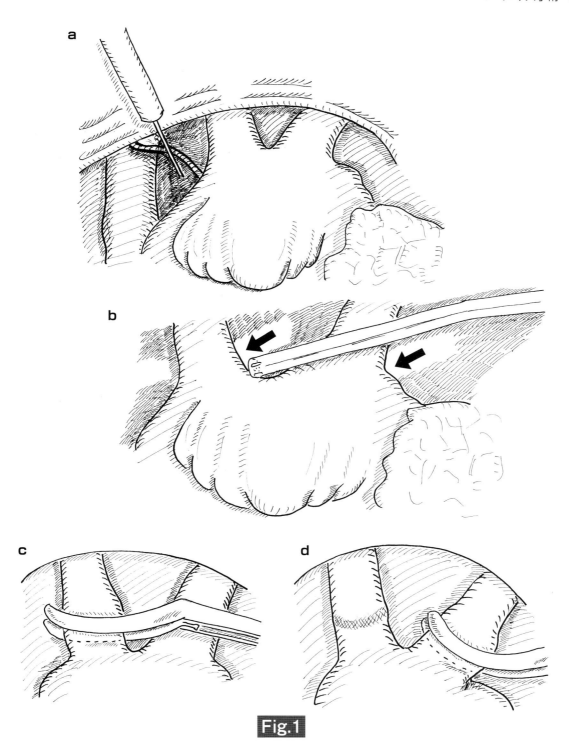

Fig.1

心筋保護液を注入する間に右上肺静脈と肺動脈の間を正中に向かい，吸引管の先端で鈍的に剝離を行い，左房上縁まで剝離する．さらに右下肺静脈と下大静脈の間を鈍的に剝離し，下大静脈周囲にテーピングが可能になるようにする(Fig.2a)．その後，右側左房切開を行う(Fig.2b)．右肺静脈隔離はまず右下肺静脈の下縁から左房内にアブレーションデバイスを挿入し，挟んで通電する(Fig.3a)．次いで右上肺静脈上縁から左房下面を挟んで通電する(Fig.3b)．左房切開前に左房後壁をすべて剝離して右上・下肺静脈を同時に通電する方法もあるが，左房後壁の損傷の可能性があり，必ず左房切開後に後壁を確認しながら行う．

1 メイズ手術 157

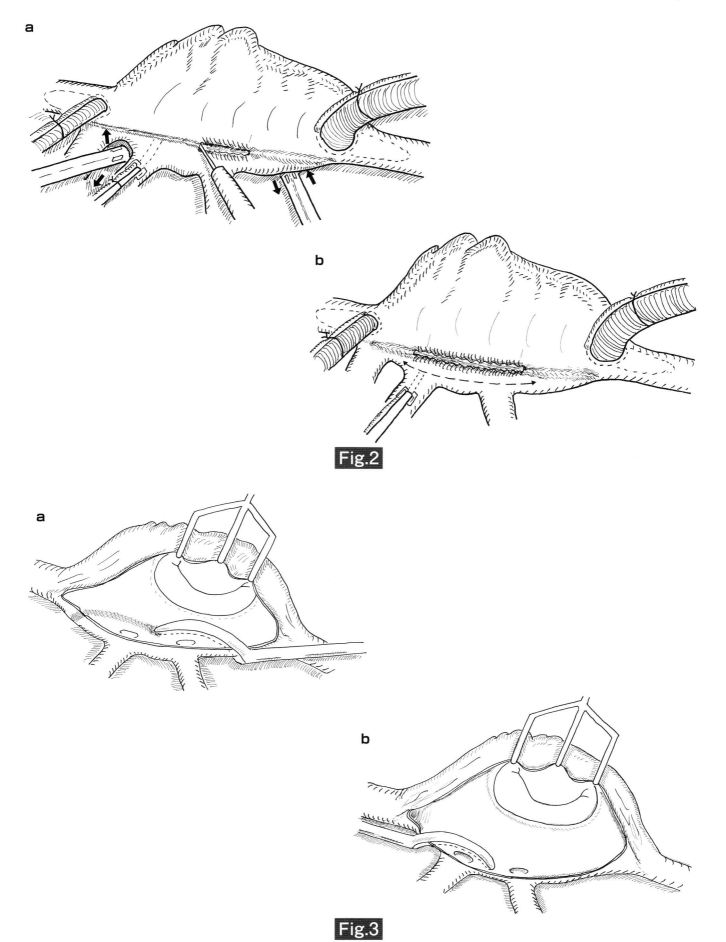

Fig.2

Fig.3

2 左房内のアブレーション

a. 僧帽弁輪後尖中央にかけてのアブレーション

右側左房切開線，右下肺静脈下縁から僧帽弁輪後尖中央に向けてAtriCureを挿入し，挟んでアブレーションを2回行う(**Fig.4a**)．次いで，左下肺静脈内に向かい挟んで2回アブレーションを行う(**Fig.4b**)．最後に左上肺静脈上縁から左房上縁すべてを挟んで2回アブレーションを行う(**Fig.4c**)．

b. 左房内の冷凍凝固

左房内のアブレーションにおいてAtriCureで挟みにくかったり，挟んでも十分に焼灼ができない部に用いる．

1) 僧帽弁後尖中央

AtriCureでアブレーションを行った部分から後尖P2の間を直接冷凍凝固(90〜120秒)し，弁輪を回る回路を遮断する(**Fig.5a**)．

2) 左心耳

左心耳は切除せずに内腔を冷凍凝固によりアブレーションを行う(**Fig.5b**)．

3) 左上肺静脈と左房上縁間

左上肺静脈はAtriCureでアブレーションし，左房上縁を右側左房切開からアブレーションを行うが，この上縁のアブレーションを行うAtriCure先端と左上肺静脈間の回路を完全にアブレーションするために冷凍凝固を行い，アブレーションを確実にする(**Fig.5c**)．

c. AtriCureペン型デバイスを用いてのアブレーション

左心耳と僧帽弁輪間の僧帽弁峡部を回る回路をアブレーションするために，ペン型デバイスを用いて2回線状に通電する(**Fig.6a**)．

僧帽弁に対する手術後，左心耳を内側からマットレス縫合と連続縫合で4-0モノフィラメント糸を用いて閉鎖する(血栓予防，**Fig.6b**)．

左房メイズ後，僧帽弁の手術あるいは大動脈弁の手術を行い，上・下大静脈をテーピング，遮断し右房メイズに移る．

1 メイズ手術

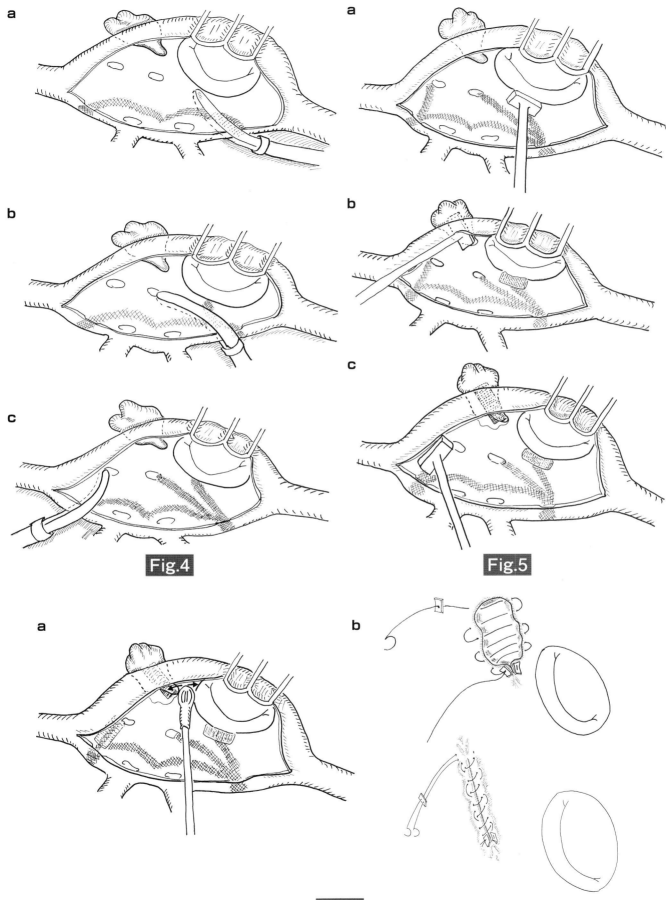

Fig.4

Fig.5

Fig.6

3 右房メイズ

　右房の切開は右心耳下から下大静脈へ向かいL字型に切開する(**Fig.7a**). この部を左上にtetheringすると右房の全貌が展開できる. 切開線から下大静脈へ向かい, AtriCureを挟み2回通電する(**Fig.7b**). 次いで, 同部から上方向, 上大静脈側へ向かいアブレーションを行う(**Fig.7c**). この際, 上大静脈前面に寄りすぎると洞結節への影響があるため, 上大静脈右下へ向かいアブレーションを行う. 次いで右心耳を挟み, アブレーションを行う(**Fig.7d**). 冠状静脈洞から三尖弁輪中隔尖への三尖弁峡部, 切開線から三尖弁後尖へは冷凍凝固によるアブレーションを行う(**Fig.8a**). 右房切開線から冠状静脈洞へはリエントリー回路が生じる可能性があるため, ペン型デバイスで線状のアブレーションを2回行う(**Fig.8b**). この右房メイズの操作は三尖弁同時手術においては弁輪への糸掛けを行い, リング縫着前に行う. 三尖弁輪縫縮術終了後, 右房切開をU字と連続縫合の2層で閉鎖する.

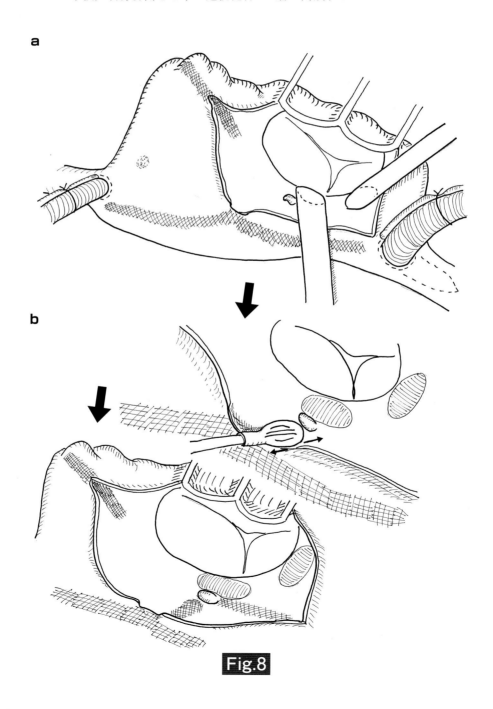

Fig.8

1　メイズ手術　161

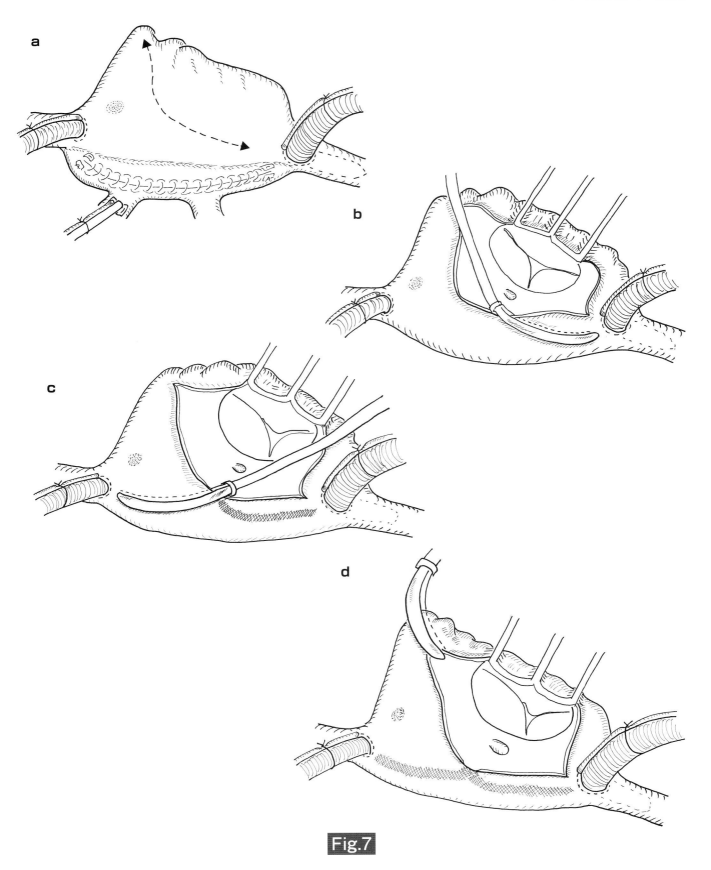

Fig.7

4 神経節叢アブレーション

　メイズ手術では左房，右房の電気的隔離を行っても，術後に100％の例で洞調律に復帰することはない．少しでも治癒率を高めるために神経節叢アブレーションがより効果的であるとする報告もある．

　神経節叢とは心房〜肺静脈の外膜側の脂肪組織(fat pad)に存在する神経叢で，これまでの両心房メイズでは隔離できない部に存在する．

[神経節叢の同定]

　通常，肺静脈と心房間溝の間の外膜脂肪組織内に存在するとされ，右上肺静脈周囲にもっとも多いが，左右，上下いずれにも存在することが示されている．同定には刺激カテーテル(4極Inquiryカテーテル，セント・ジュード・メディカル社)を用い，200回/分の刺激で通電すると一時的に高度の徐脈や心停止を起こす部位として同定できる(**Fig.9a**)．この部をペン型デバイスで焼灼し(**Fig.9b**)再度刺激を与えると，神経節叢が隔離されている場合には刺激による心停止あるいは徐脈が起こらなくなる．起これば再度焼灼を繰り返して行う．この操作は体外循環下，大動脈遮断前に心拍動下に行う．神経節叢の同定と神経節叢アブレーションは肺静脈の左右上下すべて行い，その後，左側上下の肺静脈アブレーションを施行した後，大動脈遮断を行い心停止し，左房メイズに移る．今のところまだ神経節叢アブレーションの効果については一定の見解はない．

1 メイズ手術 163

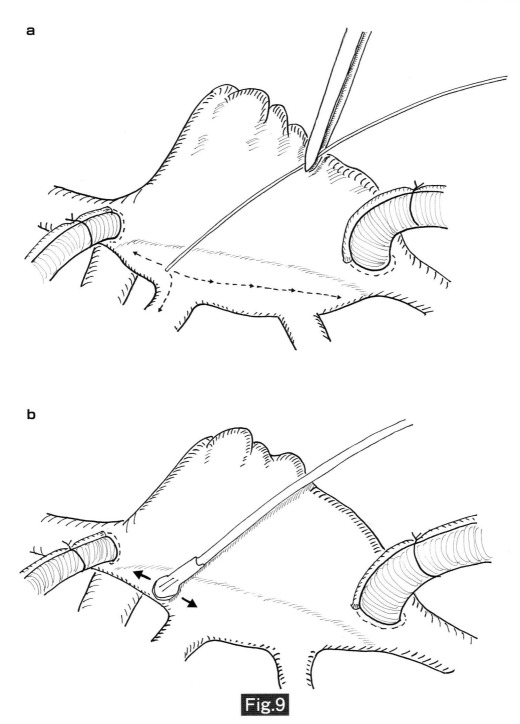

Fig.9

2 心臓腫瘍摘出術

　心臓腫瘍は一般的に無症状で，心エコーで偶然指摘されることがもっとも多いが，心電図異常や不整脈が主訴のこともあり，粘液腫(myxoma)では塞栓症状が初発症状のこともある．診断のほとんどは心エコーによるが，その後造影検査やMRIなどの検査を行うことが多い．良性腫瘍は70％，悪性腫瘍は20～30％(悪性リンパ腫を含む)の発生頻度である．もっとも多い粘液腫は心臓腫瘍の約40％を占め，ほとんどは左房内に認められ，良性に経過する．

1 粘液腫(myxoma)

　典型例は心房中隔に茎を有し左房内に存在する可動性の腫瘍で，臨床症状なく無症状で経過するが，まれに，腫瘍塞栓や僧帽弁への嵌頓などで緊急手術になることがある．

　手術は通常どおり，上行大動脈送血，上大静脈，右房から下大静脈への2本脱血で行う．体外循環下総流量を得た後，大動脈遮断，順行性心筋保護液注入により，心停止を行う．次いで，上大静脈，下大静脈を遮断して右房を切開，次いで右側左房を切開し(**Fig.10**)，粘液腫を確認する．通常心房中隔に茎が付着しており，心房中隔を含めて切除する必要がある．このため，左房から中隔へ向かい，茎の近くの心房中隔壁に4-0モノフィラメント糸を右房側に向かい刺入し(**Fig.11a**)，マーキングする．この糸を引き出し(**Fig.11b**)，右房から心房中隔壁を腫瘍の茎の外側で切開する(**Fig.12**)．

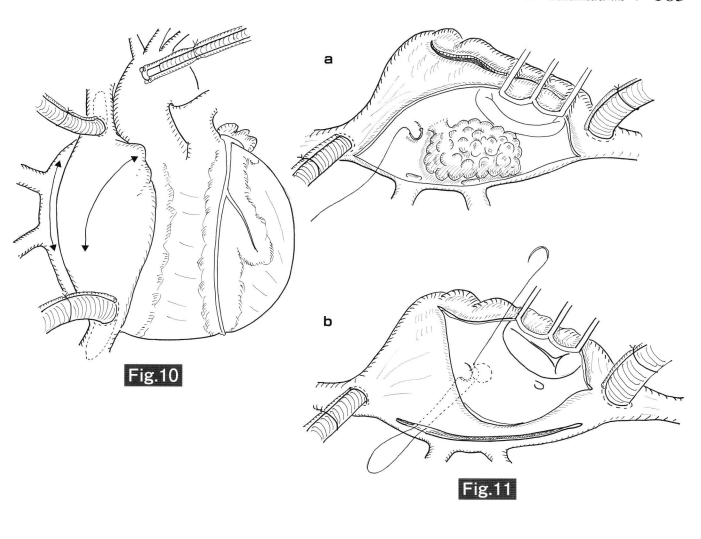

Fig.10

Fig.11

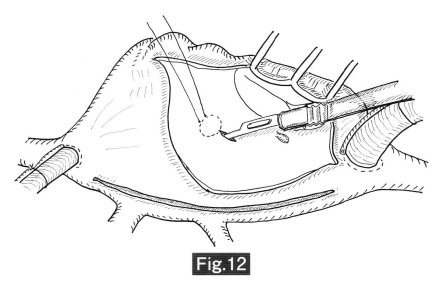

Fig.12

茎から4〜5mm離れた正常中隔組織ごと，茎を取り残さないように腫瘍組織を一塊にして左房側から摘出する(Fig.13)．摘出後左房内に腫瘍の取り残しのないこと，僧帽弁逆流がないことを確認し，左房壁を閉じ，欠損した心房中隔口を自己心膜を用い4-0モノフィラメント糸で閉鎖する(Fig.14)．次いで右房壁を閉鎖し(Fig.15)，十分な脱気の後，大動脈遮断を解除する．なお，左房ベントは通常どおり右上肺静脈から挿入するが，左房切開後腫瘍の位置を十分確認してから挿入することが重要である．

他の良性腫瘍として頻度の高いものは乳頭状線維弾性腫や血管腫，脂肪腫で，発見されれば鑑別診断と塞栓予防目的で手術されることが多い．

2 悪性腫瘍

血管肉腫や悪性線維性組織球腫，分類不能なものが多く20〜25％で，悪性リンパ腫は5〜6％に認められる．術前生検で確定診断が付くものもあるが，心エコー，CT，MRIで周囲臓器への浸潤像を認めれば悪性の可能性が高い．この場合，肺動脈や肺静脈，心筋壁などへの浸潤も認め，心臓を取り出しての手術でも根治は難しく，取り残すと予後は1年以内であることが多く，広範囲切除で化学療法を試みるが遠隔成績は不良である．しかし，良性腫瘍の可能性でアプローチし，浸潤像を有する悪性所見があれば可及的な広範囲腫瘍切除を試み，術後の後療法(化学療法)の施行を考慮する．

2　心臓腫瘍摘出術　167

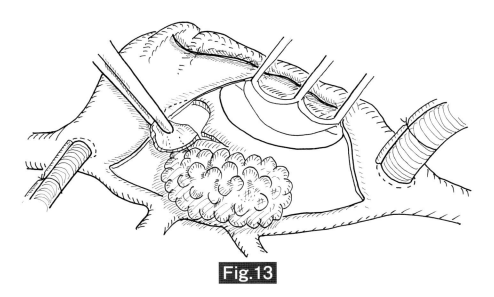
Fig.13

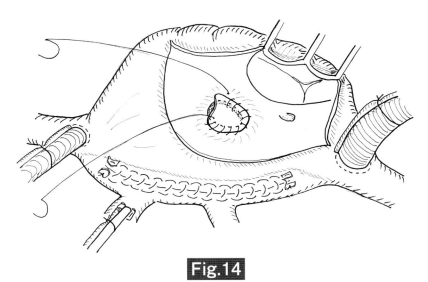
Fig.14

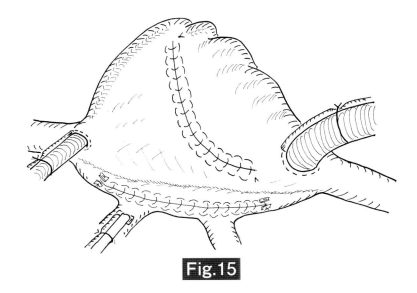
Fig.15

3 収縮性心外膜炎に対する手術

　収縮性心外膜炎の原因は，以前の報告では結核性のものが大半であったが近年はまれになり，原因不明のもの（特発性）が多く，ウイルス感染や術後に発症することもある．

　病態は右心系の拡張不全により生じ，重症になればうっ血肝の進行による肝障害や黄疸を生じるが，通常，頻脈や食思不振を主訴とすることが多い．頸静脈の怒張をきたすときは重症で，通常，CTでの心膜肥厚（以前は石灰化を伴い，"鎧状心"と呼ばれたこともあったが，近年ではまれである），心エコーでの心室中隔の"bouncing＝はずむような動き"像が決め手となる．心臓カテーテル検査で右房圧の上昇，右室圧のdip and plateauの波形が確定診断となる．

　多くは左心系の心膜の癒着肥厚もあるが，右心系（右室，右房，上・下大静脈，肺静脈）の心膜剝離を十分に，確実に行えば症状の改善が望め，左心系の心外膜剝離は通常必要がない．

　手術は，胸骨正中切開後，通常は体外循環を必要としない．電気メス，ハーモニックスカルペル，ハサミを用いて，適宜使い分けながら心膜肥厚，癒着を剝離していく．右房下面からの剝離開始が比較的容易である（Fig.16a）．術前の冠状動脈造影で右冠状動脈の右室枝の走行を把握しておき，右室下面から前面へ向かい癒着した心外膜の剝離を行っていく．この際最初は電気メスとハサミを用いて右室の脂肪織が同定できるところまで剝離を進め，この層がわかればハーモニックスカルペルで肥厚した心膜と脂肪織の間を少しずつ剝離していく（Fig.16b）（ハーモニックスカルペルで始めると肥厚した心膜の間を剝がすこともあり，右室への癒着が剝がれていないことがある）．ハーモニックスカルペルの利点は出血が少なく，操作中に不整脈を起こすことがないことであるが，上行大動脈や肺動脈などの大血管壁の周囲の剝離に際しては，血管壁の層へ入っていき血管の外膜と中膜の間を剝がしていく場合があるため，通常，血管壁周囲は電気メスとハサミを用いて剝離を進めていく．

　右室前面が剝離できれば，次いで，上行大動脈と肺動脈の周囲を電気メスとハサミで剝離していく．その後，右房側をハーモニックスカルペルで剝離する（Fig.17）．右房は壁が薄いため，心外膜の癒着の層を間違えないように行う．右房損傷の場合には5-0モノフィラメント糸のU字縫合で止血する（Fig.18）．次いで，上大静脈さらに下大静脈周囲の剝離をハサミと電気メスで行う．右室前面，下面，上下大静脈および肺動脈周囲が十分に剝離できれば左心系の剝離を行う必要はなく，右心系の拡張障害は改善できる．三尖弁閉鎖不全症を合併する例では体外循環接続下に三尖弁輪縫縮術を施行する．

　術後経時的に中心静脈圧は改善していくが，右心系の拡張改善には数カ月を要することがあるため，利尿薬は術後6〜12ヵ月は継続投与する．

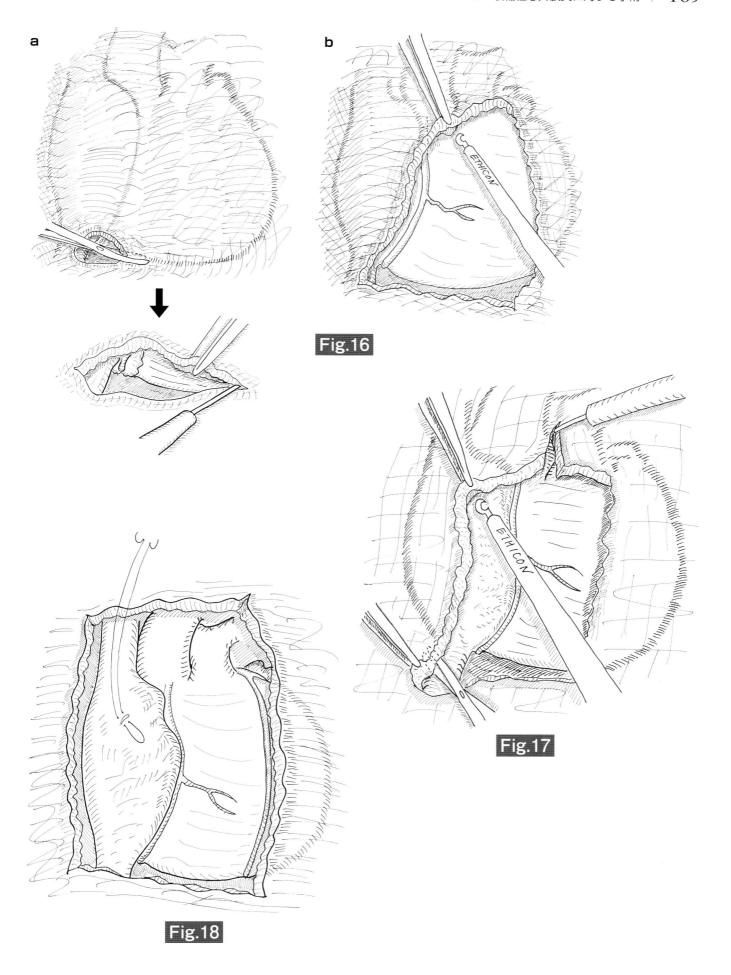

Fig.16

Fig.17

Fig.18

4 肺動脈血栓除去術

　急性肺動脈塞栓は，下肢からのカテーテル検査やアブレーション後の下肢の動静脈を数時間圧迫し，その後の圧迫解除後早期に，あるいは術後の短期の下肢運動制限解除後に急激な呼吸困難で発症することがあり，致死的合併症となる．したがってこれらの術後には必ずヘパリンを静脈内投与し，予防をしておくことが重要である．急性肺血栓塞栓症が発症し，急激な呼吸不全やショック症状をきたせば経皮的心肺補助装置（percutaneous cardiopulmonary support：PCPS）挿入後速やかに開胸し，体外循環下に肺動脈切開後，肺動脈新鮮血栓を本幹から，さらに分岐部まで可及的に吸引除去し，術後の抗凝固療法を厳重に行う．術後の抗凝固療法によっても塞栓が再発する例では下大静脈フィルターを挿入する．

　慢性期には白色血栓を形成し，肺動脈末梢まで十分な血栓の摘出は困難であり，以前は20～25℃の低体温循環停止下に両側開胸を行い，肺をミルキングし，可及的に血栓除去を行っていたが，最近では内科的な十分な抗凝固療法［国際標準化比（INR）2.5前後のワーファリン投与］で予後の改善が得られることが多いため，慢性期に外科的手術をすることは少ない．

5 拡張型心筋症（DCM）に対する自己心温存手術

1 機能性僧帽弁逆流

　拡張型心筋症（dilated cardiomyopathy：DCM）の経過中に僧帽弁逆流を合併し増強すると心不全が急速に進展し，内科的コントロールが不可能になることも少なくない．DCMに合併した僧帽弁逆流に対する手術の有効性が示された初期では，サイズの小さいリングによる弁輪形成術のみで効果があるとされていたが，5年後の経過では手術を行っても予後は改善されないと報告された．これは，僧帽弁逆流の原因が弁輪拡大よりもむしろ左室拡大による僧帽弁葉のtethering（牽引）が原因であるため（Fig.19）で，サイズの小さいリングによる弁輪形成術では後尖のtetheringが大きくなり，術後遠隔期にかえって僧帽弁逆流が増強されることが示されるようになってきた（Fig.20）．このため，僧帽弁逆流に対する外科治療は，僧帽弁置換術を行うか，弁輪形成術に加え，弁下部の形成を行う必要がある．また，非虚血性DCMでは虚血性DCMと異なり，後交連側の病変より左室全体の拡張病変により僧帽弁逆流が増強する．虚血性心筋症では下壁梗塞では早く発生し，後交連側の変化により，P2～P3の部がtetheringされることが原因となり，やや局在性を認めることもあるが，DCMではA2，P2から中央方向に逆流を認め，局在性を認めることがほとんどない．

5 拡張型心筋症（DCM）に対する自己心温存手術　171

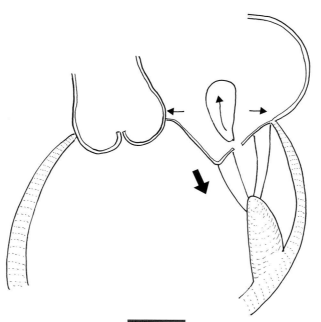

Fig.19

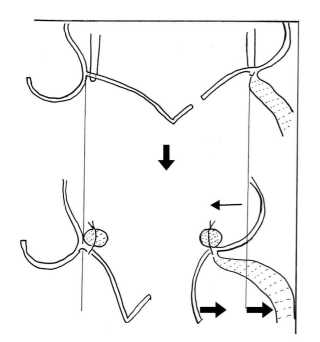
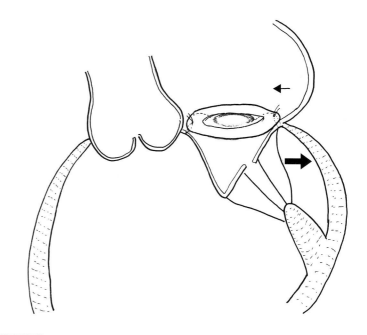

Fig.20

a. リングの選択

弁輪拡大を伴うが，前尖の高さに合ったジャストサイズあるいは小さくしても1つだけ小さいサイズのリングを選択し移植する．リングの移植法は，弁輪拡大を縮めるため，弁輪への糸掛けが少ないと弁輪の亀裂が生じるため，糸掛けは少し多めに行い，U字縫合のそれぞれの糸を交差するように刺入すると（Fig.21），弁輪を縫着結紮するときに弁輪の亀裂を回避できる．

b. 弁下部に対する術式　DVD収録：4-2, 4-3

左室拡大の著明な例では左室形成術を行い，左室の容量を小さくすることでtetheringは少し改善されるが，両側の乳頭筋開大が強いとき（術前心エコー単軸像で両側乳頭筋間4 cm以上の場合）には両側乳頭筋縫縮術が必要になる（Fig.22）．

左室切開は左前下行枝から2 cm左側で約4〜5 cmの縦切開を行い，乳頭筋基部，体部の2箇所を0-Ti-Cron撚り糸にプレジェットを付けてU字に縫合する．この際，後壁側（乳頭筋間の左室壁）にも糸掛けを行う．結紮は両側乳頭筋が横並びに近付くまで締めて結紮する（Fig.23）．しかし，極端に強く締めると乳頭筋の断裂をきたすことがあるため，締める際の力加減に注意を要する．

乳頭筋縫縮と同時に前尖の二次腱索によるtetheringが強い例では二次腱索の切断を行うと前尖の動きが良好となり，tetheringが解消される．また後尖の基部腱索も後尖のtetheringを強く起こしていることがあり，同時に基部腱索も切断し，両尖ともstrut chordae（弁尖に付着する腱索）と交連部のfan chordaeのみ残しておく．

後壁形成術（PRP手術）を行う場合には，後壁の切開線を縫合閉鎖する際に乳頭筋が横並びになるように合わせながら切開線を縫合閉鎖するため，tetheringはおのずと解消される．

2 左室形成術　DVD収録：4-4

DCMに対する左室形成術は，1990年代に後壁部分切除として左室縮小効果により左室の内圧が減少し収縮力が増すとして発表され全世界で追試がされたが，手術死亡率が高く，遠隔成績は不良であり，この発想にある収縮力改善効果を期待する手術は行われなくなった．これは術前の心筋生存度（viability）の評価がまったくなされずに，また，DCMにおいてはびまん性に心筋障害が起こっているとされていたからである．

しかしながら心筋の生存度を評価する方法として，左室造影やMRI，心筋シンチグラフィー以外に，心エコーでのスペックルトラッキング法を用いることにより，壁運動を8分割にして，各部位の動き，無収縮の場所を侵襲なく繰り返して検査することができ，DCMにおいては組織学的病理検査所見のみならずこのエコー所見により局在性のあることもわかってきた．これらの例の中で，前壁中隔に病変の強いものでは前壁中隔形成術（SAVE手術）を，後壁病変の強いものでは後壁形成術（PRP手術）を行うことで10年以上の生存例も得られるようになってきている．

5 拡張型心筋症（DCM）に対する自己心温存手術

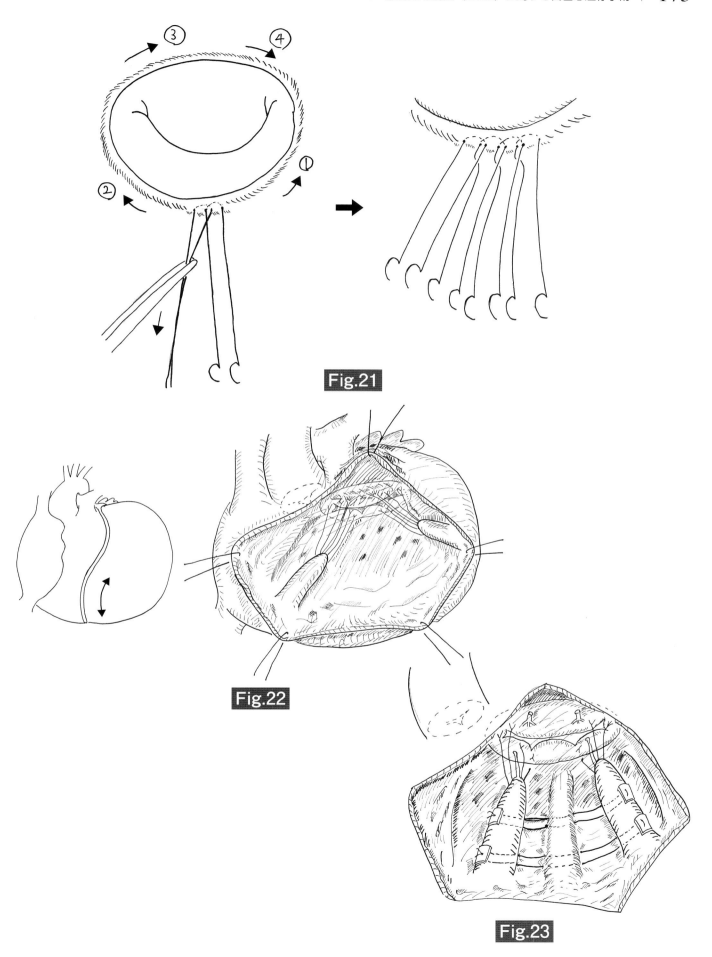

Fig.21

Fig.22

Fig.23

3 左室補助装置(LVAD)装着術

　DCMや虚血性心筋症(ischemic cardiomyopathy：ICM)に対する心臓移植はドナー不足あるいは65歳以下での適応，さらに心臓以外の全身状態の良いもののみへの適応などの厳しい制約があり，心臓移植待機中に死亡する例も少なくない．そのため，心室補助装置(ventricular assist device：VAD)を装着して心臓移植を待つことが多くなってきている．さらに欧米では重症心不全心に対して左室補助装置(LVAD)の植込みで長期予後が改善するため，移植適応とならない症例での最終治療(destination therapy)として植込み型LVADが積極的に用いられるようになり始めている．今後，LVADの小型化した装置，バッテリーをも体内に植込みができるようになれば，最終治療としてさらに普及する可能性がある．

　体外・体内式VADの装着は類似しているが，移植施設以外で使用可能なものは体外式VADである．

　手術は胸骨正中切開後，通常の体外循環接続(末梢側の上行大動脈送血，上大静脈，右房から下大静脈の2本脱血)にて総流量後大動脈遮断を行う．次いで順行性血液心筋保護液にて心停止を得た後に心尖部を挙上し，左前下行枝から2cm左側，心尖部から1〜2cm中枢側をマーキングし，core-cutterデバイスの直径より約1cm離れた部位から2-0 Ti-Cron糸＋プレジェットで10針のU字縫合をおく(**Fig.24**)．この後，core-cutterデバイスを大動脈弁方向へ向かい挿入し，心筋を切除する．その後，心室のコネクター(Apex connector)のダクロンカフへ同じ幅でU字縫合し，結紮する(**Fig.25**)．次いで，3-0モノフィラメント糸を用いプレジェットとコネクターのカフを連続縫合し，止血縫合を行う(**Fig.26**)．この後コネクターを閉じてから，左室を張らせ，漏出のある場合にはプレジェット付き3-0モノフィラメント糸でU字に止血する．最後にフィブリン糊を塗布する．

5 拡張型心筋症（DCM）に対する自己心温存手術

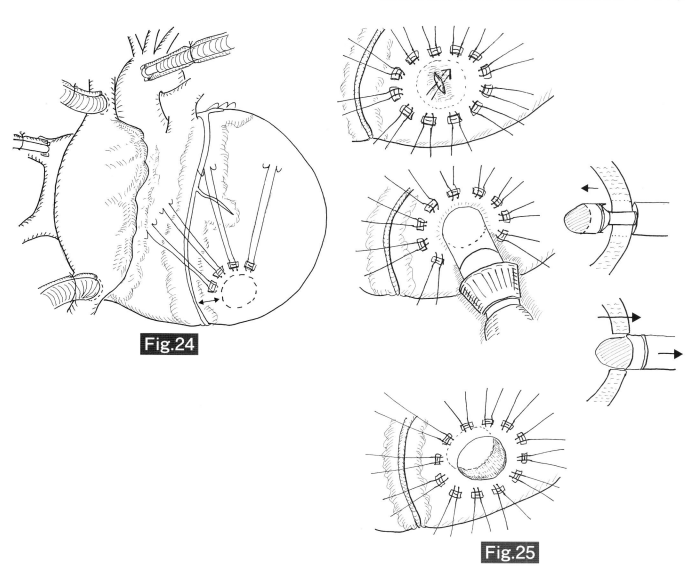

Fig.24

Fig.25

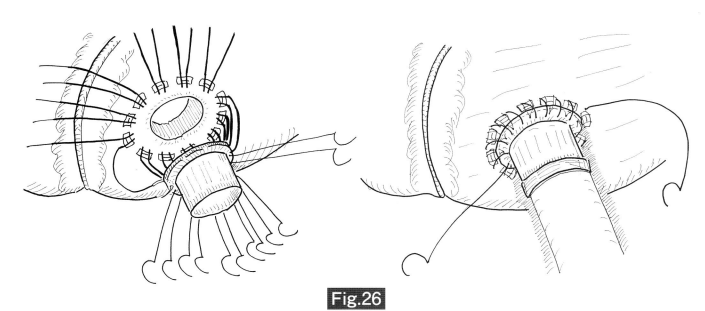

Fig.26

上行大動脈側の送血管の縫合は，上行大動脈遮断下部の上行大動脈中央を約1cm縦切開し，切開した両端を4mm径のパンチャーでパンチアウトする(Fig.27)．Gore-Tex CV-5糸で連続縫合により送血管(Gore-Tex人工血管)を縫着する．数箇所Z縫合のマジック縫合を入れる．脱気後左室を充満させ止血を確認する．漏出のある場合にはU字と連続縫合で止血する．

脱血管が横隔面でねじれないように緩やかなカーブで皮下から体外に出るようにする．皮膚を貫くところで体表面からの感染を防ぐために，脱血管に合った人工血管を巻き付け体外に出す．脱血管を遮断し，左房ベントを止め，左室を張らせながら送血管から十分脱気し，次いで遮断鉗子を解除し，脱気を続けながら十分に脱気したところで送血管の末梢を遮断する．上行大動脈に縫着した人工血管を，脱血管と同様にねじれないように体外に誘導する(Fig.28)．

VAD本体の脱気を十分に行い，脱血管を接続，次いでVADの送血部を生理食塩水で充填しながら接続する(Fig.28)．本体内に空気が残っていないことを確認し，送脱血管の遮断を解除する．その後，左房，大動脈基部ベントを行いながらVADの作動を開始し，体外循環の離脱を図る．体外式の東洋紡VADがもっとも多く用いられるが，植込み型VADも移植施設では保険適用が開始され，心尖部側，左横隔面を十分に剥離することによって植込みが可能になり，今後積極的に使用されるようになることと思われる．

4 心室頻拍

DCM，ICM症例の大きな死因の1つに心室頻拍が挙げられている．このため，内科的に心臓再同期療法(cardiac resynchronization therapy：CRT)装置を挿入する際にはCRT-P(両室ペーシングのみ)よりCRT-D(両室ペーシング機能付き植込み型除細動器)が挿入されることが多い．しかし，この装置による生命予後改善効果はあるものの，根本的治療を行うものではなく，VT stormには対応困難である．内科的には電気生理学的検査可能な例では同時にカテーテルによるアブレーションが可能なこともあるが，多くは困難である．外科的には冷凍凝固を用いて一定の成績を収めている．

通常の体外循環，心停止下に左室を切開し，瘢痕部位があれば瘢痕と正常心筋との境界部すべてにクライオアブレーションを－60℃，2分間ずつ行う(Fig.29)．可及的にすべての境界領域にクライオアブレーションを行うことで術後の心室頻拍改善効果が期待できる．しかしながらDCMでは境界部が不鮮明なことが少なくない．この場合には電気生理学的検査ができていないことも多く，術前の心室頻拍あるいは心室期外収縮の12誘導心電図波形から大まかな心室頻拍の病巣を想定し(Table 1)，同部にクライオアブレーションを行う．左室内のみならず，右室側や右室流出路，あるいは心外膜側にも術前に病巣が同定できている場合には可及的にこれらの場所にクライオアブレーションを行うことにより，生命予後が改善できる．術中カルトマッピングで同定し心室頻拍の病巣をアブレーションすることもあるが，心拍動下で体外循環時間が長時間かかり，施行困難なことが多い．今後早期の診断が可能になる装置が開発されればさらに有用な手段となりうるものと考える．

5 拡張型心筋症（DCM）に対する自己心温存手術　177

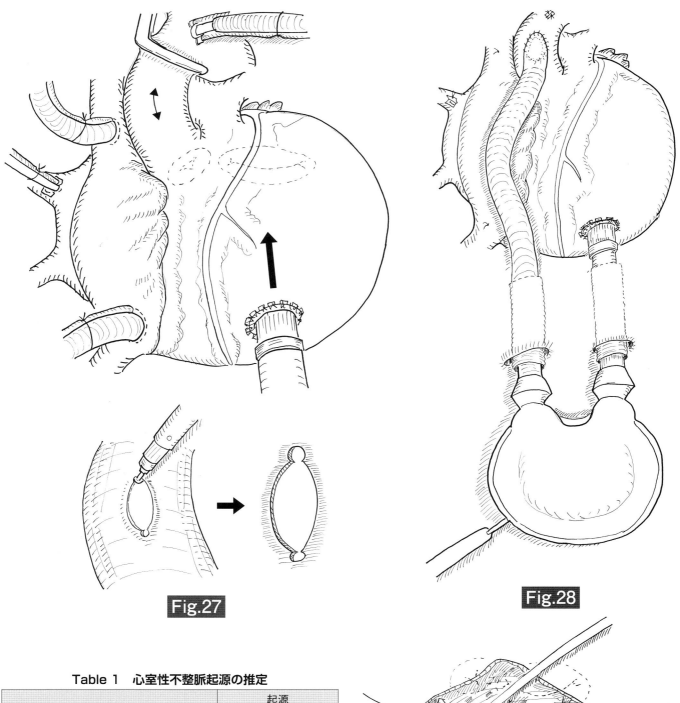

Fig.27

Fig.28

Table 1　心室性不整脈起源の推定

		起源
①脚ブロック	左脚ブロック（V₁でQS, rS）	右室あるいは心室中隔
	右脚ブロック（V₁で高いR波）	左室
②胸部誘導心電図 V₃〜V₅	R波優位	高位（心基部）
	S波優位	低位（心尖部）
③Ⅱ, Ⅲ, aVFのQRS波	上向き（陽性）（Ⅱ, Ⅲ, aVFで高いR波）	前壁, 流出路
	下向き（陰性）（Ⅱ, Ⅲ, aVFでQS, rS）	下壁, 心尖部（底部）

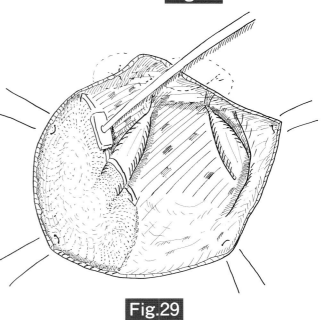

Fig.29

6 肥大型心筋症(HCM)に対する手術

　肥大型心筋症(hypertrophic cardiomyopathy：HCM)ではDCMのように心不全をきたすことはなく，まれに拡張相のHCMで心機能低下，心不全の症状を呈し，DCMに対する手術と同様の治療がなされることがある．しかしながらHCMの中で左室流出路狭窄を示し労作時の息切れや失神発作をきたしたり，安静時に50 mmHg以上の左室流出路に圧較差をきたす場合には，左室内圧上昇による致死的不整脈をきたすことがあるので手術適応になる．

　多くは左室心筋が高度に肥厚し，その中でも左室流出路の中隔肥厚が際立つものや，限局性の左室流出路の心筋肥厚が強い例で手術適応となる．

　手術は左室流出路切除と僧帽弁前尖の前方運動防止のための手技が必要となることも多い．

　体外循環は上行大動脈送血，上・下大静脈の2本脱血で行い(**Fig.30**)，左室流出路切除のためには大動脈遮断後心停止下に大動脈を切開し，大動脈弁越しに中隔切除を行う．大動脈弁葉に6-0で支持糸をおき大動脈弁葉を展開し，弁下部中隔切除を行うために右冠尖弁輪下部に5-0支持糸をおき，さらにその1cm下方の中隔心筋に支持糸を掛ける(**Fig.31**)．

6 肥大型心筋症（HCM）に対する手術 | 179

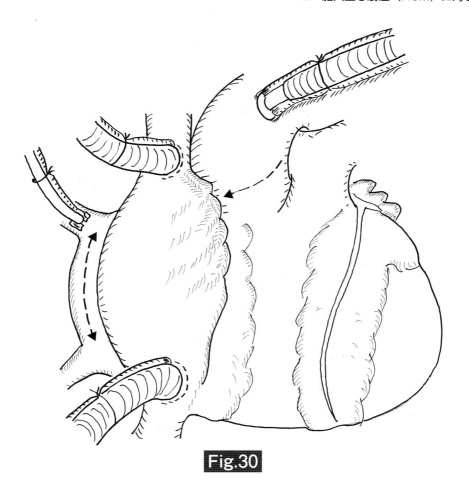

Fig.30

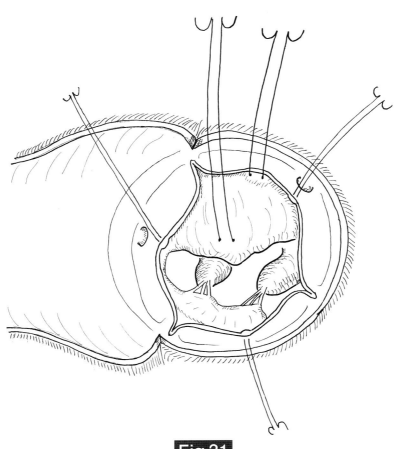

Fig.31

右冠尖-無冠尖交連部下方に存在する左脚を避けるために，右冠尖弁輪下部中央から左冠尖側へ向かい弁輪に沿って深く（約1cm）ゴルフメスを刺入する（**Fig.32a①**）．次いで長軸方向に右冠尖下部，左冠尖下部へ同じ深さでゴルフメスを刺入する（**Fig.32a②，③，Fig.32b**）．次いで弁輪下部から心筋内の支持糸を引きながら，深さ1cmで長方形に心筋切除を行い，僧帽弁の乳頭筋先端が見える位置まで切除する（**Fig.32c**）．この際右室を圧排すると中隔側が左室内腔へ突出し切除しやすくなり，突出する残存中隔心筋が存在すればさらに切除を加える（**Fig.32d**）．次いで，左室流出路切除後，収縮期前方運動を改善するために右側左房から僧帽弁の手術を行う．僧帽弁後尖のP2を切除し，スライディング法で後尖の高さを減高させ，前尖の高さにあった全周性のリングを選択し縫着する．収縮期前方運動が強く前尖の大きい例では僧帽弁置換術を行う．左房，大動脈壁を閉鎖し，体外循環を離脱する．この際に心表面エコーで左室流出路の解除，収縮期前方運動のないこと，可能であれば流出路の圧較差を測定し体外循環を離脱する．また，僧帽弁下部組織の心筋の異常筋束が存在する場合があり，僧帽弁前尖や心室中隔側に付着している場合には切除する（**Fig.32e**）．

6 肥大型心筋症（HCM）に対する手術 181

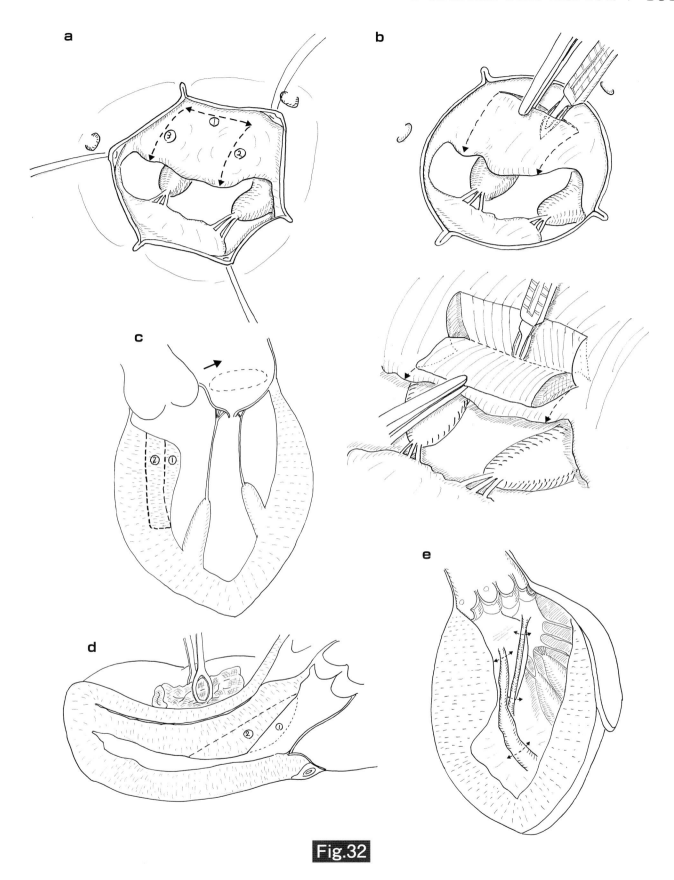

Fig.32

第 V 章

大血管の手術

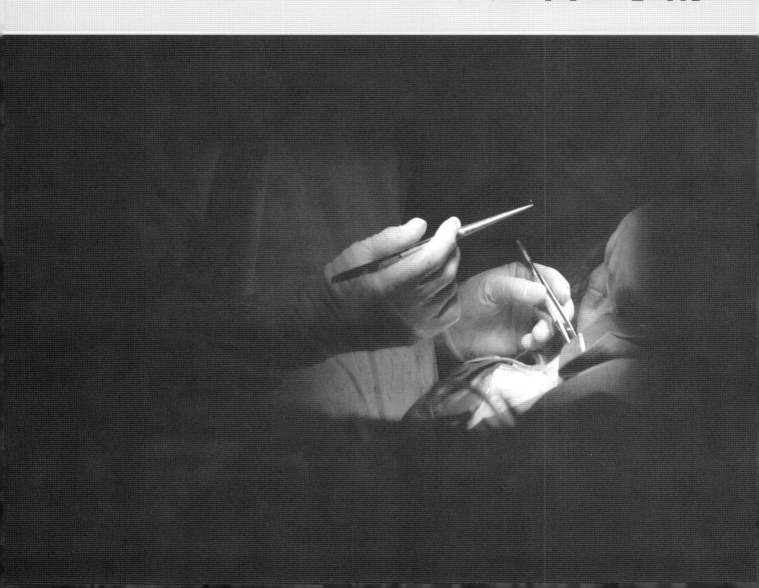

1 真性瘤

　胸部大動脈瘤の多くは無症状で経過し，胸部X線やCT検査などで偶然発見されることが多い．しかし，大きくなると場所により嗄声（弓部瘤）や胸部圧迫感などの症状が現れ，破裂すると胸腔内出血や食道，気管内への穿破により突然死することがほとんどである．そのため，無症状で破裂のリスクと手術リスクにより手術適応が決められるが，一般的には55～60 mm以上の瘤径が手術適応で，二尖弁での上行大動脈拡大やMarfan症候群では45 mm以上で手術適応とされる．最近は人工血管の開発や脳分離法の確立，25℃での循環停止手術により周術期の脳梗塞や出血の合併症はきわめて少なくなり，瘤径50 mm以上での手術適応の拡大がなされつつある．

1 上行大動脈置換術

　瘤形成の場所により3種類の術式が考えられる．

a. 大動脈基部が拡大した場合

　大動脈弁温存弁形成あるいは弁置換の基部置換術．

b. Valsalva洞より遠位側の瘤形成の場合

　上行大動脈置換術を行うが，大動脈の拡大が右無名動脈より中枢側にとどまり，大動脈遮断が可能なものでは低体温循環停止にすることなく通常の体外循環（34℃），心停止下での手術が可能である．送血は上行大動脈遠位側あるいは弓部小彎側から行い，1本脱血で開始する．

　送血部より中枢側の遮断スペースがほとんどない場合には，右腋窩動脈に8 mmの人工血管を端側で吻合して送血路とし，遮断スペースを確保する（**Fig.1**）．体外循環を開始し総流量を得た後，十分に流量を落とし，上行大動脈遠位側を遮断，吻合部との間に1.5 cm以上のスペースは必要である（**Fig.2a**）．遠位側で上行大動脈を横切開し，1 cm以上のスペースを確保し，上行大動脈の後壁側を横切開する．この際，基部置換術のときと同様に後壁側はハサミを外膜脂肪組織との間に入れて切断し，周囲の外膜脂肪組織は電気メスで止血しながら行う（**Fig.2b**）．また，肺動脈が近接しているので肺動脈を損傷しないように注意して周囲組織を剥離する．左冠状動脈主幹部を確認し，上行大動脈中枢側を離断した後，右冠状動脈入口部から1.5 cm離れて右冠状動脈周囲をトリミングし，後壁側の切開線とつながるように中枢側の横断を完了する（**Fig.2c**）．右冠状動脈は左冠状動脈主幹部より中枢側に位置するため，中枢側の大動脈切開により大動脈は斜めに切断される（末梢は横切開）．

1 真性瘤 185

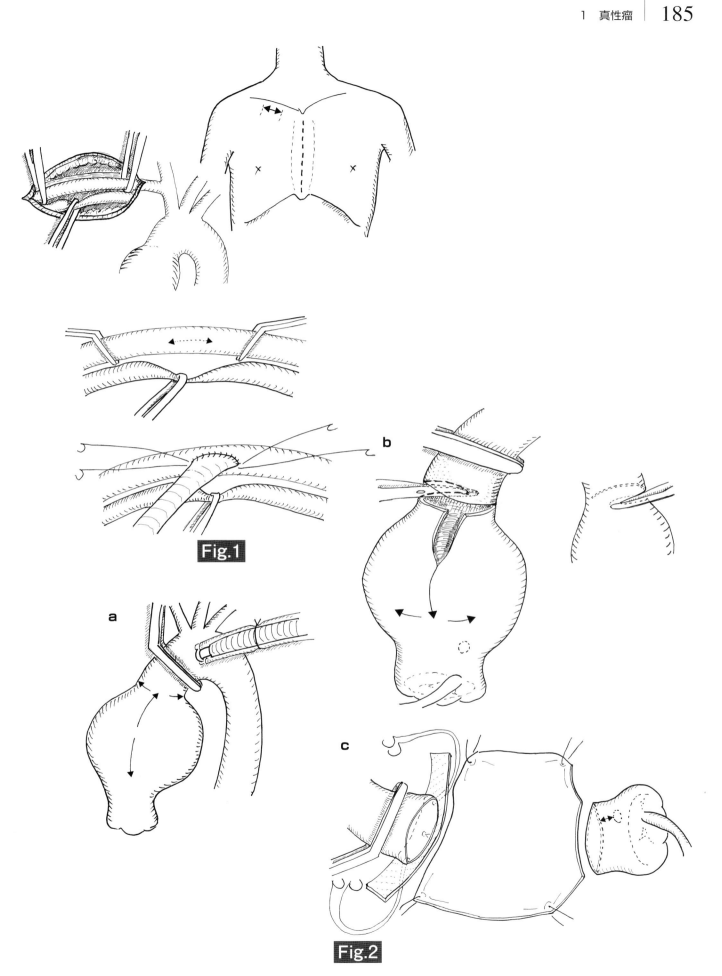

Fig.1

Fig.2

1）末梢側の吻合

　人工血管を遠位側の大動脈径に合わせて選び，外膜側に1cmのフェルトストリップを4-0撚り糸のU字縫合で3箇所固定する．人工血管は垂直に切断し縫合する．3-0モノフィラメント糸を用い，末梢側の術者からみて4〜5時方向から刺入していく（**Fig.3a**）．この際，人工血管に内から外に通し，内側の糸をまず末梢大動脈の4〜5時方向に内から外に通し，次いで人工血管を外から内の順に術者の手前方向，上行大動脈の7〜8時方向まで運針し，人工血管を下降させる．運針した糸をフッカーで締め，別の糸を用いて7〜8時方向でZ縫合を用いて結紮する（**Fig.3a**）．この糸をもう一度吻合部に回し，後壁側を縫ってきた糸と結紮する．次いで，最初の刺入点からの糸を反時計回りに連続縫合で運針していき，12時まで進んだら7時方向からの糸を時計方向に回り，結紮する（**Fig.3b**①→②→③の順に縫合）．吻合後Z縫合のマジック縫合を2〜3箇所おき，遮断を解除し，吻合部の出血がないことを確認する（**Fig.3c**）．もし，漏出があれば，プレジェット付きU字縫合で止血する（**Fig.3d**）．

2）中枢側の吻合

　その後人工血管の先端を遮断したまま心臓内へ容量負荷し，前壁側，後壁側の長さに合わせて，人工血管を斜めに切断する（人工血管の前面が長く，後壁側が短くなる）．中枢側の大動脈断端外膜側に1cmの帯フェルトをおき，末梢と同様に4-0撚り糸で3箇所固定する．次いで，遠位側の吻合と同様に術者の4時方向の人工血管から縫合を開始し時計回りに連続縫合し（**Fig.4a**），8時方向で別の糸でZ縫合し，結紮した後，4時方向の糸から12時まで連続縫合した後，8時方向の糸を時計回りに運針していく．この際も大動脈壁を内外，人工血管を外内で刺入しながら縫合していく．最後に心臓を張らせ，十分に脱気し結紮する（**Fig.4b**）．この吻合に際して，通常の連続縫合と異なる吻合法として，人工血管のヒダを2ヒダ取りながら後壁側を吻合していくと止血効果が増す（**Fig.4c**）．縫合後人工血管にプレジェット付き4-0モノフィラメント糸を用いて脱気針を立て，心筋保護液あるいは血液を注入して漏出のないことを確認する．漏出のある場合にはU字縫合で止血する．基部ベント，左房ベントから十分に脱気しながら人工血管においた大動脈遮断を解除し，体表面心エコーで心臓内および人工血管内に空気のないことを確認し，体外循環を離脱する．

c. 上行大動脈瘤が遠位側で無名動脈下の遮断が困難な場合　DVD収録：5-1

　弓部大動脈瘤と同様に25℃循環停止下で末梢大動脈遮断なしの開放での吻合手術を行う．

1 真性瘤

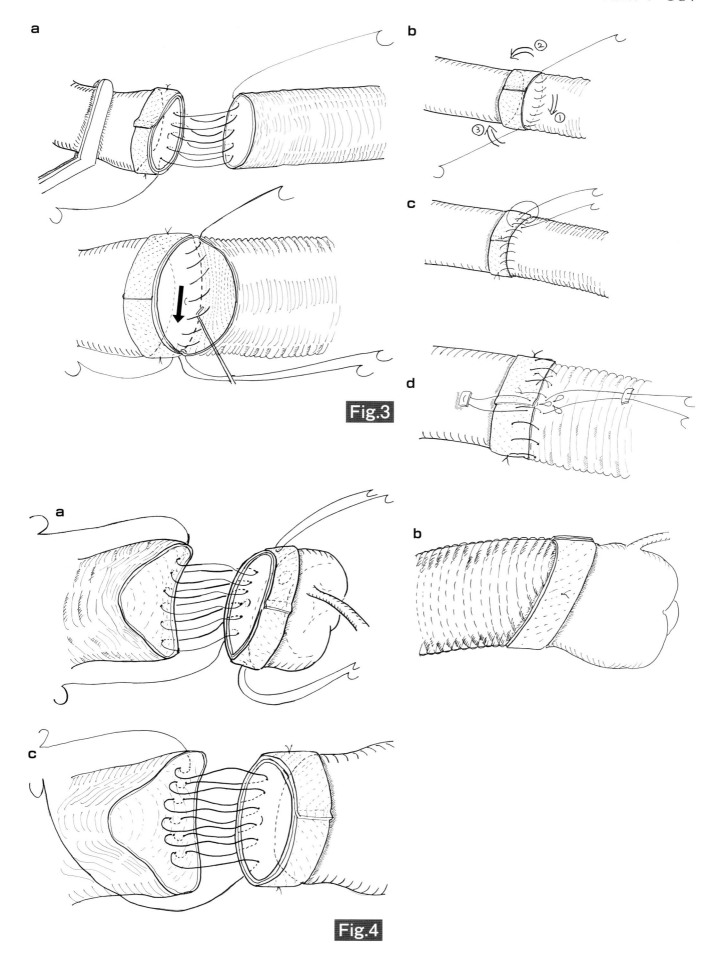

Fig.3

Fig.4

2 弓部大動脈置換術

　大動脈瘤が弓部にかかる場合には，部分弓部，全弓部とも4分枝グラフトを用いた弓部置換術が確実で早く施行できる．

　上行大動脈壁が脆くなく，内腔に異常（大動脈直接エコーでデブリや解離）のないときは上行大動脈送血を行い，右房からの2段カニューラによる1本脱血で体外循環を開始する（**Fig.5**）．その後，以前は20℃あるいはそれ以下に冷却していたが，現在では25℃で循環停止を行っても神経症状に異常が起こらないことがわかり，膀胱温25℃に冷却する．また，上行大動脈に異常がなく弁膜症や虚血性心疾患の合併のあるときには，体外循環開始後総流量が出ればすぐに大動脈遮断し，心筋保護液注入，心停止を行い，冷却する間に弁膜症手術あるいはCABGを心停止下に行う．弓部瘤単独のときには冷却の間，基部ベント挿入後脱血しながら，頸部3分枝を剝離しテーピング，さらに左房ベントを挿入する（**Fig.6a**）．頸部3分枝は術前に高度の粥腫プラークの存在するとき，あるいは疑わしいときには循環停止まで待って剝離する（術後脳梗塞のほとんどが不用意な操作での粥腫プラークの剝離，塞栓により発生する）．

　25℃になった時点で手術台を頭位下垂し，弓部分枝3本を遮断（ターニケットで遮断）し，送血遮断，脱血開放で循環停止を行う．次いで，上行大動脈遠位側を横切開離断し，大動脈の内腔を確認し，粥腫プラークを内腔に落下させないようにしながら末梢側へ剝離を進める．左鎖骨下動脈より中枢側で弓部を回る反回神経が確認できれば遊離し（**Fig.6b**），さらに末梢まで剝離を進める．不明の場合には小弯側から大動脈壁を縦切開した後に大動脈壁の外膜側の組織を遊離し，末梢へ到達する．末梢の血管の性状のよいところを探し出し，この部で末梢側を横切開，横切断する．横切断した末梢大動脈周囲に1cm幅の帯フェルトが巻けるように周囲をトリミングする（**Fig.6c ↔**）．この時点で脳分離循環を開始するために3分枝送血を行う（3分枝合計800 mL/分）．

1 真性瘤 189

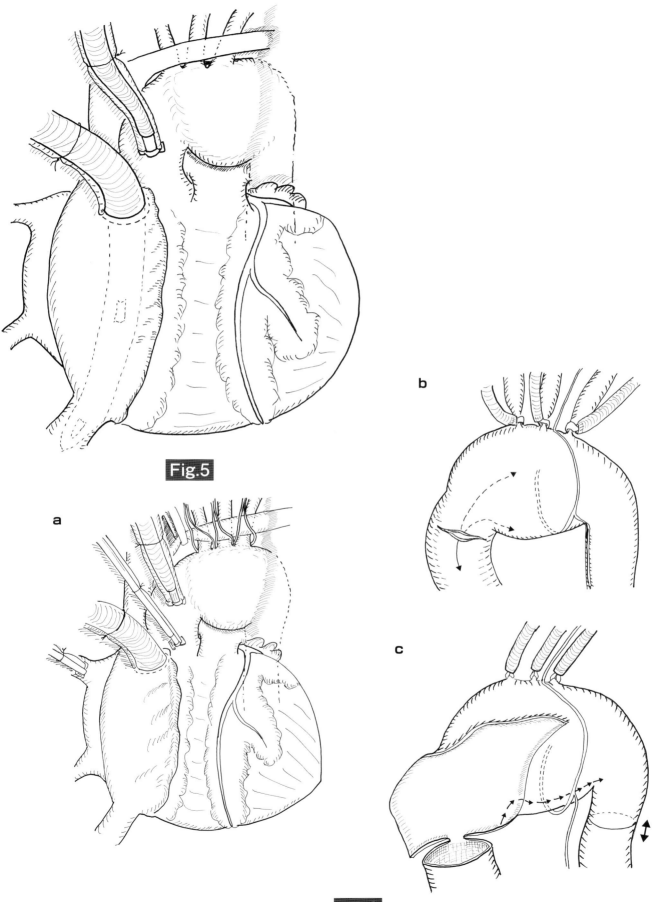

Fig.5

Fig.6

次いで，4-0撚り糸を用い10～12針のU字縫合で帯フェルトの外から大動脈内腔へ出す結節縫合を行う（**Fig.7a**）．4分枝グラフトを用意し，左鎖骨下動脈から末梢吻合部までの長さに合わせて縫い代分1cmを加えた長さで人工血管の末梢側を直角に横切断する．この人工血管末梢側に縫い代1cmのところにU字の糸を最初上下半分の位置（**Fig.7b**），次いで等間隔に掛けた後に（**Fig.7c**），人工血管を末梢断端に引き下げて結紮する．その際に大動脈壁の内膜側と人工血管内腔側が合うように，外に凸の状態になるように合わせながら結紮する（**Fig.7c**）．その後，3-0モノフィラメント糸を12時と6時方向にZ縫合で掛け結紮した後に，手前側，助手側に連続縫合で回り結紮する（**Fig.7d**）．下肢より送血を開始し，大動脈内腔に落下した可能性のあるデブリを人工血管内から噴出させ，人工血管の中枢側を遮断し，人工血管の分枝送血を行う．この時点で吻合部の漏出の有無を十二分に確認する．漏出のある場合にはZ縫合あるいは血管壁が脆い場合には帯フェルトの末梢からプレジェット付き3-0モノフィラメント糸のU字縫合で止血を行う（**Fig.7e**）．さらに周囲の剝離面の小動静脈からの出血のないことを確認しておく．この時点の止血の確認を怠ると，中枢吻合をしてからの止血は非常に困難か不可能になるため，時間をかけても止血を十分に行っておく．

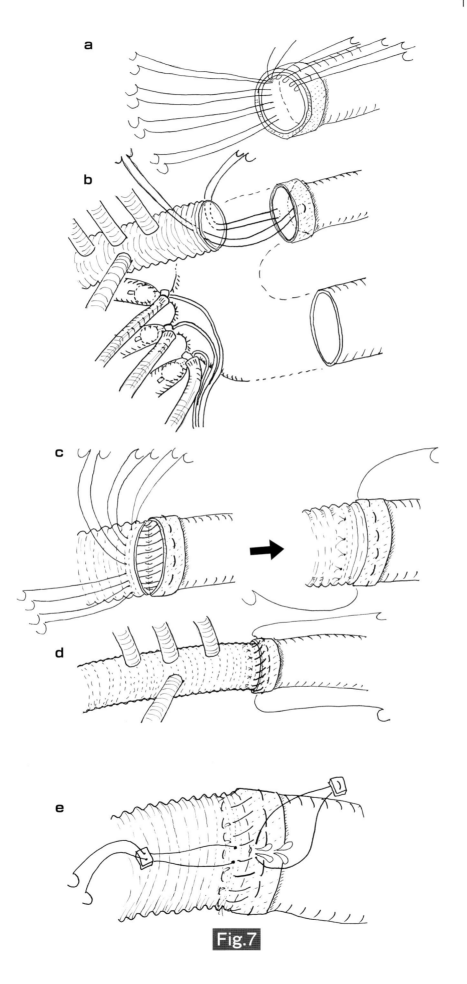

Fig.7

止血確認後，下半身送血を人工血管の分枝送血で1L/分で行い，左鎖骨下動脈を5-0モノフィラメント糸で人工血管の分枝と縫合する．分枝吻合はすべて同じ要領である．

3分枝の脳分離循環をしながら分枝の中枢側をきれいにトリミングする(**Fig.8a**)．人工血管送血により血管を張らせ，鎖骨下動脈までの距離を合わせ，人工血管の分枝中枢側を直角ケリーで遮断し，横切断する．5-0モノフィラメント糸を用いて人工血管の5時方向内外，次いでもう一方の針で鎖骨下動脈の内外，その後この針で人工血管の外→内，動脈の内→外の順に手前方向，8時の位置まで進んだら(**Fig.8b**)糸の弛みを取り，互いの血管を下降し近付け，フッカーで糸を引き緩みをなくす(**Fig.8c**)．次いで手前8〜9時の位置で他の5-0モノフィラメント糸でZ縫合し結紮し，この糸を連続縫合で1回戻った後，最初の連続縫合の糸と結紮する(**Fig.8d**)．次いで，4〜5時の位置の最初の糸を反時計回りに12時方向に向かい，連続縫合する．さらに，手前の8時の位置の糸を時計回りに縫合し(**Fig.8d**①→②→③の順)，2針手前で脳分離のカニューラを抜き，残りを縫合後，結紮する(**Fig.8e**)．結紮前に自己血管の遮断を解除し，脱気後再度遮断を行い，次いで人工血管の遮断を解除し，脱気の後結紮する．自己，人工血管の両側の遮断を解除し，縫合部の漏出の有無を確認し，出血があれば5-0モノフィラメント糸のZ縫合で止血する．この部の止血もグラフト中枢吻合後止血を確認する際に深い位置となり止血困難になるため，十分に止血確認を行っておく．止血確認ができれば人工血管の分枝送血を総流量とし，まず30℃を目標に復温を開始する(最初から37℃を目標に行うと送血温が高くなりすぎて脳障害を起こす可能性があるため，30℃になった時点で次の目標の34℃へ，その後さらに37℃への復温とする)．

次いで，左内頚動脈，無名動脈と同様の方法で分枝再建を行う．頚部3分枝吻合後人工血管中枢側を遮断し，脳，下半身へ総流量とし，上行大動脈の中枢側のトリミングを行う(この間に30℃になった時点で次の目標の34℃へ，次いで37℃への復温とする)．

1 真性瘤

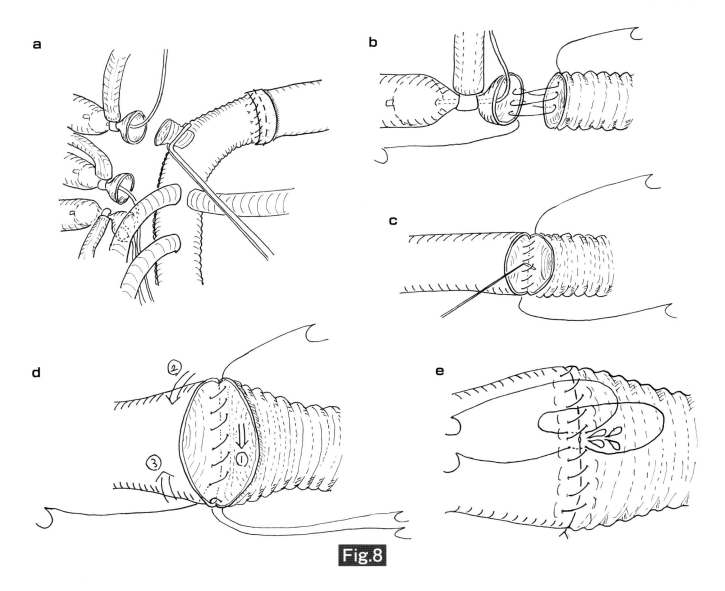

Fig.8

左冠状動脈主幹部，右冠状動脈の入口部の位置を確認し，血管の性状のよい箇所で上行大動脈を横切断あるいは人工血管が大きいときは斜めに切断する（**Fig.9a**）（人工血管が小さいときは人工血管を斜めに切断，**Fig.9b**）．次いで，上行大動脈瘤と同じ要領で中枢吻合を行う（5時の位置から術者方向へ向かい連続縫合し（**Fig.9c**①の方向），8時の位置で糸を変えて連続縫合を行う（**Fig.9d**②の方向次いで**Fig.9e**③の方向）．中枢吻合後結紮前に心臓を張らせながら脱気を行い，結紮後，一度流量を落として末梢側吻合部，左鎖骨下動脈吻合部の出血のないことを再度確認し，問題がなければ基部に立てた脱気針から脱気しながら（**Fig.9e**）大動脈遮断解除を行い，37℃で体外循環の離脱を行う．

1 真性瘤

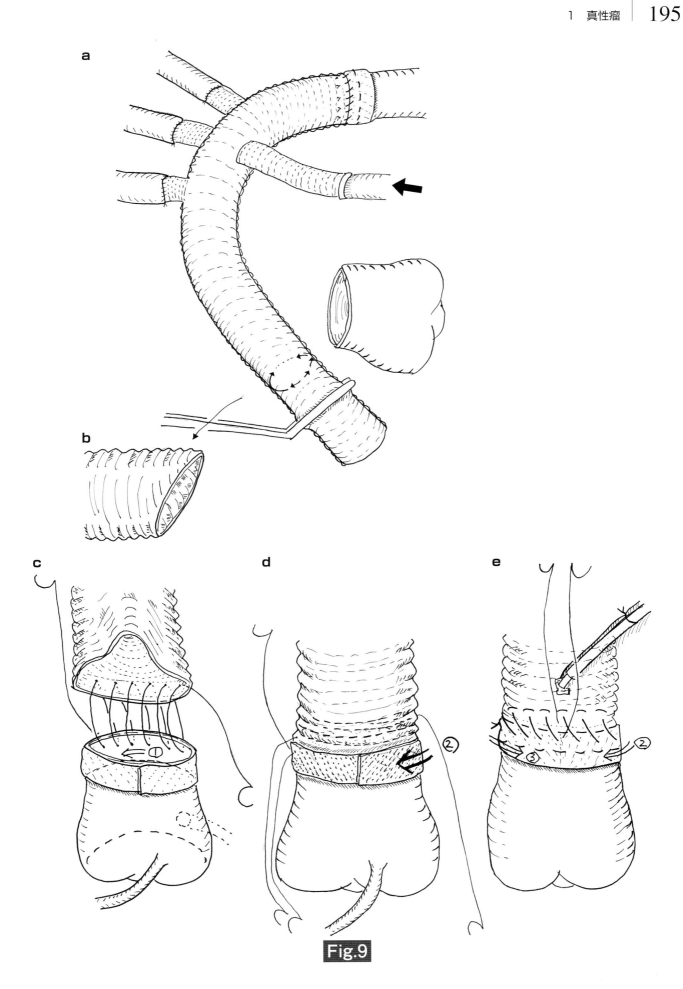

Fig.9

3 下行大動脈置換術

　胸部動脈瘤の中で下行大動脈瘤は，鎖骨下動脈から2cm以上末梢側の場合にはほとんどがステント治療の対象となり，開胸手術の適応となることは少ない．遠位弓部瘤の場合，CT上，瘤が肺動脈分岐部より末梢側に存在する場合には左肋間開胸が必要となる．右30°～40°側臥位（マジックベッド）で分離肺換気を行い，胸部下行大動脈瘤の場合には以前は鎖骨下-大腿動脈への人工血管でのバイパス作製下に瘤の中枢および末梢側を単純遮断して行うこともあったが，人工心肺の技術が発達した現在では，下半身の部分体外循環下での手術が胸部下行大動脈瘤，胸腹部大動脈瘤ではもっとも安全な補助手段と考える（p200参照）．大腿動脈送血，静脈からの右房への脱血カニューラを挿入する（Fig.10）．第4肋間開胸で到達する（Fig.11a）．瘤が大きい場合にはrib-cross法で開胸部の肋骨の上下を1～2本切離すると展開が容易になる（Fig.11b）．

1 真性瘤　197

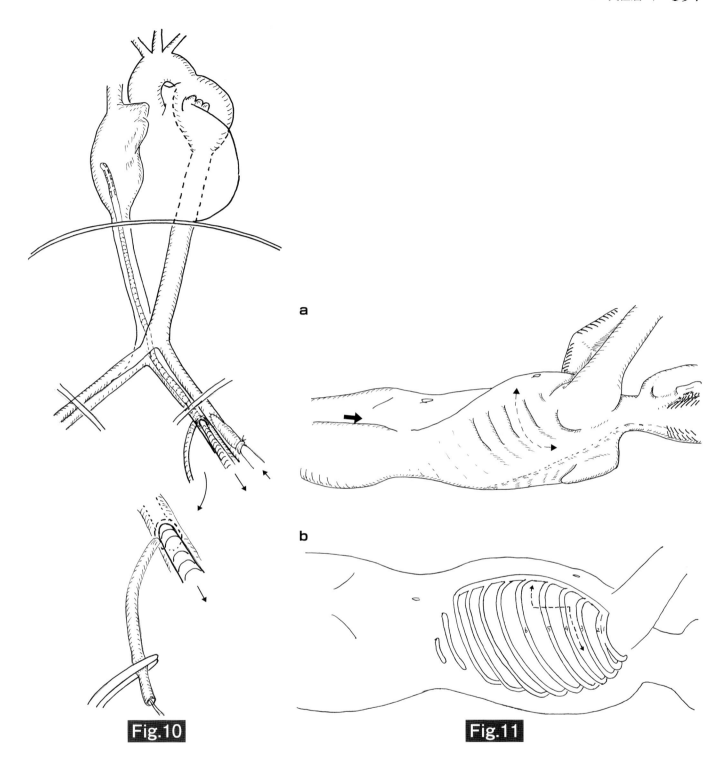

Fig.10

Fig.11

分離肺換気を行い，瘤の中枢，末梢側を剝離する．この際，背側に気管支動脈の枝や脊椎動脈の枝があるため，損傷しないように注意を要する．

　部分体外循環を開始し，流量を落とし，収縮期血圧を80 mmHg以下に低下させ，中枢側遮断，次いで末梢側を遮断する(Fig.12)．流量を戻して瘤を切開し，まず中枢側のトリミングを行い，次いで末梢側，さらに肋間，気管支動脈の出血を認める場合には4-0モノフィラメント糸のZ縫合で止血する(Fig.13a)．中枢側の大動脈径に合った人工血管を選択し，自己大動脈外膜側に外フェルトを巻き，3点をU字縫合で固定後3-0モノフィラメント糸の連続縫合で吻合する．吻合法は上行大動脈瘤の中枢吻合と同様に行うが，術者は左側に立つことが多いので，術者から見て8時方向から5時方向に向かい(Fig.13a①の方向)，後壁を縫合してからZ縫合を掛けて結紮した後に残りの8時から12時，5時から12時方向へ縫合後結紮する(Fig.13b②，③の方向)．次いで中枢側の遮断を解除し漏出の有無を確認する．漏出があればU字縫合で止血し，必要に応じプレジェットを用いる．次いで，人工血管の末梢側を遮断し，グラフトの長さを調整し，中枢側吻合と同様に，自己大動脈周囲に帯フェルトを巻いて3-0モノフィラメント糸で連続縫合する．末梢側遮断のまま人工血管の遮断をわずかに解除し吻合部から脱気，次いで人工血管を遮断し，部分体外循環を流量を落とし脱気し，結紮する．人工血管を遮断したまま吻合部漏出の有無を確認し，漏出がなければ血圧の変動に注意しながら部分体外循環の流量を調整しながら人工血管の遮断をゆっくり解除し，血圧が安定すれば部分体外循環を離脱する．

　遠位弓部瘤で前方へ大きく左開胸，rib-cross法で肋骨切離すると上行大動脈送血，右房からの1本脱血あるいは大腿静脈からの右房脱血，脱血不良であれば肺動脈脱血を加える(Fig.14)と，通常の弓部大動脈瘤と同じように25℃循環停止下に左鎖骨下動脈直下の大動脈遮断なしでの開放での吻合(脳分離循環，10〜12針の結節＋2本の連続縫合)あるいは弓部中枢側吻合後，頚部分枝再建後に復温しながら末梢側吻合を行うことが可能である．

1 真性瘤

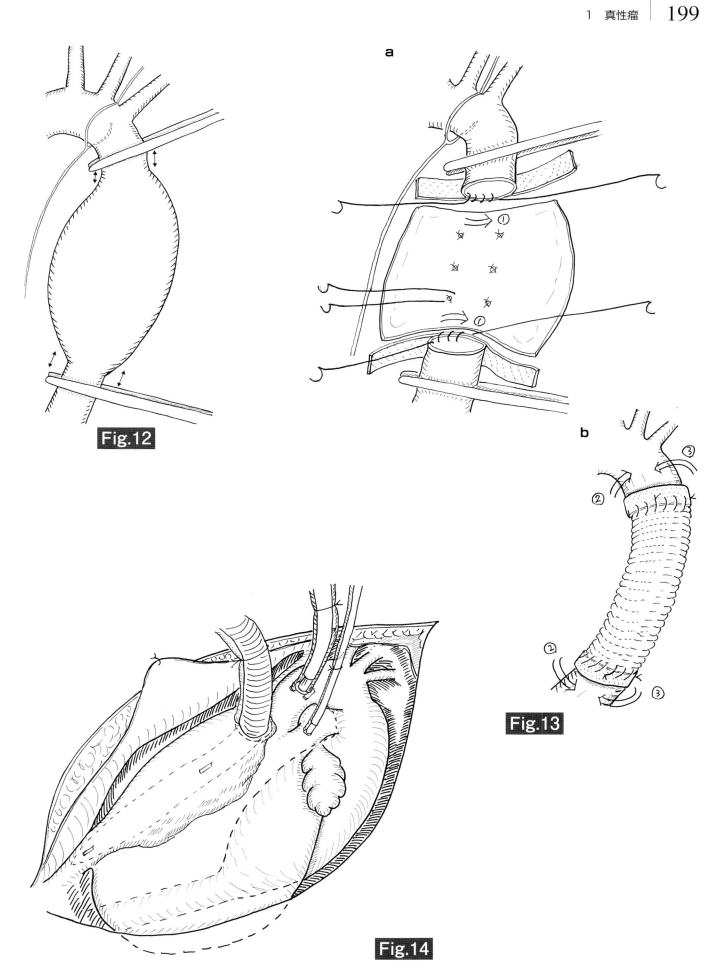

Fig.12

Fig.13

Fig.14

4 胸腹部大動脈置換術

　胸腹部大動脈瘤は弓部や腹部大動脈瘤より頻度が低いが，広範囲の手術となるため，補助循環，術中温度管理，各分枝の吻合と工夫を要し，術中からの的確な手術計画で，スムーズな手術を行うことが重要である．さまざまな工夫を行っても術後の合併症の中で対麻痺は4～20％といまだ高率であり，ステントグラフトも発展途上である．以前は20℃以下での循環停止下の手術が行われていたが，出血の合併症，臓器不全の発生が高率のため，最近では下半身部分体外循環と分節遮断により33～34℃での中程度低体温での手術が可能となり，成績の向上が望めるようになってきた．

　術前CT，ことに3D-CTの登場により，瘤の正確な把握，遮断の可否，さらにAdamkiewicz動脈の同定が80％近く可能となり，術前日からの脊髄ドレナージの併用で，対麻痺の頻度はかなり改善してきた．

a. 胸腹部大動脈置換術，下行大動脈置換術における部分体外循環

1) 人工心肺回路：閉鎖式体外循環回路
- 通常使用している開放式体外循環回路に静脈リザーバーをバイパスする回路を入れ閉鎖式体外循環回路を作製．
- 心停止，または大量出血など不測の事態に備えて閉鎖式，開放式どちらでも変更可能である．

2) カニューラ
- 脱血カニューラ：大腿静脈用カニューラ（PCPS用）
- 送血カニューラ：人工血管8 mm（大腿動脈）

3) 体外循環の指標
- 体外循環流量：総流量（$2.4\,L/分/m^2$）の1/3～1/2程度
- 体温：33.0～34.0℃
- 動脈圧：上半身80 mmHg以上（基本は体外循環前に近い値）
　　　　　下半身60～70 mmHg
- 中心静脈圧：10 mmHg前後（基本は体外循環前に近い値）
- 尿量：1.0 mL/kg/時以上

4) 部分体外循環と注意事項
①大腿動脈‐大腿静脈バイパスにて総流量1/2を目標に開放式体外循環を開始する．
②脱血が取れない場合は，脱血カニューラの位置の確認，または吸引補助脱血を使用する．
③下行大動脈遮断後，血行動態が安定したら閉鎖式体外循環へ移行する．
④吸引管などで静脈リザーバーへ帰ってきた血液は，動脈圧，中心静脈圧または肺動脈圧を確認しながら人工心肺回路から返血する．
- 上半身の血行動態の安定のために中心静脈圧または肺動脈圧の値を容量と流量で調整する．
- 上半身の血圧が上昇：脱血またはポンプ流量を上げて中心静脈圧を下げる．
- 上半身の血圧が下降：補液またはポンプ流量を下げて中心静脈圧を上げる．
- 急激な変動は，循環動態が不安定になるので気を付けること．
- 体温の低下と心電図変化に注意する．

b. 手術

　手術は，二重腔気管チューブによる挿管を行い，下行大動脈瘤と同様に，45°右下側臥位で，第5肋間からのStoneyのらせん状切開で胸部から腹部左側傍正中切開で臍下部へ切開線を延ばす（**Fig.15**，矢印は送脱血）．

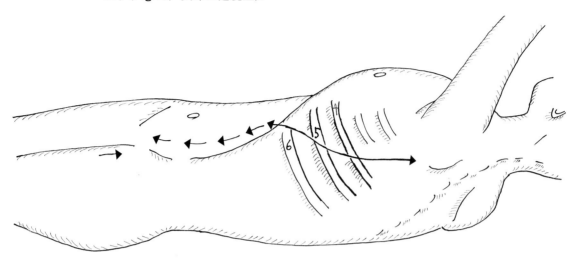

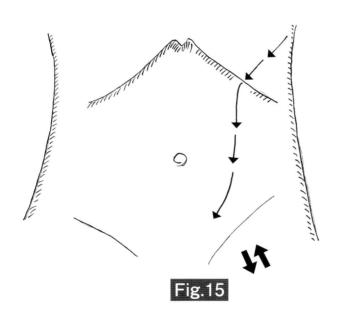

Fig.15

腹部は腹直筋の左側から後腹膜に到達し，腹腔臓器を右側へ圧排する（**Fig.16a**）．開胸後，右肺分離換気を行い，肋骨縁を切離（**Fig.16b**）し，下方の横隔膜を放射状に切開し延長し，横隔膜大動脈裂孔を切開する（**Fig.16c**）．後腹膜をさらに展開し，腹部大動脈を露出する．胸部中枢側の遮断可能な瘤上部を剝離し，腹腔動脈，上腸間膜動脈，両側腎動脈を同定剝離する．腎動脈以下の腹部大動脈の正常大動脈径に近い末梢大動脈を剝離する（**Fig.17**）．ここまでの皮膚切開から分枝剝離の間，小動静脈の出血を十分止血しておくことが，術後の止血操作を素早く行うために重要である．

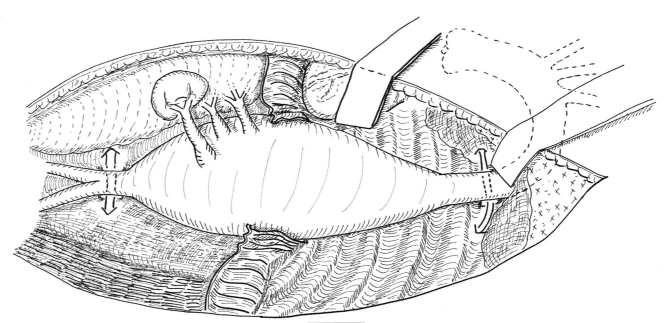

Fig.17

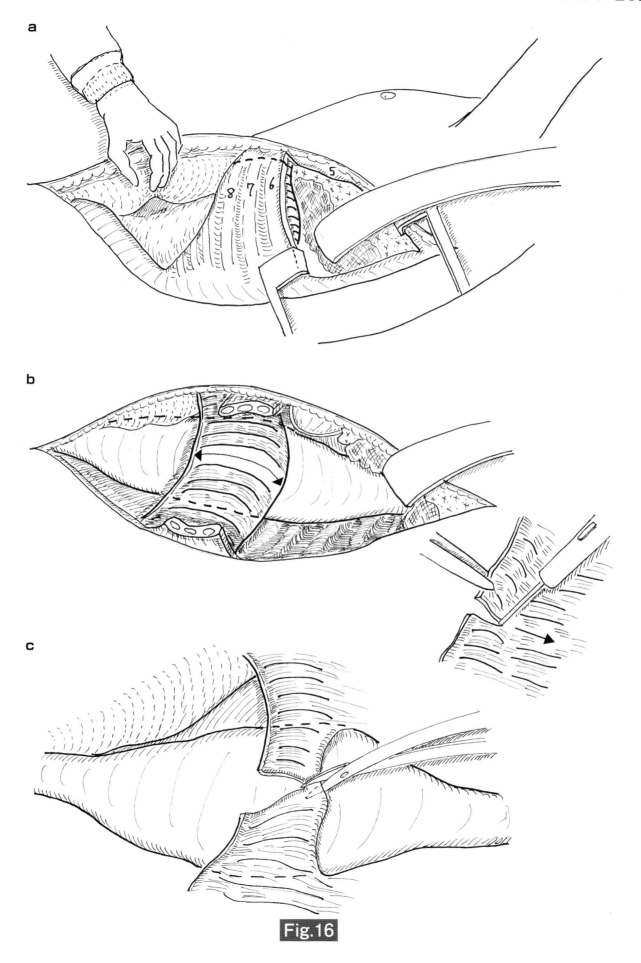

Fig.16

下半身の部分体外循環のため，下行大動脈置換術の部分体外循環と同様に大腿動脈に8mmのグラフトを縫着し送血，大腿静脈から右房への脱血チューブを挿入する．

　麻酔科医，臨床工学技士と十分に打ち合わせを行い，上半身の圧を80mmHg以上，下半身の圧を60～70mmHgに保つように脱血量をコントロールし，33℃になれば，心拍動下に大動脈中枢側を遮断し，分節遮断を行うために，中枢吻合に必要なスペースで瘤を遮断する際に下半身の流量を十分に落とし，第7胸髄動脈(Th7)より中枢側で大動脈を遮断する．流量を戻し，瘤を切開し，Adamkiewicz動脈より中枢側の脊髄動脈の出血，気管支動脈の出血を4-0モノフィラメント糸のZ縫合で止血する．腹腔動脈までの距離を確認し，Coselli胸腹部グラフトの中枢側をトリミングする．中枢吻合は上行大動脈瘤の場合と同様に外側にフェルトを巻いて，3-0モノフィラメント糸2本で吻合する．マジック縫合を数箇所置いて，中枢側の遮断を解除，人工血管末梢を遮断し，吻合部の漏出を確認する．また，この時点で中枢側剝離面の周囲組織からの出血があれば十分な止血を行う(**Fig.18**)．

　遮断鉗子を腹腔動脈のすぐ中枢側へ移し，切開した瘤を延長しさらに開き，Adamkiewicz動脈の第7胸髄～第2腰髄動脈(Th7～L2)までの部で術前同定できたものを確認し，8mmグラフトで吻合する(**Fig.19a**)．グラフトの内とAdamkiewicz動脈周囲の血管壁の内膜側が内-内に合うようにスパゲティ付き4-0モノフィラメント糸でU字に4点を大動脈壁の外→内，人工血管の内→外で結紮固定した後に(**Fig.19b**)連続縫合を行い，人工血管を縫着する(**Fig.19c**)．場合によっては周囲の大動脈壁をボタン状にトリミングし吻合する．これらの吻合の際にはAdamkiewicz動脈内にプルットカテーテルを挿入することにより動脈からの出血のコントロールができ，少量(10～20mL/分)灌流しながら吻合を行うことができる(**Fig.19b**)．2～3対を吻合した後に長さを調整し，Coselliグラフトに5-0モノフィラメント糸で吻合する(**Fig.19d**)．

1 真性瘤 205

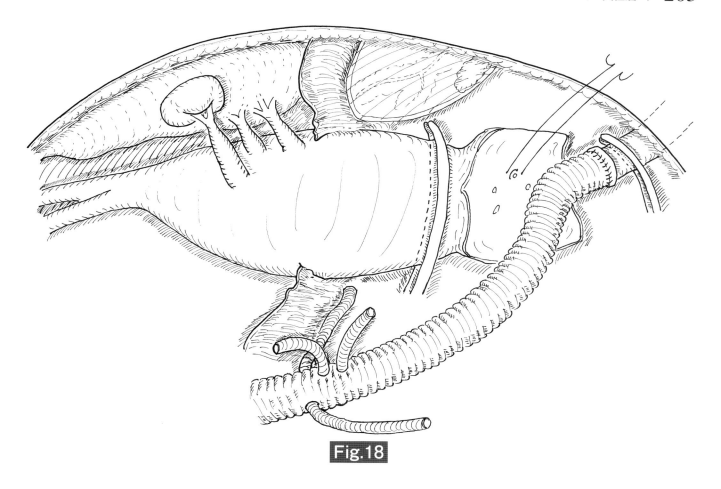

Fig.18

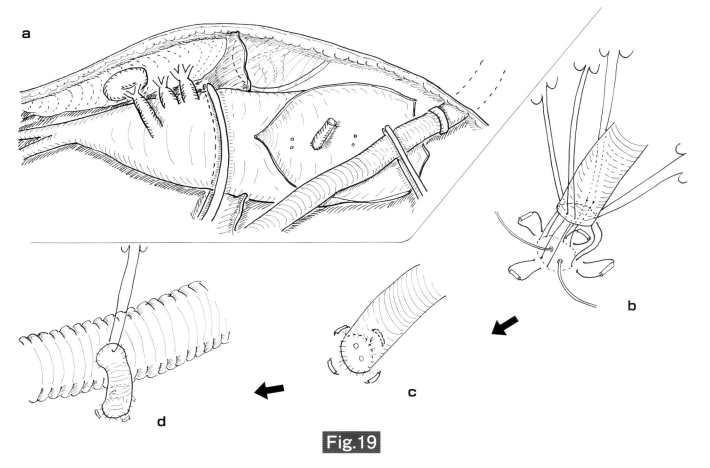

Fig.19

次いで，遮断鉗子を腎動脈の直上あるいは下に移し，腹腔動脈，上腸間膜動脈再建のため，Coselli グラフトの分枝のグラフトの長さを合わせ，中枢側を直角ケリー鉗子で遮断し，5-0モノフィラメント糸で吻合する．吻合法は弓部3分枝の吻合と同様に各動脈への枝送血をしながら行うが，視野はよいので確実に吻合を行う．腹腔動脈と上腸間膜動脈の間が広い場合には上腸間膜動脈直上で分節遮断（末梢側の遮断）を行い，腹腔動脈を吻合し続いて遮断鉗子をずらし，上腸間膜動脈を吻合する（**Fig.20**）．最後に腎動脈を吻合するが，左腎動脈は後腹膜アプローチにより，右側に偏位させているため，右腎動脈をまず吻合後，左腎の位置を元に戻したときに合う長さと方向の調整を行って（少し長めになる）吻合する（**Fig.21a**）．

　これらの吻合の後，最後に腹部大動脈末梢側の吻合を自己血管外膜側に帯フェルトを巻いて行う（**Fig.21b**）．

　各吻合部，剥離面周囲，ことに再建していない脊椎動脈からの止血を十分に確認し，分離体外循環の流量を調整した後，体外循環を離脱する．

　各分枝は吻合中も弓部分枝再建のときと同様に，灌流用のチューブを入れ分枝動脈の灌流を行いながら吻合する．腹部分枝の場合には1本につき 150〜200 mL/分で，4本で 600〜800 mL である．

　また，分離体外循環中脱血不良の場合には，下肢からの脱血管の位置をずらすか肺動脈へ新たに脱血管を挿入する．また，脱血ベントが必要なときも左心耳からより肺動脈からのほうが容易である．

　体外循環離脱後，プロタミンでヘパリンを中和し，剥離面の止血を十分に行い，左腎臓を戻し，後腹膜を閉鎖，横隔膜は吸収糸で縫合する．

　Stoney 切開後の肋骨切離部をワイヤーで閉鎖し，皮下を結節縫合した後，皮膚縫合を行う．

　術後の脊髄ドレナージは 10〜15 cmH_2O で行い，術後 48〜72 時間で抜去する．

1 真性瘤 207

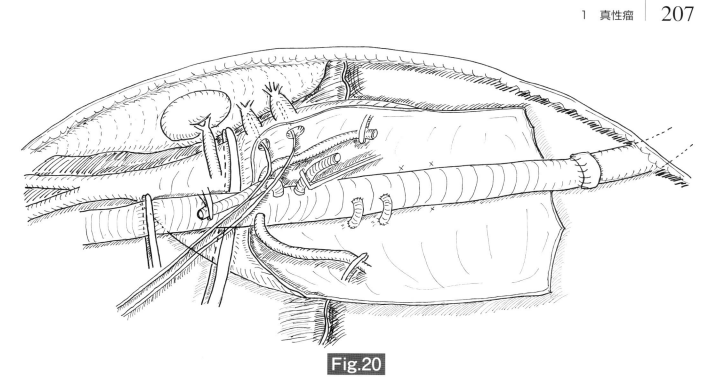

Fig.20

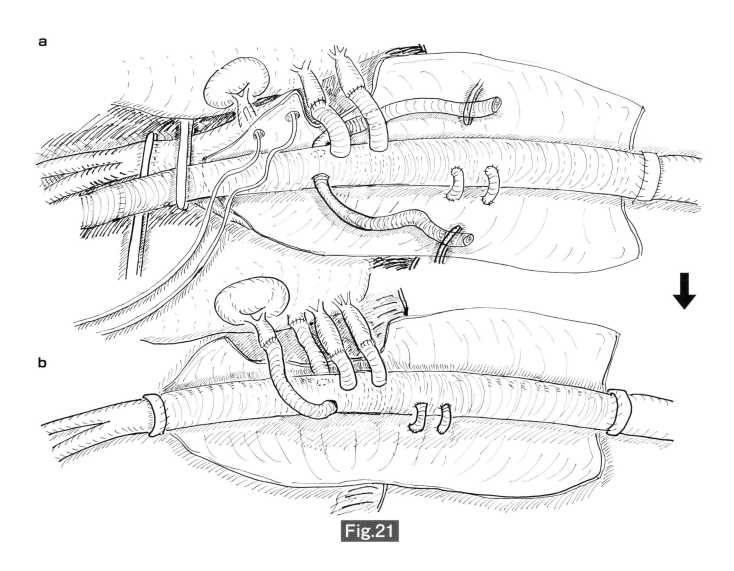

Fig.21

2 解離性大動脈瘤

解離性大動脈瘤は突然の発症で緊急入院になることがほとんどで，エントリーの場所により手術適応が異なる．

1 Stanford type A（A型解離） DVD収録：5-2

発症は種々の病態があり，診断までに時間がかかることがあるが，一般的には発症後1時間で1％の死亡率といわれ，1日経過すれば24％の死亡率となるため，緊急連絡を受ければ可及的速やかに手術態勢を整えるべきである．A型解離は救命手術で通常エントリー閉鎖のため，エントリーの場所により上行大動脈あるいは弓部置換術となり，基本的な手術手技はこれらの待機手術法と同様であるが，送血の工夫，解離腔の処理を行う必要がある．

術前の多臓器合併症として頚部分枝の解離による脳梗塞，基部から冠状動脈に及ぶ解離での心筋梗塞，心停止，さらに腹部主要分枝の虚血による腸管壊死や腎障害などの場合にはエントリー閉鎖に加え，あるいは先立って分枝再建が必要となる．脳梗塞で発症した場合には頚部分枝に解離が及んでおり，入院時に意識障害が強く散瞳の改善がない場合には手術適応の可否が問題となる．冠状動脈までの解離後に心室頻拍，心室細動を起こした例ではPCPS下の処置が必要となることもある．

一般的なA型解離の手術法としては，送血は通常右腋窩動脈が可能で（**Fig.22a**），両側腋窩動脈からの送血が必要となる場合もある．急ぐ場合には開胸後左室心尖部送血も有用である（**Fig.22b**）．開胸時，心嚢液が大量に貯留している場合には一気に心嚢膜を開くと血圧の急激な上昇による解離性大動脈瘤破裂の可能性があるため，血圧を低めにコントロールしながら心膜切開を小さく行い，ゆっくりと心嚢液を排出させ，血圧の上昇をコントロールすることが必要となる（**Fig.23**）．脱血は通常右房からの1本脱血が可能なことが多いが，ショックに近い場合には開胸前に大腿静脈から脱血管を右房へ挿入後開胸を行う．体外循環開始後総流量が出れば冷却しながら右上肺静脈から左房経由で左室へのベント挿入を行い，逆行性心筋保護液用のカテーテルを右房から挿入し，さらに頚部分枝の剝離を行う．冷却後心室細動になった時点で左房ベントを開け，左室の容量負荷をとりながら膀胱温25℃で循環停止を行う．

2 解離性大動脈瘤 | 209

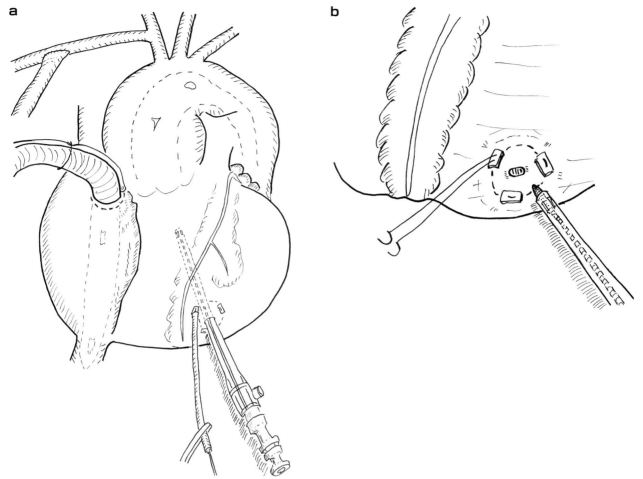

Fig.22

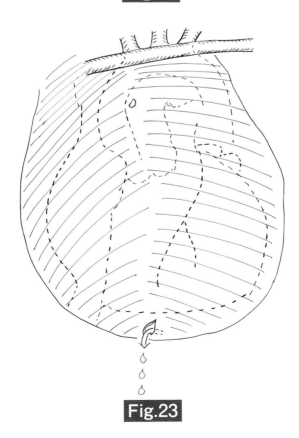

Fig.23

循環停止後，上行大動脈を切開後エントリーの位置を確認し，上行大動脈エントリーの場合（Fig.24a）には解離腔を含めて上行大動脈の遠位部，近位部をトリミングし，頸部3分枝送血を行いながら，遠位側の解離の状態を確認する（Fig.24b）．次いで遠位側から内膜側に1cm幅にトリミングした人工血管または帯フェルト，外膜側に帯フェルトを置いて3点固定後（Fig.24c），外から内へのU字の結節縫合10～12針（Fig.24d, e）で人工血管の遠位側を吻合し，連続縫合を追加する．送血をグラフト1分枝から行い，漏出の有無を確認する．漏出があればプレジェット付きU字縫合で止血する．中枢側には解離腔内にバイオグルー外科用接着剤（センチュリーメディカル社）を少量注入し，内外膜を圧着させる（30秒～1分間）．この際，バイオグルー外科用接着剤が自己血管内腔に落ち込まないように小ガーゼを内腔に挿入し，十分注意する．次いで内側に8mm，外側に10mmの帯フェルトをおき，3点をU字縫合で固定後（Fig.25a），遠位側を吻合した人工血管の末梢を遮断し，長さを調整後3-0モノフィラメント糸2針で連続縫合を行い吻合する（Fig.25b）．

　末梢側吻合し，分枝送血を行い始めたら25℃から30℃まで復温を続けながら近位側の吻合を行い，30℃に復温された後に34℃，その後37℃と復温する（急に25℃から37℃に短時間で復温すると脳障害を起こす恐れがあり，最低でもまず25℃から30℃に復温後に37℃に復温する）．また，中枢吻合部を結紮する前に脱気を吻合口から十分に行い，結紮する．さらに，人工血管に基部ベントをおいて十分脱気し，基部からこのベント針を通じて温血液灌流を行う．1～2分間の温血液灌流の後，遮断解除し，血圧が安定した時点で体外循環を離脱する．バイオグルー外科用接着剤の開発により，止血に難渋する例は少なくなった．

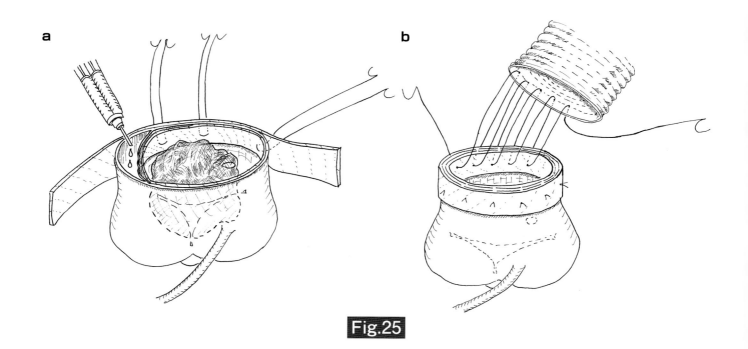

Fig.25

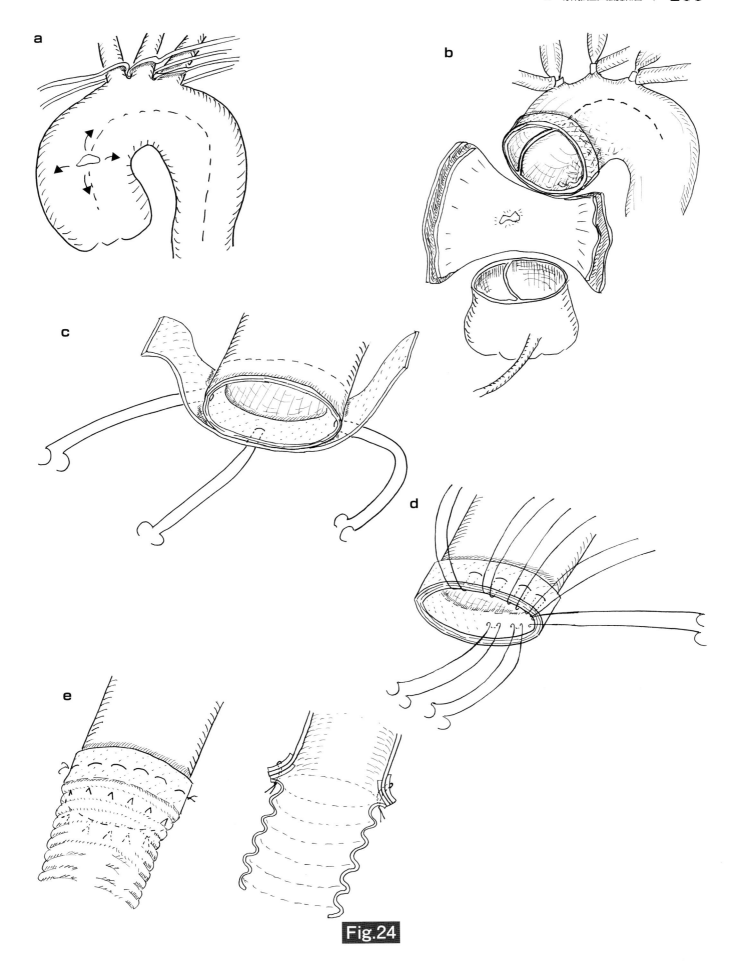

Fig.24

弓部にエントリーが及ぶ場合（Fig.26a）には25℃循環停止後弓部遠位部をトリミングし，4〜5cmの長さにトリミングした人工血管を内腔側に，さらに外膜側に帯フェルトを置きU字で合わせた後に（Fig.26b），10〜12針のU字の結節縫合後人工血管を縫着，連続縫合で止血し，グラフト送血にて吻合部の止血を確認する（Fig.26c）．その後は待機手術での弓部置換術と同様に3分枝再建を行い，中枢側の吻合を行う．左鎖骨下動脈の解離で左鎖骨下動脈の分枝再建が困難な場合には直接左鎖骨下で鎖骨下動脈を露出し，8mmないし10mmの人工血管を用い端側で吻合した後に，鎖骨下動脈中枢側をプレジェット付き4-0モノフィラメント糸で縫合閉鎖する（Fig.27）．

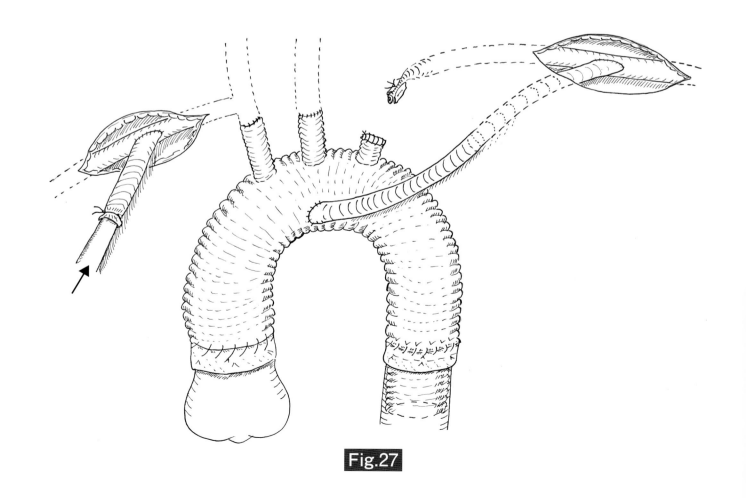

Fig.27

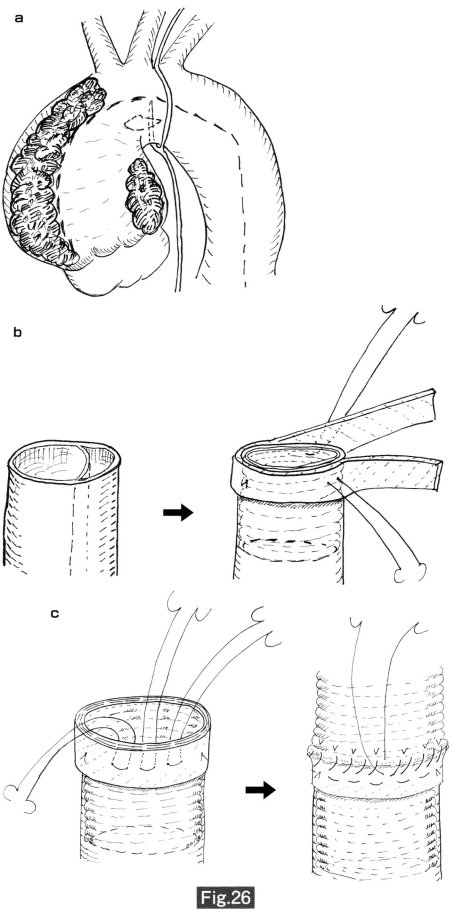

Fig.26

基部解離の場合にはBentall手術あるいはDavid手術を行う．冠状動脈解離の場合には解離腔を正常部までトリミングし，長さが必要な場合には大伏在静脈グラフトで延長し，グラフトに吻合する．腸管虚血のために上腸間膜動脈の再建が必要な場合には，開腹後，腸の虚血の有無を確認し，小腸の虚血が明らかであれば，Treitz靱帯を切開して（**Fig.28a**）上腸間膜動脈を露出し，解離のないほうの腸骨動脈から大伏在静脈グラフトを用いて上腸間膜動脈へのバイパスを行う（**Fig.28b**）．術前腸管虚血が明らかな場合には体外循環前に行う．

　入院時，下肢虚血が明らかな場合には体外循環前に大腿動脈に8～10 mmの人工血管を縫着し，体外循環中に下肢への灌流を行いながら上行あるいは弓部の処置を行う．解離のエントリー閉鎖終了後も大腿動脈の拍動が微弱なときには上行大動脈グラフトから10 mmの人工血管で1側の大腿動脈バイパスを追加し，必要に応じてこの10 mmの人工血管から非解剖学的経路で対側大腿動脈へのバイパスを8 mmの人工血管で行う（**Fig.29**）．

2 解離性大動脈瘤 215

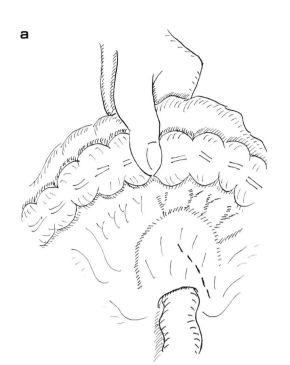
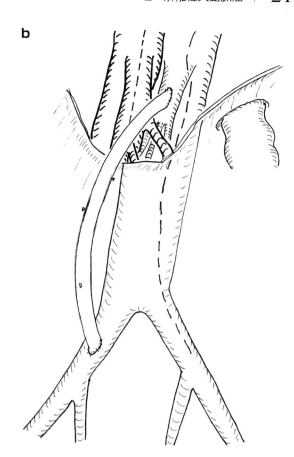

Fig.28

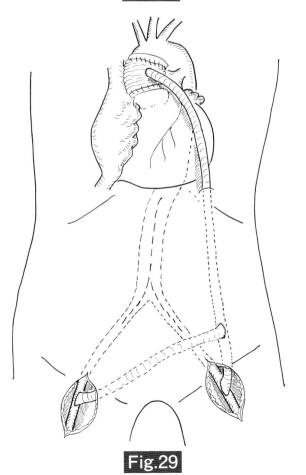

Fig.29

2 Stanford type B（B型解離）

　急激な背部痛で発症することが多く，降圧療法が必要になり，CTで診断がつけばB型解離のプロトコール（Table 1）に従って治療を開始し，リハビリテーション，検査を行う．初期はベッド上安静，降圧療法，鎮痛治療が主体になり，初期治療が奏効しない場合や発症後の降圧療法がされていない場合には瘤の拡大が起こり，55 mm以上になれば手術，あるいはステント治療の適応になる．近年では早期治療に解離腔閉鎖のためのステント治療も試みられることがある．また，B型解離からの逆行性解離により上行大動脈の解離が拡大すれば早期手術の適応となり，末梢側にelephant trunk（人工血管）の挿入による弓部置換術となる（Fig.26bの人工血管を5〜6 cm長く入れる）．

　慢性期の手術では，弓部置換の場合にはフラップを2〜3 cm切除して解離腔を残した二重腔での遠位側吻合を行う（Fig.30）．

Table 1　急性大動脈解離（Stanford type B）リハビリテーションプログラム（標準・長期）[葉山ハートセンター]

病日 標準	病日 長期	運動負荷試験	活動，排泄	清潔	画像診断	検体検査	降圧治療
1	1	安静	床上安静 head up 30°	部分清拭（介助）	胸部X線 心エコー 造影CT TEE	○	持続静注
2	2						
3	3	head up 90°	head up 90°	全身清拭（介助）	胸部X線，CT	○	内服
4	4						
5	5	端坐位	端坐位	足浴，床上洗髪，歯磨き，洗面髭剃り	胸部X線	○	
6	6						
7	7	立位	ホータブルトイレ		胸部X線，CT（CE）（TEE）	○	
8		室内歩行	室内トイレ				
9	12	160 m	病棟内自由	自己清拭洗髪（浴室介助）	（胸部X線）	（○）	
10							
11	15	240 m	院内自立	下半身シャワー 洗髪介助	（胸部X線）	○	
12							
13	17	400 m		全身シャワー	（胸部X線）	（○）	
14							
15	21	階段昇降 リハビリ室で運動		入浴	血管造影（MRI）（CT）	○	

〈ステップアップの方法，基準〉
①医師が標準，長期コースを選択し，運動負荷試験実施予定日にスケジュール記載後に負荷試験を開始する．
②運動負荷試験では試験前，直後に血圧や自覚症状の有無をチェックする．
③疼痛が持続した場合，負荷試験で血圧が30 mmHg以上上昇した場合は次のステージに進行しない．
④安静時の降圧目標は100〜120 mmHgとするが，150 mmHg以下であればステージを進めてよい．
⑤③，④の基準をクリアした場合は実施者確認欄にサインをする．クリアしなかった場合は，3分後に血圧を再チェックする．
⑥胸水が出現した症例は，胸部単純X線で毎日経過を追うが，増加が著明でない限りステージを進めてよい．
⑦検体検査では血算，肝腎機能，電解質のほか，CRP，FDPも頻回にフォローする．
⑧疼痛の持続する例，瘤径の拡大する例，臓器虚血の疑われる例ではできるだけ早期に血管造影を施行する．
＊発症前より歩行能力の低下や他心臓疾患を合併している症例の活動に関しては，医師の指示やリハビリでの歩行評価によって検討し設定する．

標準コースの適応	長期コースの適応
①最大短径4 cm以下 ②偽腔閉塞型では潰瘍様突出像（ULP）を認めない ③偽腔開存型では真空が1/4以上 ④播種性血管内凝固（DIC）の合併がない	①適応外の病型 ②重篤な合併症の存在（例：臓器虚血） ③再解離

TEE：経食道心エコー，CE：体表面心エコー．

2 解離性大動脈瘤 217

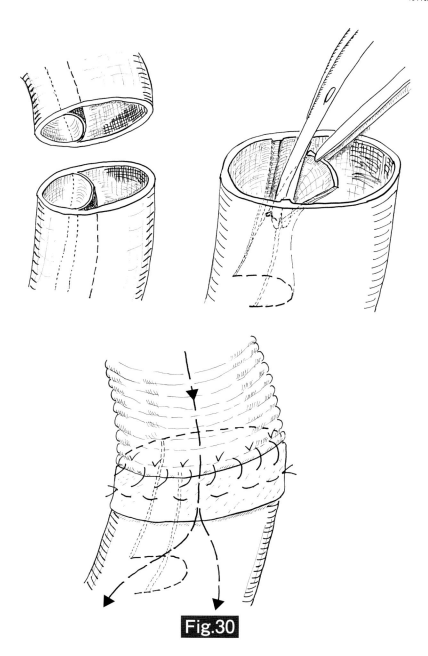

Fig.30

3 腹部大動脈瘤

　腹部大動脈瘤はステントの発達によりステントグラフトが多用されるが，ステントが困難な場合には開腹あるいは後腹膜経由での手術となる．また両側腸骨大動脈瘤や腎動脈近位部までの瘤形成の場合には手術となる．

1 腎動脈直上遮断の場合(Fig.31)

　開腹にて腎静脈をテーピングし，直下の腎動脈上の腹部大動脈の剝離を行う(Fig.32)．次いで左右の腎動脈を剝離，テーピングし，瘤の遮断部位である腎動脈より中枢側が遮断可能になるまで剝離する．その後両側総腸骨動脈，必要に応じて内外腸骨動脈の剝離，テーピングを行う．ヘパリン0.1 mL(100 U)/kgを静脈内投与し，腎動脈中枢で大動脈遮断を行う．次いで，腸骨動脈を遮断して瘤を触診し，拍動がないことを確認してから，両側腎動脈を遮断，瘤を切開する(Fig.32)．内腔の粥腫，血栓を除去し，出血のある椎骨動脈を4-0モノフィラメント糸のZ縫合にて止血する(Fig.33)．中枢側を腎動脈下で離断，トリミングし両側腎動脈にマリアブルカテーテル(富士システムズ社，中心循環器系閉塞用血管カテーテル)を挿入し，4℃の冷却食塩水を5 mL/分(300 mL/時)で灌流を開始する(Fig.33)．

3 腹部大動脈瘤 | 219

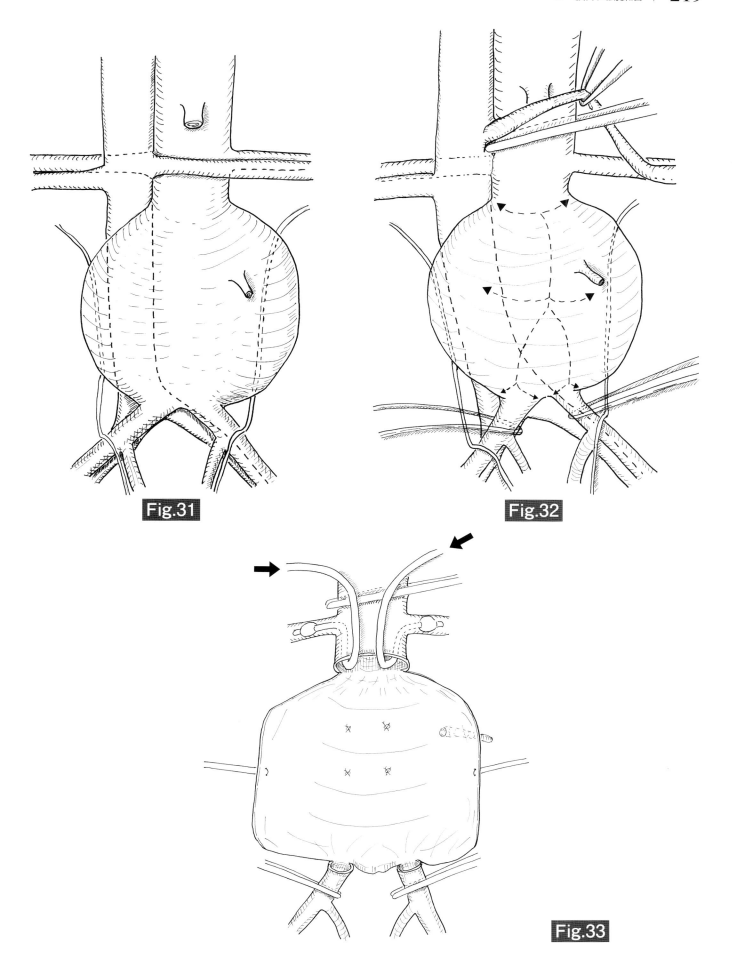

Fig.31

Fig.32

Fig.33

グラフトのサイズを選択し，中枢側自己大動脈の周囲に10 mm幅の帯フェルトを3点固定し，グラフトをYの脚から3〜4 cmのところでトリミングし，5時方向から8時方向まで3-0モノフィラメント糸で連続縫合する(Fig.34)．吻合法は遮断した胸部瘤末梢吻合と同様に術者の5時方向から，自己大動脈の内→外，人工血管の外→内で術者方向に進み(Fig.34太矢印方向)，8時方向で別の糸でZ縫合を加えて結紮し，5時から反時計回りに12時まで，8時から時計回りに12時まで進んで，結紮前に腎動脈への灌流カテーテルを抜去し，結紮する．中枢側遮断を解除し，脱気の後，人工血管末梢を遮断し，漏出の有無を確認する．止血が必要な場合にはプレジェット付き4-0モノフィラメント糸のU字縫合で止血する．ことに粥状硬化の強い瘤壁は脆いこともあり，十分な縫い代を取って確実に止血する．中枢吻合部の止血を確認後，人工血管を張らせて腸骨動脈までの長さを確認し，右側の脚をトリミング(直角に離断)し，5-0モノフィラメント糸で腸骨動脈と吻合する．この際，腸骨動脈壁が脆いこともあり，可及的に正常に近い大動脈壁まで自己大動脈壁をトリミングしておくことが重要である．吻合後血圧低下に注意しながら吻合した人工血管の脚を開く．血圧低下の著しいときには再度遮断し，昇圧薬の投与を行い，再度遮断をゆっくり解除する．次いで左側の脚を後腹膜から尿管後面に誘導し，同様に5-0モノフィラメント糸で腸骨動脈と吻合する(Fig.35)．両側脚の遮断解除後両側大腿動脈の触診，下肢末梢のサチュレーションモニターの波形を確認し，異常がなければ吻合部の止血を確認した後にプロタミンを投与中和した後にグラフトの一部を瘤壁で閉じ，後腹膜を閉鎖し，閉腹，閉創する．もし，下肢末梢のサチュレーションモニターの波形が術前より低下していれば，瘤内デブリによる塞栓の可能性があり，大腿動脈からFogartyカテーテル(エドワーズライフサイエンス社)を挿入し血栓除去，あるいは造影検査が必要である．

2 腎動脈下遮断の場合

腎動脈下部で遮断が可能な瘤の場合は，腎動脈からの距離が2 cm以上ある場合で瘤切除後大動脈瘤壁の一部を利用して中枢吻合を行わなければならないこともあるが，通常粥腫の強くない大動脈壁で吻合することが重要である．瘤壁の一部で吻合せざるを得ない場合には，外フェルトを置いた後に後壁側を4〜5針のU字で吻合後さらに連続縫合を追加し，二重に吻合すると止血操作に難渋することはなく，前壁方向へは3-0モノフィラメント糸の連続縫合の1層で縫合する．中枢吻合後の末梢吻合は腎上部遮断の場合と同様である．

内腸骨動脈再建の場合には，内腸骨動脈の遮断が困難なときにはバルーンを用いて内腔から閉塞後8 mmグラフトあるいはY-Yグラフトでの吻合を行う．

3 後腹膜アプローチ

開腹術の既往がある場合や上腸間膜動脈近くで遮断が必要な場合には，胸腹部瘤と同様な後腹膜アプローチが有利である．胸腹部瘤と同様に傍腹直筋切開で腹直筋左側から後腹膜を用手的に剥離すると腎動脈周囲が展開される．左右側腸骨動脈をテーピングした後，開腹の吻合と同様な方法でYグラフトを移植する．右外腸骨動脈の剥離に際し，右側傍腹直筋切開を追加する場合もある．

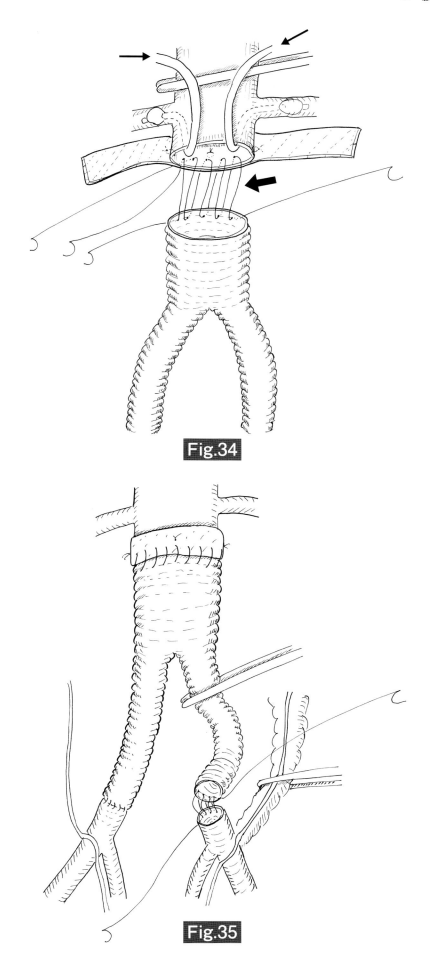

Fig.34

Fig.35

4 破裂性大動脈瘤

1 胸部大動脈瘤

気管支への穿破の場合には，入院中であっても通常心肺停止が即座に発生し，救命は困難である．

a. 食道穿破

食道外科と協力し，非解剖学的ルートで食道再建と大動脈瘤のグラフト置換術，大網充填が必要となる．

b. 胸腔内破裂

プレショックの状態で緊急入院の場合には可及的速やかに手術室に搬送し，大腿動静脈からの送脱血で体外循環開始，冷却しながら開胸後25℃で循環停止し，弓部あるいは遠位弓部置換術を行う．

2 腹部大動脈瘤

破裂性腹部大動脈瘤の場合には，後腹膜血腫によりいったん止血されることが多く，胸部瘤よりショック症状での搬送は少ない．また正常血圧や逆に高血圧での搬送もある．術前に3D-CT撮影が可能な場合にはステントグラフトの適応になることもあるが，搬送されたら可及的速やかに手術操作に移り，開腹後両側腸骨動脈の剥離，テーピングを行い，中枢側は血腫の中を用手的に剥離遮断あるいは圧迫し，瘤の拍動が触れなくなった場所で，遮断鉗子で遮断し瘤切開グラフト置換術を行う．術後は腎不全や腸管循環不全の管理を行わざるを得ないことも少なくない．

第 VI 章
成人の先天性および類似疾患の手術

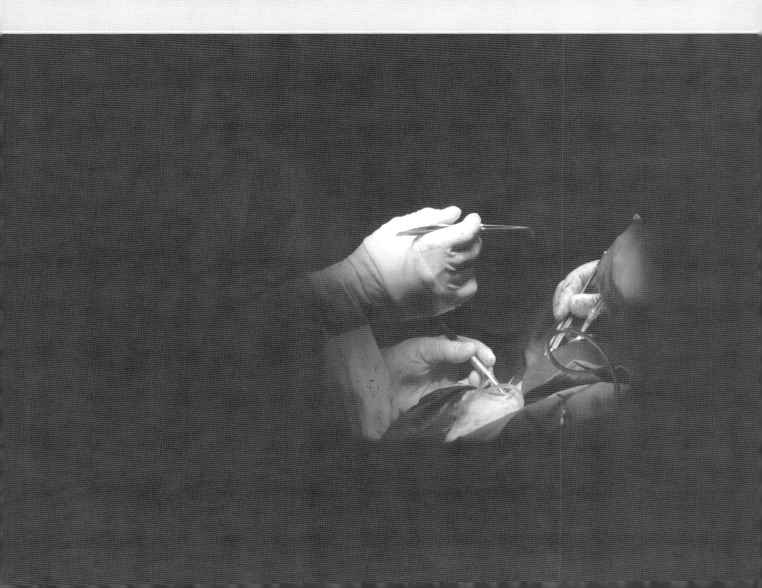

1 心房中隔欠損症(ASD)

　心房中隔欠損症(atrial septal defect：ASD)に対する手術は，従来心臓外科医を志す者が最初に経験する手術であったが，最近ではCABGを最初に経験することが多くなってきた．また二次口開存のASDに対してはカテーテルによるASD閉鎖術(Amplatzer閉鎖栓を用いた閉鎖術)が積極的に行われるようになり経験する機会が減少してきている．しかしながら40歳以降での三尖弁閉鎖不全症，僧帽弁逆流，心房細動，あるいは肺高血圧症などを合併した心不全発症例では開心術の適応となる．

　手術は胸骨正中切開後上行大動脈送血，上大静脈，右房から下大静脈への脱血により体外循環を開始する．大動脈基部から心筋保護兼脱気ベント針を挿入し大動脈遮断，次いで右上肺静脈から左房へのベントを挿入し，総流量後上大静脈，下大静脈遮断する．心停止後右房を逆J型に切開し(**Fig.1**)，右房内を観察し，自己心膜を用いてASDを閉鎖する．この際術者側の自己心膜をASD欠損口の大きさに合わせてトリミングし，4点(上下，左右)に4-0モノフィラメント糸の縫合糸を掛け(**Fig.2**)，自己心膜を切り離した後に下縁を結紮し，左右に縫い上がり(**Fig.3**①，②の順)，中央で左右の糸を結紮する．左房ベントを止め，上縁近くまで縫い上がり(**Fig.3**③，④の順)，この時点で肺を膨らませ左心系の空気を十分に脱気した後，結紮する(**Fig.3**)．右房切開部をU字と連続縫合で2層に縫合閉鎖し，結紮前に右心系の空気を右房切開線から脱気しさらに容量負荷し，大動脈基部ベントから脱気を行い，基部からの温血液灌流の後大動脈遮断を解除し，体外循環を離脱する．

1 心房中隔欠損症（ASD） 225

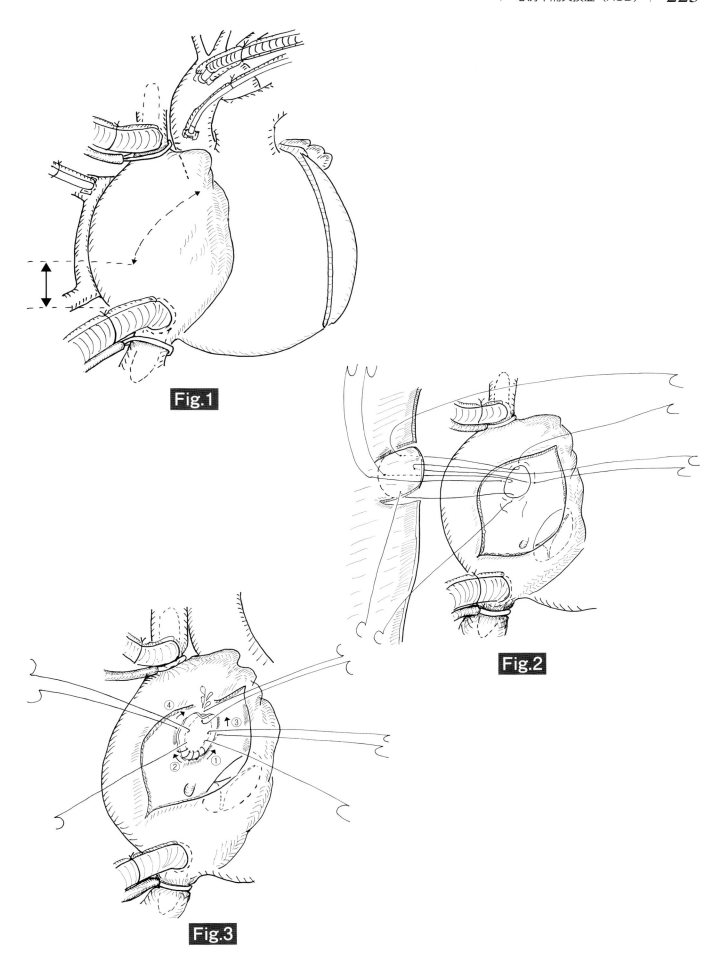

Fig.1

Fig.2

Fig.3

通常の二次口欠損より上縁の欠損では右上肺静脈の灌流異常をきたしていることがあり，必要に応じ上大静脈の右側を縦切開し（**Fig.4a，b**），左上肺静脈の開口部を確認し，ASDから上肺静脈の開口部への長いパッチを自己心膜で作製し（**Fig.4b**），縫合する（**Fig.4c**）．

三尖弁閉鎖不全症，僧帽弁逆流合併例では通常弁輪拡大によるものでリングによる弁輪縫縮術のみで改善できる．僧帽弁逆流合併例では，ASDを上下に切開し，経心房中隔により僧帽弁に到達できるが心房鈎がかかりにくいこともあり注意を要する．心房細動合併例では左房，右房両心房メイズ手術を行う．なお，右房の逆J切開で上大静脈までの距離が2cm以内まで切り込むと（**Fig.1**太矢印），切開線下端から三尖弁の弁輪までの距離が短くなり，術後に切開線から三尖弁輪を回る心房頻拍を生じることがあるため，切開線から三尖弁輪への冷凍凝固を追加しておく．

1 心房中隔欠損症（ASD） 227

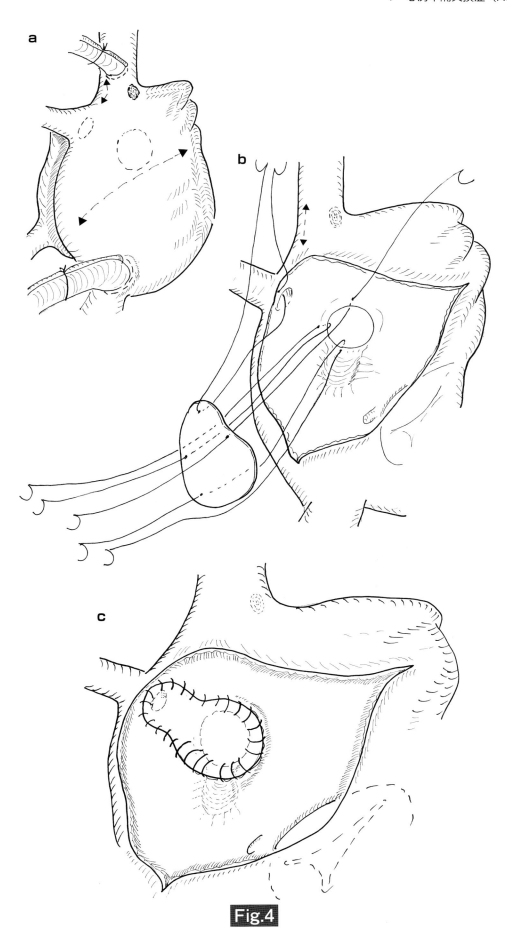

Fig.4

2 心室中隔欠損症(VSD)

　成人の心室中隔欠損症(ventricular septal defect：VSD)の手術はASDに比べるとかなり少ない頻度である．わが国に多くみられる半月弁直下型で小児期心不全症状なく自然閉鎖が待たれ，大動脈弁逆流の進展で手術適応とされる肺動脈弁下型が多く，また他の疾患に合併した房室弁近傍の漏斗部筋性あるいは膜様部近傍欠損がみられることがある．

　術式は小児のVSDと同様であるが，成人のため心筋組織はより強く，心筋損傷は少ない．

　肺動脈弁下型では肺動脈切開によるアプローチ，房室弁近傍型では右房から三尖弁前尖弁輪側切開によりVSDの展開が可能で確実である．

　体外循環は上行大動脈送血，上大静脈，右房から下大静脈への2本脱血で行う．体外循環開始後，大動脈基部ベント(＋心筋保護液注入)針を挿入し，右上肺静脈から左房ベントを行う．総流量後上大静脈，下大静脈遮断する．

　肺動脈弁下型では肺動脈を縦切開し(**Fig.5①**)，肺動脈弁を筋鈎でよけ，肺動脈弁下にあるVSDを展開し，確認する(**Fig.6a**)．中隔にスパゲティ付き4-0撚り糸でVSD辺縁にU字に糸掛けを行う．また肺動脈弁下では肺動脈弁輪へ肺動脈弁側から右室へ通すU字の糸掛けを行い(**Fig.6b**)，涙型にトリミングした一重ベロア布のパッチを縫着し結紮する(**Fig.6c**)．肺動脈弁に変形のないことを確認し，肺動脈を5-0モノフィラメント糸で連続縫合で閉鎖する．

　Sellers分類Ⅱ度以上の大動脈弁逆流合併例ではVSDのパッチ閉鎖だけでは大動脈弁逆流が改善しないことも多く，VSDパッチ閉鎖後，大動脈を切開し，逸脱した大動脈弁葉の交連を自己心膜プレジェット付きの4-0あるいは5-0モノフィラメント糸でU字で縫合し，縫縮する(**Fig.6d**)．

2 心室中隔欠損症(VSD) 229

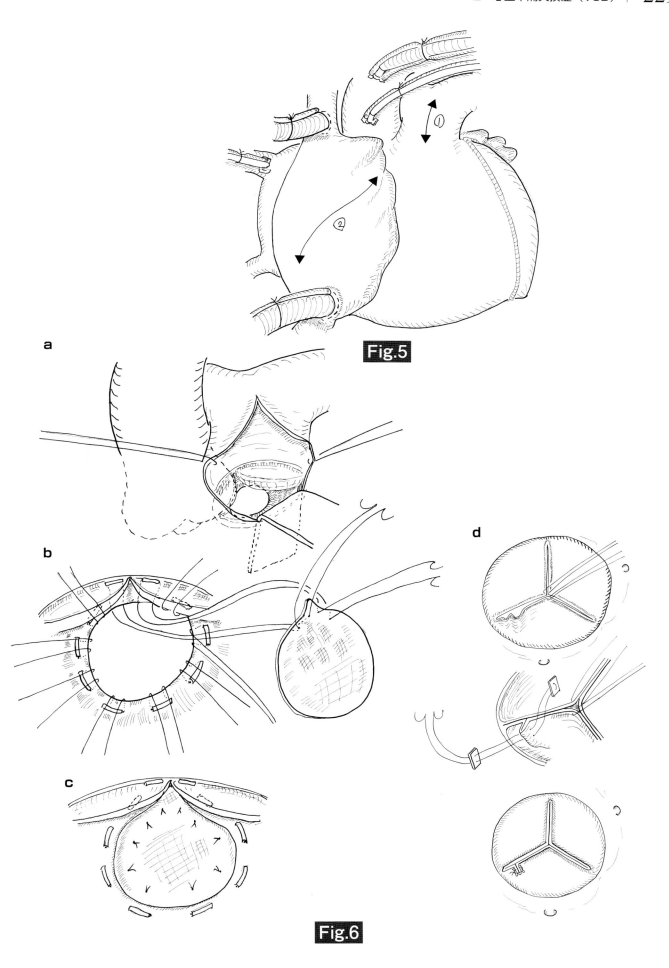

Fig.5

Fig.6

房室弁近傍型では総流量，上・下大静脈遮断後，右房を逆J型に切開し右房を展開する（**Fig.7a**）．三尖弁前尖の弁輪から5mm離れた弁葉を弁輪に沿って切開し（**Fig.7b**），三尖弁直下にあるVSDを確認，同定し，スパゲティ付き4-0撚り糸でVSD辺縁にU字に糸掛けを行う．下縁は刺激伝導路にあたるので，5mm以上欠損口から離れた場所に糸掛けを行う（**Fig.7c, d**）．VSDの大きさに合わせてトリミングした一重ベロア布のパッチを縫着し結紮する（**Fig.7e**）．三尖弁輪を5-0モノフィラメント糸で連続縫合し（**Fig.7f**），右房内へ生理食塩水を満たし，三尖弁の変形のないこと，三尖弁閉鎖不全症のないことを確認し，右房を5-0モノフィラメント糸でU字と連続縫合の2層に閉鎖し，体外循環を離脱する．術後完全右脚ブロックあるいは2％程度の割合で完全房室ブロックが発生する可能性があるため，術後の心電図には注意が必要である．

2 心室中隔欠損症（VSD） 231

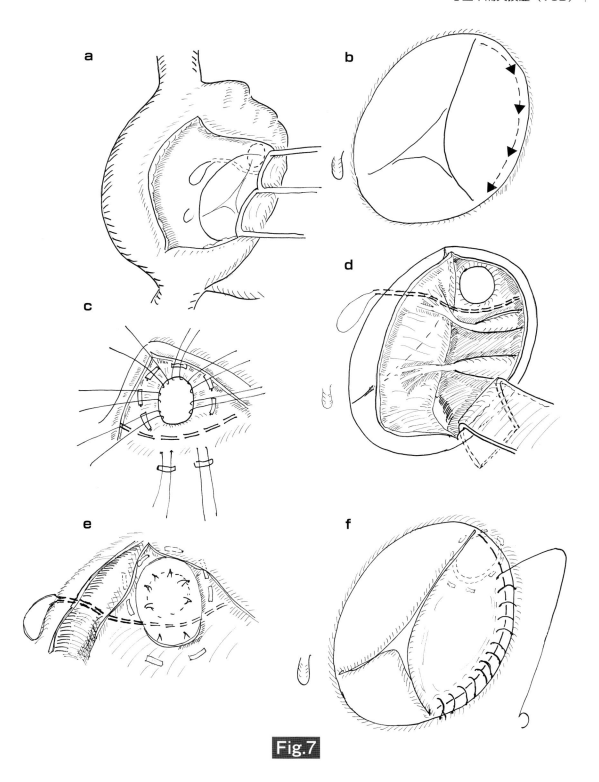

Fig.7

3 Valsalva洞動脈瘤

　Valsalva洞動脈瘤は破裂するまで無症状であることがほとんどで，破裂して急速な心不全をきたすもの，また，破裂孔が小さく大きな心雑音を自覚あるいは他覚して手術適応とされることがほとんどである．

　Valsalva洞の位置と落ち込んで破裂をする場所によりⅣ型に分類されるが，右冠状動脈洞から発生し，肺動脈弁直下から右室に破裂するタイプがもっとも多く，VSDの肺動脈弁下型を伴って，VSDは動脈瘤によりほとんど閉鎖し，術前シャントを認めないことも多い．

　体外循環は上行大動脈送血，上大静脈，右房から下大静脈への2本脱血で行う．体外循環開始後，大動脈基部ベント（＋心筋保護液注入）針を挿入し，右上肺静脈から左房ベントを行う（**Fig.8a**）．総流量後上大静脈，下大静脈遮断する．もっとも多い右冠状動脈洞から肺動脈弁直下の場合には，肺動脈を縦切開し（**Fig.8a①**，**Fig.8b**），穿孔したValsalva洞動脈瘤の先端を確認し（**Fig.9a，b**），4-0＋プレジェット付き撚り糸で穿孔部を閉鎖し，さらに連続縫合を行い，2層で閉鎖する（**Fig.9c**）．この直下にVSDを認めた場合，肺動脈弁下型VSDの閉鎖と同様にVSD辺縁にU字に糸掛けを行い，一重ベロアパッチ（涙型にトリミング）で閉鎖する（**Fig.9d**）．通常肺動脈からのアプローチのみでValsalva洞動脈瘤の手術は完了するが，基部から心筋保護液を注入し，右室側への漏出のないこと，大動脈弁逆流のないことを確認する．また，最初に上行大動脈を切開して（**Fig.8a②**）逸脱したValsalva洞を閉鎖する場合にはValsalva洞にヘマシールドパッチをトリミングし5-0モノフィラメント糸2本で連続縫合し（**Fig.9e**），また，肺動脈切開し，肺動脈弁下部からのアプローチも併用し補強するが，通常は肺動脈切開のみのパッチ閉鎖で問題はない．他のタイプでは大動脈弁を切開しブジーにより穿孔部位を確認し，穿孔部位からのアプローチを併用する．

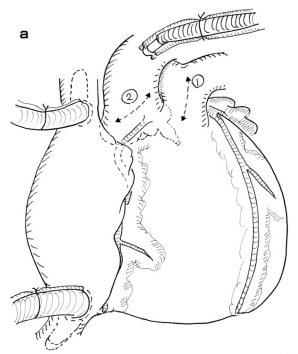
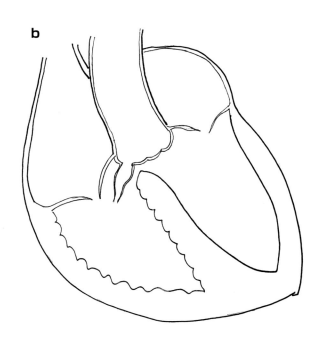

Fig.8

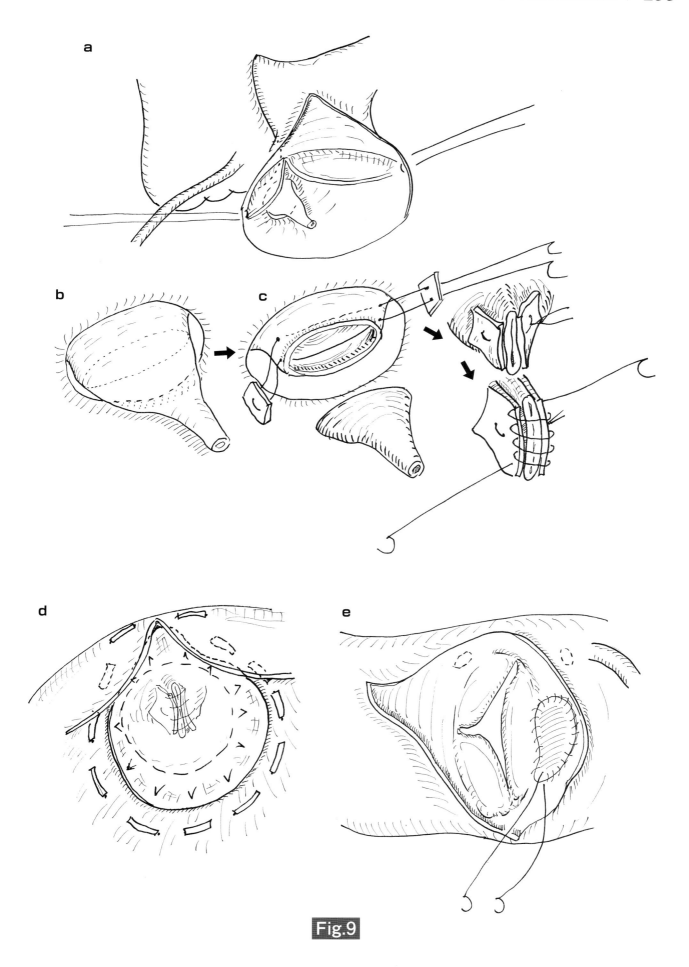

Fig.9

4 Ebstein奇形

　三尖弁のうち中隔尖と後尖が本来の弁輪から下方に移動し右室内に付着するために，結果的に右室の近位側が右房化し，機能的右室が狭小化してしまう疾患である．通常新生児・小児期にチアノーゼや心不全症状をきたすときには早期手術となるが，成人の場合にはASDの存在による逆シャントでのチアノーゼ，心胸郭比の拡大，三尖弁閉鎖不全症の増強により心不全症状が出現する場合には手術適応とされる．

　ASDの存在，三尖弁閉鎖不全症の増強により手術となり，ASDパッチ閉鎖と三尖弁形成術となる．右房化右室が大きいため，弁形成が困難なこともあるが，三尖弁逆流がⅡ度以下に改善する場合には三尖弁置換術の長期予後の合併症を考慮すると，可及的に弁形成術を行うべきと考える．上行大動脈送血，2本脱血，心停止下に右房を切開し，三尖弁は後尖，中隔尖が右室内に落ち込み，前尖を用いた弁形成手術となる．大きい前尖を弁輪から5mm離して弁輪に平行に右室に落ち込んでいるところまで切開する(**Fig.10a**)．次いで，右室化右房を右室側からプレジェット付き3-0撚り糸でU字に縫縮し，弁輪を越えて冠状静脈洞より右側に向かい右房側へ2針縫い上がる(**Fig.10b**)．U字の糸を結紮し，右室化右房を縫縮し，切開した前尖を中隔尖方向へ回転させ，右室内に生理食塩水を注入し，中隔尖との接合が良好なところまで回転させ，5-0モノフィラメント糸で固定する．弁輪に前尖を回旋した位置で5～6針の5-0モノフィラメント糸のU字の結節で固定した後(**Fig.10c**)，さらに前尖を5-0モノフィラメント糸で連続縫合し(**Fig.10d**)，弁輪に4-0撚り糸の弁形成針をU字で15～18針挿入し，前尖の高さにあったリングを選択し縫着する(**Fig.10e**)．右室に生理食塩水を注入し，前尖－中隔尖交連部からの漏出があれば5-0モノフィラメント糸で1～2針のAlfieri縫合を追加する．右房を5-0モノフィラメント糸で2層に閉鎖し，Ⅱ度以下の三尖弁閉鎖不全症であれば体外循環を離脱する．

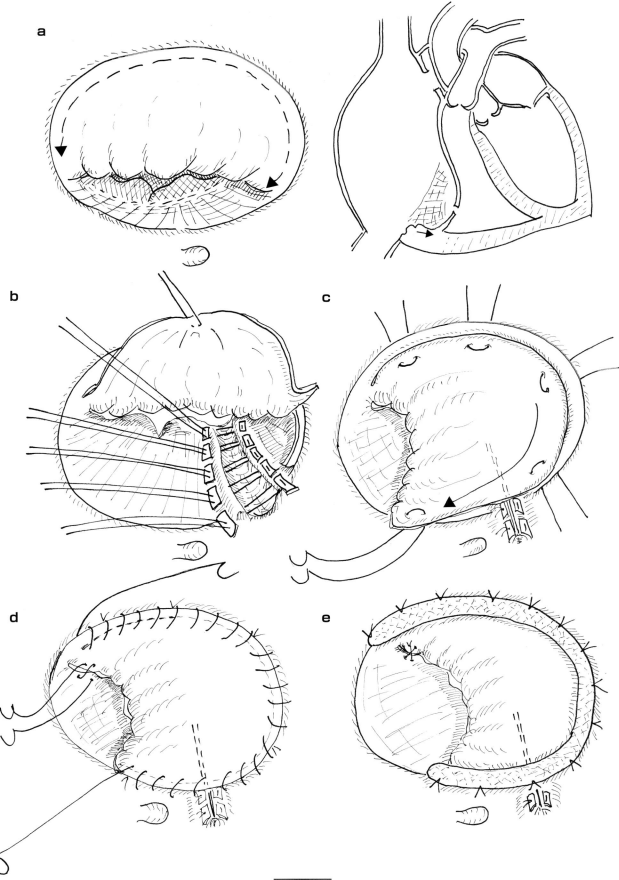

Fig.10

5 肺静脈狭窄

　成人の肺静脈狭窄はまれであるが，近年，心房細動に対するカテーテルアブレーションにより肺静脈狭窄をきたしたために肺高血圧，心不全をきたす例に遭遇することがある．先天性の総肺静脈灌流異常の手術と同様に自己心膜でのパッチ拡大は3～6ヵ月で再狭窄をきたすことがあり，血管縫合なしの方法(sutureless technique)が望ましいと考える．

　通常両側，上下肺静脈すべてが狭窄をきたして症状が出現することがほとんどであり，術前3D-CTで肺静脈の狭窄部位，程度，長さなどを十分に把握する．

　体外循環は上行大動脈送血，2本脱血で上大静脈，下大静脈遮断，総流量とした後に右側左房上縁から直接ベントを挿入し，大動脈遮断心停止下に両側肺静脈へアプローチする．横隔膜神経に注意し末梢側へ剥離し，肥厚した肺静脈壁が正常の厚さになり狭窄をきたしていない部位まで肺静脈を縦切開し(Fig.11a)，この間の心外膜をトリミングし(Fig.11b)，右側上下の肺静脈は切開線が左房内に入るように左房壁と心外膜側を5-0モノフィラメント糸で縫合し閉鎖する(Fig.11c)．左側肺静脈狭窄部を末梢方向に狭窄のない部まで切開し(Fig.12a)，左心耳を切開し(Fig.12b)，縦切開した肺静脈が左房内に入るように左心耳壁と心外膜を5-0モノフィラメント糸で縫合する(Fig.12c)．肺静脈内膜側に5-0モノフィラメントの針が刺入しないようにしてsutureless縫合(血管内腔を縫合しない)とする．左心系の脱気を行い，遮断解除し，体外循環を離脱する．

5 肺静脈狭窄 | 237

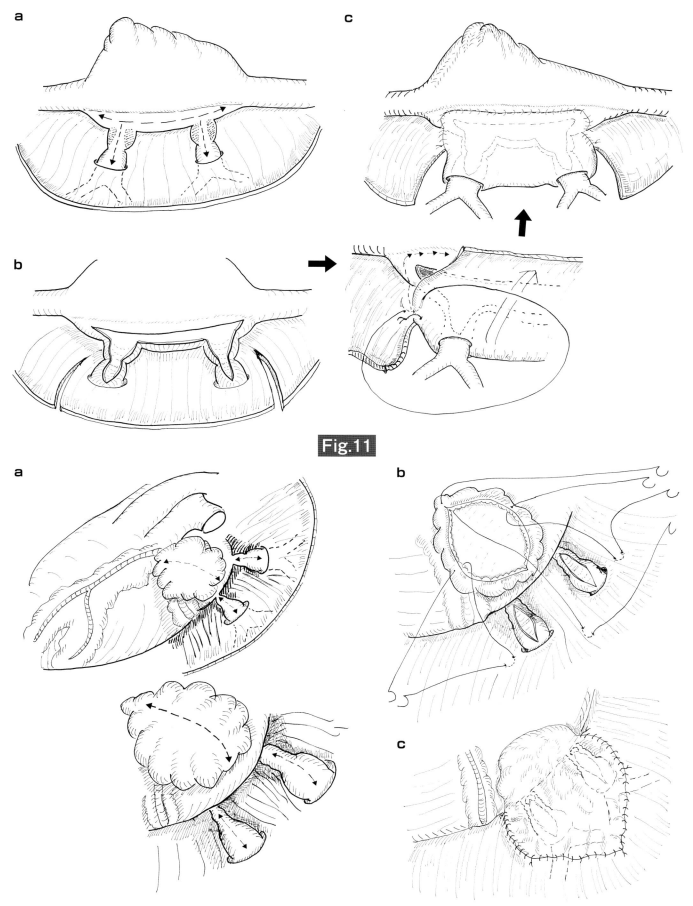

Fig.11

Fig.12

第 VII 章

再手術術式

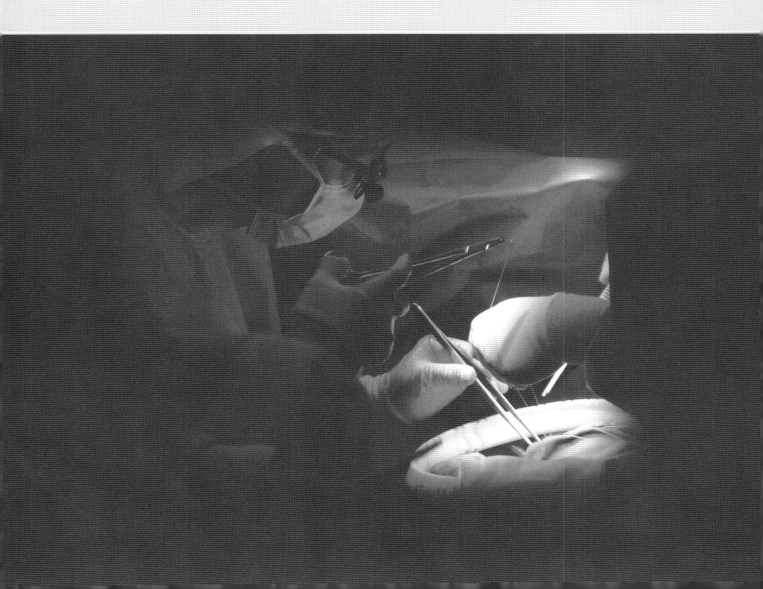

1 術前検査，到達法

　近年，心臓外科手術の発達により術後の長期生存例が多くなり，各疾患において開心術後の再手術に遭遇する機会が増加してきている．

　再手術の際には多くの場合，胸骨正中切開のリエントリーとなるため，胸骨再切開の際の心血管損傷を起こさないことが第一に重要である．近年の画像診断の発達，ことに造影3D-CTを正確に解析することにより，胸骨と心血管系の癒着の状態（ことに右房，右室と胸骨との関係，開存バイパスグラフトの状態と走行など）を正確に術前から把握することができるようになり，再手術，胸骨リエントリーの際の心血管損傷の合併はきわめて少なくなった．

　胸骨再切開は前回の皮膚切開創に沿って行った後（Fig.1a），剣状突起下を剝離する．次いでワイヤーを起こし（Fig.1b），胸骨中央をオシレーティングソー（日本ストライカー社）で胸骨の深さの中央まで切開し，剣状突起下剝離面の胸骨下面を単鋭鈎でtetheringしながら（Fig.1c），胸骨下方から胸骨下縁の骨膜が切れ抵抗がなくなるところまで胸骨鋸を刺入する（Fig.1d）．この際，ワイヤーを上方にtetheringしながら胸骨鋸を進め，ワイヤーが切れて抵抗がなくなる位置まで押し進め，胸骨下面を切開し同様に胸骨上縁まで繰り返していく．胸骨縦切開が終わったところで助手側に両頭鈎を掛けtetheringし，癒着を胸骨裏面から横2cm幅で剝離を行う．同様に術者側も剝離し，開胸器を装着する．この再開胸に際し，胸骨下縁での右室との癒着，上縁での奇静脈との癒着がある場合，巨大上行大動脈瘤などの場合には胸骨鋸が深く入ったときに大出血を起こす恐れがあるので十分注意し，必要に応じ，大腿動脈–大腿静脈で体外循環がすぐに開始できるように準備をして，あるいは大腿動脈–大腿静脈体外循環下に開胸に入る．

　開胸後，癒着剝離に際しハサミや電気メス以外にハーモニックスカルペルを使用することにより，小動静脈からの出血が少なくなり，また，剝離中の不整脈がなくなった．

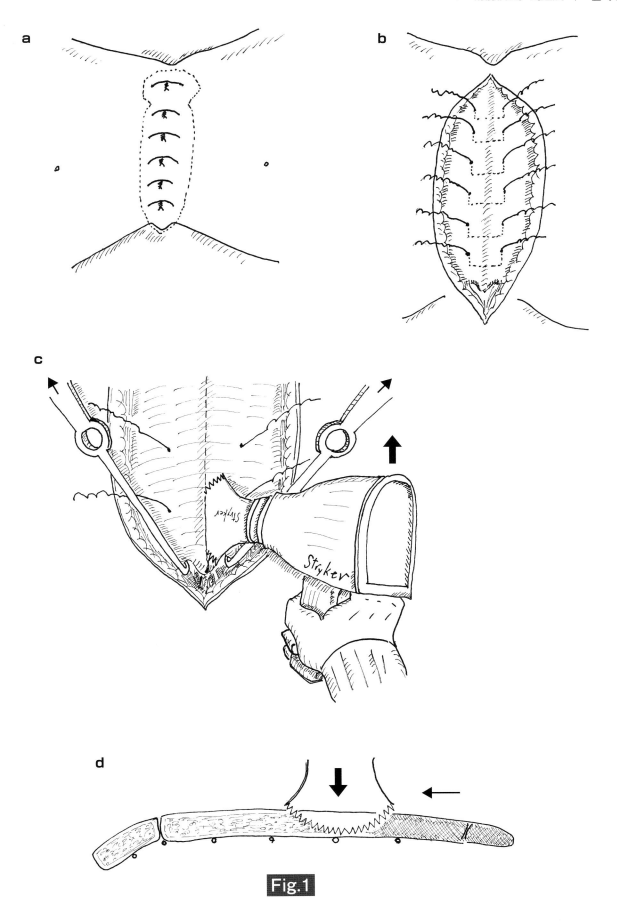

Fig.1

再手術での癒着剝離は必要最小限にとどめるほうが剝離の時間，剝離面からの出血を少なくすることができる．開胸後，癒着剝離はもっとも剝離しやすい右室と横隔膜面の境から進める．**Fig.2**①〜⑤の順に剝離を行い，通常の送脱血を行う．上行大動脈，上大静脈，右房，右室前面を剝離すれば再手術はほとんどの場合可能となる（**Fig.2**）．その後，体外循環を接続し，体外循環下あるいは大動脈遮断心停止下に左心系の剝離が必要なCABGの再手術では剝離を続ける．

　剝離に関して，上行大動脈周囲の剝離にもハーモニックスカルペルを使うことができるが，剝離中の出血がないため，外膜癒着の層を間違えて上行大動脈の外膜と中膜の間を剝離することがときに生じるため，上行大動脈周囲の剝離は，ハサミと電気メスで行うべきと考える．また肺静脈周囲の剝離もハーモニックスカルペルで行うと電気メスの剝離と異なり横隔神経に触れても反応しないので，損傷の可能性があり，注意が必要である．

　右房切開が必要な場合には総流量が必要で，上大静脈，下大静脈へのテーピングを行うが，これらの静脈の癒着が強いときには，鈍的剝離で，ことに下大静脈が拡張し壁が薄いときには後壁側を損傷しないように十分注意する必要があり，剝離困難と判断すれば大静脈遮断鉗子を用いて下大静脈へのチューブを含めて遮断しテーピングの代わりにするほうが安全である（**Fig.3**）．

1 術前検査，到達法 243

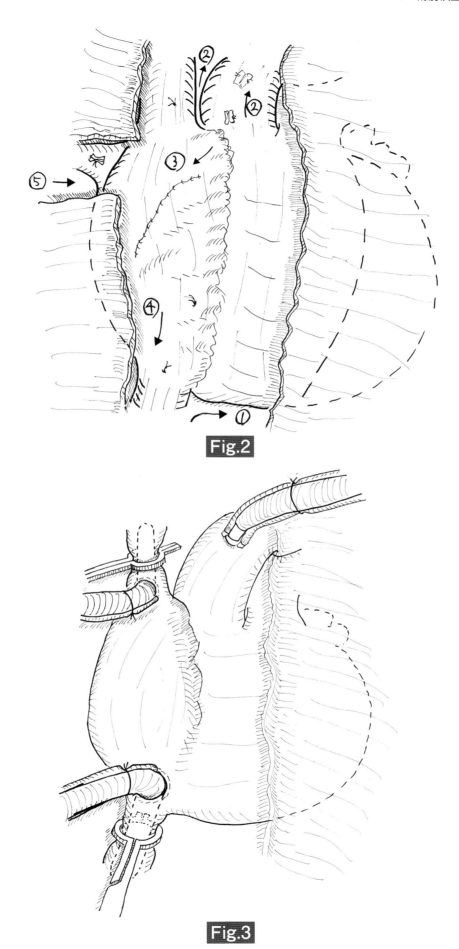

Fig.2

Fig.3

2 疾患別の再手術術式

1 虚血性心疾患

　左前下行枝へのグラフト閉塞あるいは狭窄の場合に再CABGになることが多いが，大きい右冠状動脈の病変でも再手術になる場合がある．CABG後のグラフト狭窄や新病変に対してはPCIが多用され，再手術となる例は多枝CABGが必要で，CABG後の弁膜症（大動脈弁狭窄や僧帽弁逆流）での再手術もあり，基本的には正中リエントリーで体外循環下，心停止下の手術を行う．まれに左前下行枝病変だけの場合には左肋間小切開でのOPCAB〔低侵襲心拍動下冠状動脈バイパス術（minimally invasive direct coronary artery bypass：MIDCAB）〕を施行することもある．

　一般の再手術と同様に送脱血部の剝離を行い，左内胸動脈が開存している場合には左内胸動脈がブルドック鉗子で遮断できる程度の左内胸動脈の剝離を行う（**Fig.4**）．

　左室後壁の剝離は，心拍動下に行うと癒着が心筋外膜と心筋の間で剝離され，心筋内からの出血で止血に難渋することがあるため，遮断下に行うほうが安全である．冠状動脈の同定は，前回のグラフト閉塞の場合にはグラフトをたどっていき（**Fig.5a**），その吻合の末梢で新しいグラフトを吻合する（**Fig.5b**）．新しい冠状動脈病変の場合には，術前の冠状動脈所見を参考に目的の冠状動脈を露出しCABGを行う．吻合法は初回と同様に2本のモノフィラメント糸によるダブルパラシュート法で行う．

　大動脈遮断，左内胸動脈（開存の場合）遮断し順行性の心筋保護液での心停止下で周術期の心筋梗塞の発生はきわめて少ないが，心停止が得られにくいときには体外循環での温度を30℃まで冷却する．

　再手術ではグラフトの確保が重要である．初回左内胸動脈，右内胸動脈が使用されている場合には動脈グラフトは胃大網動脈と橈骨動脈である．胃大網動脈は*in-situ*で使用できるが，橈骨動脈は大伏在静脈と同様に遊離グラフトで上行大動脈への吻合が必要になる．上行大動脈への吻合は前回の大伏在静脈グラフトの吻合部を利用するか，あるいはその周囲に新たにパンチアウトして吻合する．大動脈壁周囲の癒着や肥厚などのため5-0モノフィラメント糸での吻合となることが多い．大伏在静脈はすべて使用されている例は少ないが，大伏在静脈がないか，使えない場合には小伏在静脈（**Fig.6**）を使うことができる．

　また，初回CABGで右内胸動脈-左前下行枝で胸骨下を横走する吻合がなされ，開存している右内胸動脈の場合には，胸骨再切開に際し右内胸動脈の走行の位置を術前3D-CTで十二分に把握し，正中切開で損傷しないように注意が必要である．このため，初回CABGでは右内胸動脈-左前下行枝のように胸骨下を横走するCABGは極力行わないように，また，左内胸動脈はできる限り正中を離れて左胸腔内に落とし込むような配慮した初回手術術式の選択が必要である．

2 疾患別の再手術術式 | 245

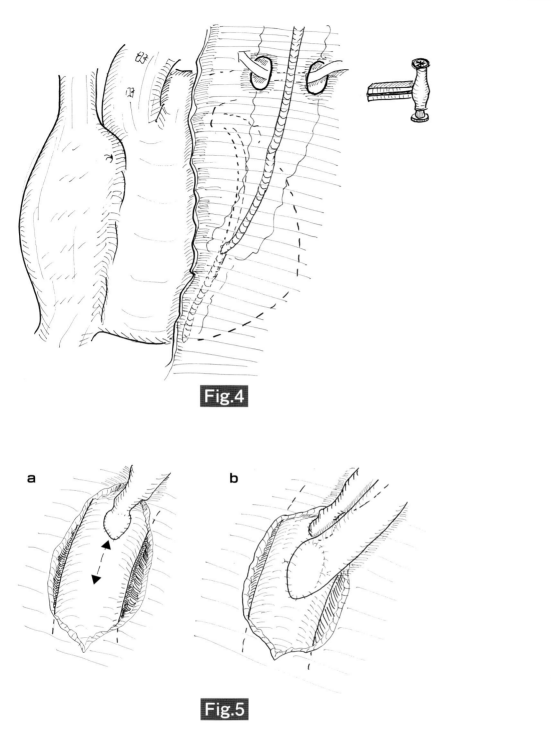

Fig.4

a b

Fig.5

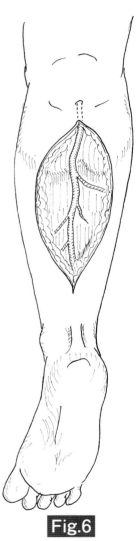

Fig.6

2 弁膜症

　弁形成術の進歩，人工弁の改良により初回手術後の耐久性は向上しているものの，生存率の改善，高齢化により遠隔期での再手術に遭遇する機会が増加してきている．

　弁膜症の再手術の場合，胸骨リエントリー，癒着剥離以外に再弁形成，年齢に伴う人工弁の選択など初回手術と異なるいくつかの問題点がある．

a. 胸骨リエントリー，癒着剥離

　術前3D-CTで検討し，ことに右房，右室の高度拡大例（三尖弁閉鎖不全症再発例）では心損傷の危険性があるため，下肢からの体外循環（大腿動脈-大腿静脈バイパス）を準備して再開胸を行うべきである．癒着剥離の範囲は最小限とし，上行大動脈，右房，右室前面，右肺静脈のみ．送脱血は初回手術と同様である．上・下大静脈のテーピングに際し，静脈の拡張例では後壁損傷の可能性が高く十分に注意して剥離し，剥離困難と判断したときには大静脈遮断鉗子での静脈および脱血管の同時遮断が望ましい．

b. 大動脈弁

　上行大動脈は前回の切開線かやや低い位置で切開する．人工弁不全で人工弁を摘出する際には，まず前回の結紮糸をすべて切離した後に(**Fig.7a**)，もっとも入りやすい右冠尖-無冠尖間から弁座をペアンで引き，弁座と弁輪部の間にハサミを挿入する(**Fig.7b**)．その後反時計回りに右冠尖方向に弁座と弁輪部を剥離，遊離し人工弁を摘出する(**Fig.7**の①→②→③の順に剥離)．途中弁輪との癒着が強固なときには弁座を少し残すようにしてメスで弁座に切開を入れ人工弁輪に沿って摘出し，後で残った弁座を本来の弁輪から剥離しながら摘出する．弁輪への糸掛けは2-0スパゲティ付きよりプレジェット付きのほうが人工弁剥離の後の弁輪補強にはよいと考える．再手術での人工弁のサイズは初回と同じかサイズが1つ小さくなることが多く，また，サブコロナリー（冠状動脈下）で移植されたステントレス弁の場合には内膜側の人工弁の壁は剥離できずValsalva洞が開きにくいため，1つないし2つサイズが小さくなることが多く，サイズの選択には注意が必要であり，場合によっては弁輪拡大を要する．大動脈壁の閉鎖は，壁が脆くなければ5-0モノフィラメント糸のU字＋連続縫合の2層縫合で，脆いようであれば4-0撚り糸のU字の単結節＋5-0モノフィラメント糸の連続縫合で行う．

2 疾患別の再手術術式 247

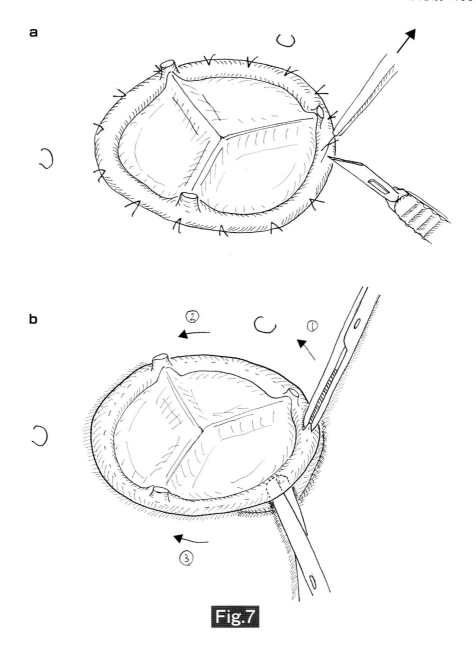

Fig.7

c. 僧帽弁

　初回手術では右側左房からの到達法のほうが心房鈎がかかりやすく，展開が容易であるが，再手術例では左心系の癒着剝離を行っていないため，右側左房からは弁輪までが遠く，展開が困難である．そのため，総流量とした後に，右房切開から心房中隔を切開し，僧帽弁へ到達する．この場合，心房中隔は卵円窩から右側を切開する(**Fig.8a**)と鈎がかかりやすく鈎が僧帽弁前尖弁輪へ近接せずに展開ができる(**Fig.8b**)．

　人工弁不全での僧帽弁位人工弁の切除法は，大動脈人工弁とほぼ同様に，まず弁輪に掛かっている糸をすべて切離し，弁座をペアンで引っ張りながら前尖側から弁座の剝離を始める(**Fig.9**①→②→③→④の順に剝離を行う)．後尖側は深く入ると左室心筋損傷や左房と弁輪部の離開が生じるため，弁座の癒着が強ければ弁座の一部を弁輪側に残すようにして人工弁を摘出する．弁輪をトリミングした後に弁輪への糸掛けは2-0プレジェット付きで行う．新たな人工弁は前回よりサイズが1つ小さくなることが多く，人工弁を移植後心房中隔，右房壁を4-0モノフィラメント糸で閉鎖する．

　初回の僧帽弁形成術で弁輪が外れていたり，人工腱索の長さが不適切であるための弁逆流の再発の場合には，前回の人工弁輪を摘出した後新たに弁輪部に弁形成糸を掛け，再度弁形成を行うことは可能であり，新しいリングを挿入する．

d. 三尖弁

　僧帽弁置換術後の三尖弁閉鎖不全症やDeVega法後の三尖弁閉鎖不全症により右心不全をきたしての再手術例が多く，右房，右室が拡大していることが少なくないため，再開胸に対しての心損傷(右房，右室)に十分な注意が必要である．初回DeVega法が施行されている場合にはプレジェットは摘出し，弁輪に糸掛けを行った後に前尖の高さに合わせたリングを選択し縫着する．再手術の場合，やや弁葉は肥厚していることが多く，1ないし2針のAlfieri縫合の追加を行い，三尖弁閉鎖不全症が完全に制御できることも少なくない．

3 大動脈疾患

　上行大動脈あるいは弓部置換術後の再手術は感染がない限り多くない．Bentall手術後の基部の離開による仮性瘤あるいは冠状動脈吻合部の瘤による再手術例に遭遇する．この場合には癒着剝離後通常どおりのBentall手術を行うが，基部置換に使用する人工血管のスカートを4-0モノフィラメント糸で2層目に縫合する連続縫合が困難で，弁輪のU字の糸掛けを間隔が開かないように注意して行い，また，冠状動脈ボタンには必ず単ベロア(布)で裏打ちをして縫着する．また大動脈弁置換術後の上行大動脈の拡大や弓部瘤は初回手術の場合と同様な方法で行う．ホモグラフトが使用されている場合には石灰化がホモグラフト全層に波及し，摘出自体も困難をきわめることがある．

2 疾患別の再手術術式 249

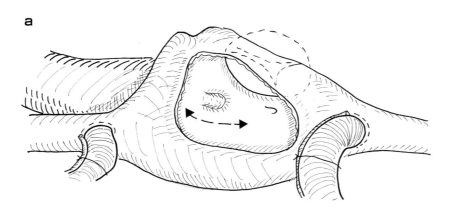

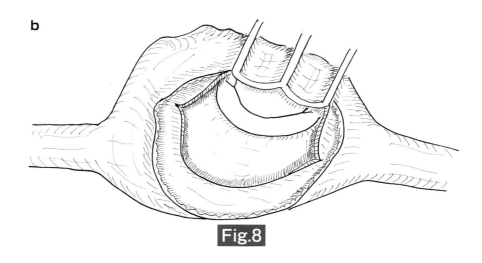

Fig.8

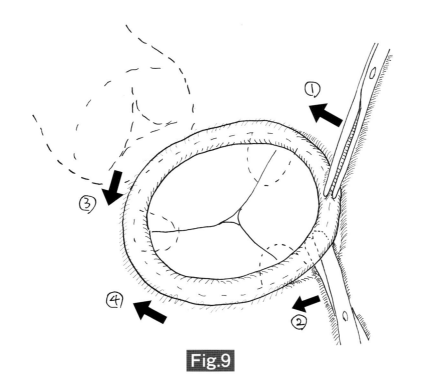

Fig.9

第 VIII 章
周術期の薬物療法

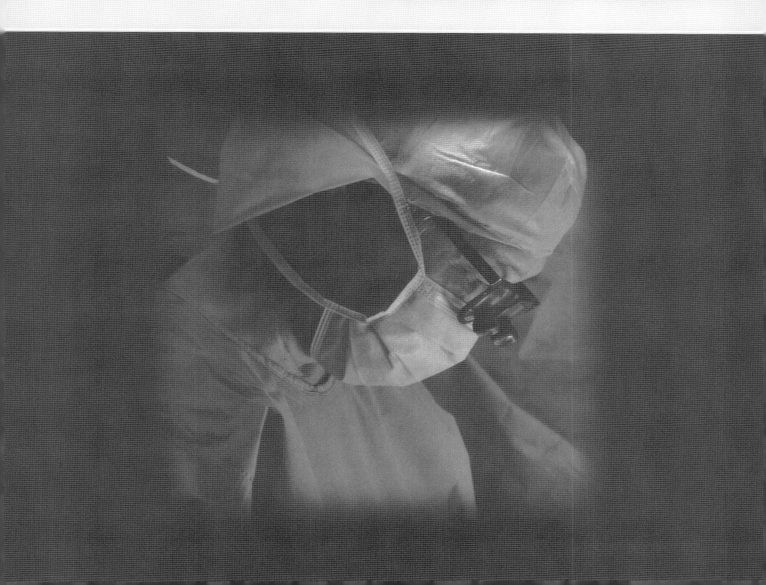

各疾患に対し術前，術中，術後ICU，病棟，退院時の薬物療法は異なるが，体外循環使用という特殊な状態での周術期の管理は重要である．通常心不全の薬物療法にはForrester分類（Fig.1）で治療選択が示されるが，体外循環下での治療法は大きく異なり，多くはカテコラミンが投与される．

1 抗凝固薬（Table 1）

術前に中止しておいたほうがよい薬剤であるが，術後はドレーンからの出血が低下する（30〜40 mL/時以下）と早期からの開始が必要である．ことに開心術後の肺梗塞や脳梗塞などの予防に重要で，体外循環使用後1週間前後から血小板数はかなり上昇し，抗血小板薬の使用は欠かせない．

2 利尿薬（Table 2）

心不全の治療で術前から使用されていることも少なくないが，術中・術後に水分過多になることは多く，利尿薬は多くの場合用いられる．

a. ループ利尿薬

- フロセミド（ラシックス）：術前から服用されていることが多いが，術後は尿量をみて，投与を早期から開始する．減量の目標としては術前体重になるまでとし，その後体重をみながら漸減する．10〜160 mg/日で使用する．
- トラセミド（ルプラック）：利尿作用が強く，低カリウム血症を発症しにくく，フロセミドとも併用される．4〜8 mg/日で使用する．

b. K保持性利尿薬

- スピロノラクトン（アルダクトンA），エプレレノン（セララ）：フロセミドに比べKの低下が少ないため，通常フロセミドと併用される．エプレレノンはスピロノラクトンに比べて性ホルモン関連の副作用が少ない．25〜50 mg/日で使用する．

c. バソプレシン拮抗薬

- トルバプタン（サムスカ）：選択的V_2受容体拮抗作用がありほかの利尿薬で効果不十分な心不全で使用する．投与開始後高ナトリウム血症になることがあり，入院時に調整が必要である．7.5〜15 mg/日で使用する．

3 β遮断薬

術後頻脈治療にも使われるが，低心機能に対し術前から低用量で使用されていることも多く，術後は血圧が安定した後に使用が考慮される．

- カルベジロール（αβ遮断薬：アーチスト）：重症心不全の心筋症などで術前に使用されているが，術後の開始時には低血圧が持続するため低用量での再開を行い，外来で術前の量に戻すことも考慮する．通常1.25 mg/日あるいは0.625 mg/日から開始する．高血圧で頻脈の場合には2.5〜5 mg/日から開始できる．
- ビソプロロール［$β_1$選択性，内因性交感神経刺激作用（ISA）（−）：メインテート］：心不全に有効とされ，0.625〜1.25 mg/日の少量で再開する．
- プロプラノロール（$β_1$非選択性，ISA（−）：インデラル）：高血圧，頻脈で使用されていることがあり，以前は体外循環の手術前に中止するよういわれていたが，術前に休薬の必要はない．通常10〜30 mg/日で再開する．

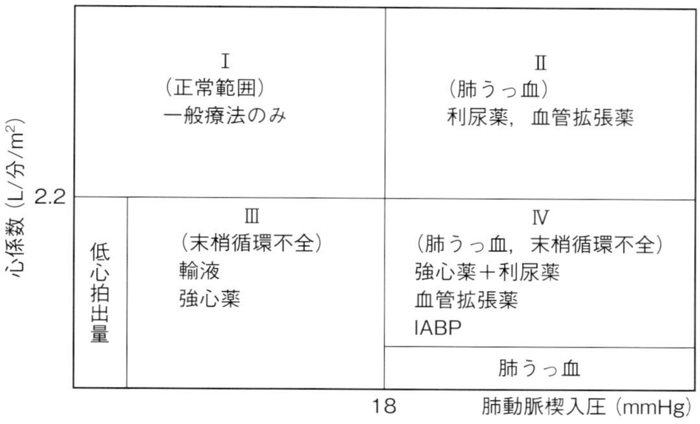

Fig.1 Forrester分類と治療の目安

	I	II
	（正常範囲） 一般療法のみ	（肺うっ血） 利尿薬，血管拡張薬
	III	IV
	（末梢循環不全） 輸液 強心薬	（肺うっ血，末梢循環不全） 強心薬＋利尿薬 血管拡張薬 IABP

縦軸：心係数（L/分/m²）低心拍出量 2.2
横軸：肺動脈楔入圧（mmHg）18 肺うっ血

Table 1 主な抗血小板薬，抗凝固薬と休薬の目安

一般名（主な商品名）	作用機序	作用持続時間	手術前休薬期間の目安
ヘパリン（ノボ・ヘパリン）	ATIIIと結合し，血液凝固因子IIa，Xa，VIIa，IXa，XIa，XIIaの活性を阻害	半減期40分	プロタミン投与により中和可能
ワルファリン（ワーファリン）	ビタミンK依存性凝固因子の第II（プロトロンビン），VII，IX，X因子の蛋白合成阻害	半減期36時間	3〜4日前 大手術時：5日
ダビガトラン（プラザキサ）	トロンビンの触媒反応を阻害	半減期11時間	1〜2日前
リバーロキサバン（イグザレルト）	選択的かつ直接的Xa因子阻害	半減期7時間	1〜2日前
アスピリン（バイアスピリン）	血小板シクロオキシゲナーゼ阻害（不可逆的）	血小板寿命と同じ 7〜10日で消失	7〜10日
チクロピジン（パナルジン）	血小板膜GPIIb/IIIa拮抗，アデニレートシクラーゼ活性増強（不可逆的）	血小板寿命と同じ 半減期48時間	手術前10〜14日 7日（抜歯で服薬を中止する場合）
シロスタゾール（プレタール，シロスタゾール）	血小板cGMP（ホスホジエステラーゼ）阻害（可逆的）	半減期48時間	2〜4日
イコサペント酸エチル（エパデール）	血小板膜イコサペント酸含有量増加，TXA₂産生抑制	24時間で消失	7〜10日
ベラプロスト（ドルナー，プロサイリン）	アデニレートシクラーゼ活性増強（血小板，血管平滑筋）	8時間で消失	1日
サルポグレラート（アンプラーグ）	選択的5-HT₂受容体拮抗（血小板，血管平滑筋）	半減期2時間	1日

Table 2a 主な利尿薬の使用量，作用発現時間

	一般名（主な商品名）	使用量/日（mg）	作用発現時間	最大効果発現時間	効果持続時間
サイアザイド系利尿薬	トリクロルメチアジド（フルイトラン）	2〜8	2時間	6時間	24時間
ループ利尿薬	フロセミド（ラシックス）	10〜160 〜800	経口：1時間 静注：5〜15分， 持続点滴	1〜2時間 30分	6時間
	アゾセミド（ダイアート）	60（120）	1時間	3〜6時間	12時間
	トラセミド（ルプラック）	4〜8	1時間	1〜2時間	6〜8時間
K保持性利尿薬	スピロノラクトン（アルダクトンA）	50〜150	徐々（2〜4日）	2〜3日	2〜3日
	エプレレノン（セララ）	50〜100	2週間以内（降圧作用） 他剤と併用で利尿作用増強	1〜2時間	―
バソプレシン拮抗薬	トルバプタン（サムスカ）	15	2時間	2〜4時間	12〜24時間

Table 2b 各利尿薬が及ぼす電解質，代謝系への影響

	Na	K	Cl	Ca	Mg	糖	TG	HDL-C	LDL-C	尿酸
サイアザイド系利尿薬	↓	↓	↓	↑	↓	↑	↑	↑	↑	↑
ループ利尿薬	↓	↓	↓	↓	↓	↑	↑	↓	↑	↑
K保持性利尿薬	↓	↑	↓	↓	↑	→	→	→	→	→
バソプレシン拮抗薬	↑	↑	↑	→	→	↑	→	→	→	↑

4 抗不整脈薬

Vaughan Williams分類(**Table 3**)に準じて薬剤が使用されるが，術後心房細動，重症心室性不整脈に対しては投薬加療が必要である．頻脈性心房細動にはベラパミル(ワソラン)を点滴内服を含めて使用するが，ピルシカイニド(サンリズム)を用いることもある．ピルシカイニド投与後1週間以内でもtorsades de pointesの重症不整脈の副作用発現例があり，厳重な注意が必要である．メイズ手術後にはアミオダロン100～200 mg/日の内服を継続し，術前抗不整脈薬を内服している場合には，術後も同様の内服継続を行う．

抗不整脈薬は術後の心房細動や心室性不整脈で使用され，もっとも心筋抑制作用が少ないものはアミオダロンであるが，内服では作用発現までに2週間かかり，長期投与では甲状腺や肺障害の副作用が少なくないので注意が必要である．

重症心室性不整脈ではアミオダロン，プロプラノロールなどの内服継続を行う．

5 術中，ICU管理の点滴薬剤(Table 4)

カテコラミン，後負荷軽減のための血管拡張薬，抗凝固薬，抗不整脈薬など適宜使用する．アドレナリンに加えドパミンが大量に必要になるような場合にはIABPを早急に装着する．ノルアドレナリンは高度に末梢抵抗が低下した場合以外は使用により末梢循環不全，腎不全に陥るため，周術期には使用を避けたほうがよいと考える．

a. 利尿薬

- フロセミド(ラシックス)：静脈内投与も一般的に用いられる．ことにICUでは尿量をみながら定時的に20～40 mg静注あるいは過度の水分過量のときには20 mg/時からの持続点滴を行う．また尿量スケール(尿量100 mL/4時間以下のとき20 mg静注など)による投与も行う．
- カルペリチド(ハンプ)：利尿作用と血管拡張作用を有し，心不全治療に有効である．通常3,000 μg/5％ブドウ糖50 mLで希釈し，1～2 mL/時で始め，4 mLまで増量する．0.1 μg/kg/分から0.2 μg/kg/分まで増量可能．

低用量のカルペリチド持続投与を術中から行うと，周術期の心不全治療に有効である．

b. 昇圧薬

〈カテコラミン〉

通常術中から用いられる薬剤で，この薬剤が開発される前には長時間の心臓手術後の周術期管理はきわめて困難であった．

- ドパミン(イノバン)：低用量で腎血流増加作用もある．1～5 μg/kg/分(150 mg/5％ブドウ糖50 mL)で投与するが，昇圧では10 μg/kg/分以上の投与も考えられる．通常8 μg/kg/分以上では昇圧効果はあまり変わらない．
- ドブタミン(ドブトレックス)：心収縮力増強作用で肺動脈圧低下作用がある．一般的にはドパミンと併用され，ドパミン5 μg/kg/分でも昇圧のときにドパミンと同量で使用し，安定したらドパミンを離脱し，ドブタミンを維持する．ドパミンに比べて血管拡張作用もあり，腸蠕動への影響は少ない．
- アドレナリン(ボスミン)：カテコラミンで昇圧が十分に得られないときに0.01～0.1 μg/kg/分で使用する．血圧上昇作用はドパミンより強く，末梢血管収縮作用が強い．
- ノルアドレナリン(ノルアドレナリン)：warm shockなど高度の末梢血管の拡張時以外使用しない．通常の開心術で使用すると腎血流低下，末梢血管抵抗の高度上昇が起こり循環動態が不安定になる．

Table 3 抗不整脈薬(Vaughan Williams分類)

クラス	Ia	Ib	Ic	II	III	IV
電気生理学的作用	Naチャネル抑制 活動電位持続時間延長	Naチャネル抑制 活動電位持続時間短縮	Naチャネル抑制 活動電位持続時間不変	β遮断（交感神経β遮断作用）	Kチャネル遮断（活動電位持続時間延長）	Caチャネル遮断
不応期	延長	短縮	延長	不変	延長	不変
薬剤名	プロカインアミド（アミサリン） ジソピラミド（リスモダン） シベンゾリン（シベノール）	リドカイン（キシロカイン） メキシレチン（メキシチール） アプリンジン（アスペノン）	フレカイニド（タンボコール） ピルシカイニド（サンリズム） プロパフェノン（プロノン）	プロプラノロール（インデラル） メトプロロール（セロケン） アテノロール（テノーミン）	アミオダロン（アンカロン） ソタロール（ソタコール） ニフェカラント（シンビット）	ベラパミル（ワソラン） ジルチアゼム（ヘルベッサー） ベプリジル（ベプリコール）
特徴	上室性，心室性不整脈に有効，陰性変力作用，催不整脈作用(QT延長)	心室性不整脈に有効（アプリンジンは上室性にも有効），陰性変力作用弱い	上室性，心室性不整脈に有効，抗不整脈作用強い，陰性変力作用強い，催不整脈作用	カテコラミン遮断作用，頻脈性不整脈に有効，陰性変力作用あり	他剤無効の重症不整脈に適応，心筋収縮抑制作用なし，催不整脈作用，QT延長(torsades de pointes)，心外性副作用あり	房室伝導の抑制（頻脈の心拍数制御），異常自動能や撃発活動を抑制，心筋収縮力抑制作用あり

Table 4 ICU入室後オーダーの実際

	薬剤	希釈法	投与量
輸液	KN1，KN3，ヴィーンF	500 mL/本	20～300 mL/時
カリウム補正	KCL	40 mEq/5％ブドウ糖120 mL	5～25 mL/時
抗凝固薬	ヘパリン(ノボ・ヘパリン)	2,000単位/5％ブドウ糖20 mL	3～5 mL/時，ACT 140～160秒
高血糖治療	ヒトインスリン(ヒューマリンR)	20単位/生理食塩水20 mL	0.5 mL/時～適宜，血糖値＜150 mg/dL
昇圧薬	ドパミン(イノバン) ドブタミン(ドブトレックス) アドレナリン(ボスミン)	150 mg/5％ブドウ糖50 mL 150 mg/5％ブドウ糖50 mL 1 mg/5％ブドウ糖20 mL	1～10 mL/時 1～10 mL/時 1～8 mL/時
血管拡張薬	ニトログリセリン(ミリスロール) ジルチアゼム(ヘルベッサー) ミルリノン(ミルリーラ) ニコランジル(シグマート) アルプロスタジルアルファデクス(プロスタンディン)	原液(5 mg/10 mL) 20 mg/5％ブドウ糖20 mL 10 mg/5％ブドウ糖50 mL 48 mg/5％ブドウ糖48 mL 60 mg/5％ブドウ糖50 mL	1～10 mL/時 0.5～10 mL/時 3～10 mL/時 0.5～6 mL/時 3～10 mL/時
抗不整脈薬	プロプラノロール(インデラル) アミオダロン(アンカロン)	2 mg/5％ブドウ糖20 mL 15 mL/5％ブドウ糖500 mL	1～5 mL/時 維持17 mL/時
利尿薬	フロセミド(ラシックス) カルペリチド(ハンプ)	原液(20 mg/2 mL) 3,000 μg/5％ブドウ糖50 mL	0.3～4 mL/時 2～5 mL/時
鎮静，鎮痛薬	フェンタニル(フェンタニル) ミダゾラム(ドルミカム) プロポフォール(ディプリバン) デクスメデトミジン(プレセデックス)	原液(0.1 mg/2 mL) 原液(10 mg/2 mL) 原液(500 mg/50 mL) 200 μg/生理食塩水50 mL	0.2～1.5 mL/時 1～4 mL/時 3～12 mL/時 2～8 mL/時

〈PDEⅢ阻害薬〉

心筋小胞体膜に局在するPDEⅢを選択的に阻害する．強心作用と同時に血管拡張作用が強く，末梢血管抵抗の減少に有用でカテコラミンと併用する．

・ミルリノン（ミルリーラ）：0.25〜0.75 μg/kg/分で持続静注．急性期のみに用い，血圧低下に注意する．

c. 血管拡張薬

〈硝酸薬〉

・ニトログリセリン（ミリスロール），ニコランジル（シグマート）：術後の高血圧時あるいは冠疾患術後に使用し，0.05〜0.2 μg/kg/分で使用する．

〈プロスタグランジン製剤〉

・アルプロスタジルアルファデクス（プロスタンディン）：動脈硬化の強い例での末梢循環不全の改善に使用するが，高血圧，肺高血圧時にも使用する．高血圧時には0.1〜0.2 μg/kg/分から開始するが，術後は少量の0.05〜0.1 μg/kg/分で使用する．

・ジルチアゼム（ヘルベッサー）：Ca拮抗薬であるが降圧作用は弱く，徐脈作用が強く長時間効果が持続する．1〜5 μg/kg/分で使用する．

d. 抗不整脈薬

〈β遮断薬〉

・プロプラノロール（インデラル）：手術中から心筋肥厚の強い大動脈弁狭窄症などの体外循環離脱時の心室頻拍，心室細動の不整脈時に使用し，術後心室性不整脈，頻脈性心房細動のコントロールで2 mg/5％ブドウ糖20 mLを1〜5 mL/時（0.1〜0.4 mg/時）で使用するが，開心術後には少量でも血圧低下が強く起こることがあり注意を要する．

・ランジオロール（オノアクト）：主に術中の頻脈性不整脈に0.125 mg/kg/分で1分間投与後0.04 mg/kg/分で持続投与する．半減期はきわめて短い．

・アミオダロン（アンカロン）

心室性の抗不整脈作用が強く，血圧への影響は弱い．初期急速投与は1A（3 mL）中の2.5 mL/5％ブドウ糖100 mLを10分間（600 mL/時）で注入し，次いで5A（15 mL）/5％ブドウ糖500 mLを33 mL/時で6時間投与後，維持量の17 mL/時で投与を持続する．

〈K補正〉

血清K値の変化により心室性不整脈が起こりやすく，K値を厳重に補正する．KCL（40 mEq/5％ブドウ糖120 mL）でK値がコントロール値（3.5〜4.5 mEq/L）以下になったら5 mL/時でスタートし，補正を開始する．2〜4時間ごとに血清K値を測定し，コントロール値以下であれば5〜10 mL/時ずつ増量するが最大25 mL/時以下で補正する．腎機能障害Cr 2.5 mg/dL以下，乏尿時には注意を要する．またICU入室後6時間以内や尿量が多いときには10 mL/時で開始し，1〜2時間ごとに血清K値を測定する．

e. 鎮静薬

術後の創痛や長期挿管時の鎮静目的で使用する．術中はフェンタニル（フェンタニル）での麻酔がほとんどであり，術後は以下の薬剤で鎮静・鎮痛を行う．以前チオペンタールナトリウム（ラボナール）が投与され術後の譫妄が高頻度に発生したが，近年は以下の薬剤で譫妄は激減した．

・デクスメデトミジン（プレセデックス）：自然な睡眠に近い鎮静作用で鎮痛作用を併せ持ち，呼吸抑制は少なく，術後多用される．開始時に血圧低下があり注意を要する．0.2〜0.7 μg/

kg/時で持続投与する．

若年者で高度の疼痛の場合には，フェンタニルの原液（0.1 mg/2 mL）を0.2〜1.5 mL/時で持続投与する．この量での呼吸抑制は少ない．

- プロポフォール（ディプリバン）：通常，全身麻酔の導入維持に使用されるが，術後人工呼吸器の装着時の鎮静に用いられる．0.3〜3 mg/kg/時（500 mg/50 mLで3〜12 mL/時）で持続注入する．開始時低血圧に注意する．半減期はきわめて短い．
- ミダゾラム（ドルミカム）：全身麻酔の導入維持に用いられるが，術後長期人工呼吸器中の鎮静に用いられる．作用発現が早く持続時間が短いが，単独持続投与では呼吸抑制作用は弱くフェンタニルと併用で用いることが多い．0.03〜0.18 mg/kg/時で持続投与する．フェンタニル10A（1 mg/20 mL）＋ドルミカム10A（100 mg/20 mL）を1〜3 mL/時で投与し長期挿管時の鎮静をはかる．

f. 輸液管理

基本的には低張電解質輸液開始（1号）液（KN 1号輸液）を20〜100 mL/時で持続投与し，血清K値により維持（3号）液に変更する．水分補給は通常，細胞外液補充液 - 等張液（酢酸リンゲル液 - ヴィーンF）で行う．K値が4.8 mEq/L以下なら3号液に変更する．透析患者は1号のままで維持する．

g. 抗凝固療法

ヘパリン（ノボ・ヘパリン）は術後必須であり，心房細動発症時の血栓予防や臥床での肺梗塞の予防のためドレーン出血量が低下すれば早くから投与し，歩行開始後に中止する．弁置換症例ではワルファリン有効量に達するまで投与を継続する．通常，手術当日深夜0時ころからヘパリン2,000単位/5％ブドウ糖20 mLで希釈し，3〜5 mL/時投与し活性化凝固時間140〜160秒にコントロールする．開始後ドレーン量が増加すればプロタミンを投与し一時ヘパリンを中止する．

h. ヒトインスリン

ヒューマリンR（速効型）を20単位/生理食塩水20 mLで血糖値に応じ0.1〜0.2 mL/時ずつ血糖値を測定しながら150 mg/dL以下になるようにコントロールする．血糖値が安定するまではこまめに血糖値を測定し，低血糖には十分注意する．血糖値が150 mg/dL以下にコントロールされると術後の感染症は激減する．

おわりに〜メッセージ

　手術書の執筆を，2013年末に南江堂の担当の方から依頼され，ちょうど心臓血管外科手術を始めて30年の節目であり，これまでの著者の経験がこれからの心臓血管外科医の先生方に少しでも役に立てば，また，著者自身としての手術の集大成として願ってもないことと思い，快諾させていただいた．

　執筆しながら，これまで7,000例以上の症例，15,000以上の手術法を目の当たりにして考え，学び，施行した手術の結果が走馬灯のように駆け巡り，当時の手術が鮮明に浮かび上がってきた．

　30年前には心臓血管外科手術は手術時間が長く，術後も大変と言われていたが，現在では多くの手術は3〜4時間以内に終わり，術後管理も安定し，患者さんの早期退院が可能になってきた．心臓血管外科医を目指し手術を始めたときの指導者の古賀道弘先生，ボストン留学中に研究，人としての考えを教わったStephen Galli先生，トロントでの留学時代に臨床の多くを教えていただいたRonald Baird先生，Linda Mickelborough先生，Richard Wisel先生，Tirone David先生をはじめ，多くのよき指導者に出会えたことが30年以上もの間心臓血管外科医を続けられた基本で，日本でも36歳から責任者として手術を行う立場を与えられた．その後，多くの先生方の御意見を聞きながら，正しいこと，間違っていることを取捨選択しながら自分なりの手術スタンスを確立してきた．トロント留学中は，冠状動脈バイパス術（CABG）はまだ日本ではきわめて少ない手術法で，弁膜症での弁置換術が多数であったため，帰国の際に，CABGに関する論文が1編でも書ければと思ったことを鮮明に思い出した．しかし，現在の日本の心臓血管外科医にはCABGのみならず，弁形成や大血管手術でも，世界に勝るとも劣らない技術があり，良好な成績を示すことができるようになってきた．そのため，これから心臓血管外科医を目指す方々は日本での優秀な外科医の手術見学をしたり指導を受けたりすることができる環境にあり，恵まれていると思う．

　現在では心疾患に対するカテーテル治療はPCIが普及し，以前のような左冠状動脈主幹部病変に対する急患でのCABGは激減し，急性心筋梗塞でも必ずPCIが行われるようになり，CABG緊急例のための外科医の負担は減少してきた．また，解離性大動脈瘤や真性動脈瘤の破裂では必ず緊急手術となるものの，大動脈瘤へのステント治療の応用が広まりB型解離や弓部瘤のdebranch法などとともに，A型解離にも応用が始まってきている．しかしながら，これらのカテーテル治療のなかで合併症の程度，手術リスクとの十分な検討を行って治療法を選択することは非常に重要で，安易な治療法を低侵襲として患者に伝え，施行することはよくないと考える．それぞれの術式を十分にマスターし，治療法を十分理解したうえで，手術成績，合併症のリスク，さらには術後遠隔成績を検討し治療法を決定すべきである．

　PCIと同様にわが国でも経カテーテル大動脈弁留置術（TAVI）が始まったが，各施設で主に内科医主導で適応の選択がさまざまに決められている．わが国の外科手術成績では大動脈弁狭窄症に対する大動脈弁置換術は高齢者，超高齢者を含め，きわめてよい成績を示しているものの，安易な方向に流され，合併症が増加する治療法となりうる可能性があり，注意が必要である．虚血性あるいは非虚血性心筋症に合併した僧帽弁逆流に対するmitral clipも，欧州の施設では臨床応用での中期成績も報告されているが，いわゆるAlfieri法であり，決してこれだけで心筋症の僧帽弁逆流が制御できるとは考えられないが，安易な方法として受け入れられる可能性もある．このように，OPCABのみならず，ステント治療やTAVIをはじめとするカテーテル治療，ロボット手術，低侵襲心臓手術（MICS）などが世界で急速に普及してきている．新

しい治療法は従来の治療法に比べて短時間あるいは切開が小さいという長所はあるものの，遠隔成績のわかっている従来の確立された手術に秀でるものでなければ簡単に受け入れるべきではないと考える．この変化のなかでこそ，基本的な手術手技は必ず自分自身で身に付け，手術手技の習得に研鑽を積むべきであり，これらの基礎をもとに，新しい心臓血管治療方法が正しいかどうか，遠隔予後が期待できるかどうかを，自身で判断する必要がある．

　また，心臓血管外科医は手術の技術がすべてではない．正しい手術ができるのは当然であり，それ以上に術前・術後の患者さんの観察，状態の把握がもっとも重要であり，そのためには患者さんを十分に診察する姿勢がもっとも大切である．手術だけの外科医はもっとも程度が低い外科医であり，手術の基本と同時に患者さんに毎日何度も会う姿勢を身に付けることが外科医として重要である．術後は外来で定期的に患者さんを診察すると，自身が施行した手術が正しいかどうか，あるいは別の方法(新しい手術)があるのかどうかなど多くのことを患者さんから教わることができ，心臓血管外科医としてさらに成長していくものと考える．

　現在の心臓血管外科手術は30年前に比べるとはるかに早く簡単になってきたが，10年も前のことはすでに古いものとなってしまうこともあり，常に新しいことを学びながら研鑽を重ねていく必要がある．基本をしっかりと理解し，習得し，自身で考え出した新しい手術法が，本当によい方法で，長期予後を改善するものであるかどうかの判断は，自分の技量から自身で決めるべきと思う．

　本書の手術手技は他の外科医の手術法と異なる点は多々あると思うが，これまで著者が積み重ねてきた手術の中で，長期予後を踏まえて，確実で可能性のある基本的な術式をわかりやすく，要点を示しながら執筆したもので，著者自身のスタンスである．また，これまで経験してきたステントレス弁やホモグラフト弁置換術など長期予後があまり望めないと考えられる手術や，Ross手術，リモデリングによる弁形成術など経験のない手術手技は割愛した．

　1針1針が手術の可否を決める重要な手技であり，本書が読者の一助になれば幸いである．

付　録

　手術に用いる縫合糸，手術器具は，手術をスムーズに行い，止血をするためには重要な要素である．

　これまで著者はいくつもの針糸を使用し，わが国のものでは使いやすい形に改良して作製してもらっている．

　心臓血管外科手術が始まった当時は血管縫合用の両端針がなく，針と糸の段差のないものもまだなかったと言われ，出血の苦労が相当あったと聞いている．現在では高齢者の手術や，手術の難易度が高まったにもかかわらず，きわめて安全に出血のトラブルも少なく施行できるようになった背景には糸針の改良が大きいと考えている．針の大きさ，長さや形状はもとより，糸の長さ，強度により手術のしやすさや縫合のスピードがまったく変わったことにいつも気付かされている．たとえば糸の長さが60 cmの両端針と45 cmの両端針で血管吻合を行うと，45 cmでのほうが吻合時間がかなり速くなるのである．

　手術器具も改良されながら新しい物品が登場し，手術がよりスピーディーに行えるようになってきた．

　開胸から閉胸まで，また術式別に著者が現在用いている糸針，手術器具，リングや弁などを参考にしていただければと思い表にまとめた．

手術手技など		使用する器具、糸の種類など	数	使用する糸針、器具の詳細など	会社名
開胸					
	切開	メス	1	No.10 円刃	カイインダストリーズ株式会社
		サージカルブレイド	5	No.11 尖刃	
	胸骨膜の止血	アルゴンビームコアギュレータ (ABC)	1	シングルファンクションハンドピース	CONMED
	心膜吊り上げ	1-0 クラウンジュン	2	33 mm 1/2 角針 A-33 75 cm	株式会社河野製作所
	エコーのカバー	トランスデューサーカバー	1	14×91.5 cm	CIVCO
	エコーゼリー	SONAR PAD ULTRASOUND GEL	1	120×120×7 mm	日本ビー・エックス・アイ
	ストライカー	Stryker System 6	1	6207 Sternum	日本ストライカー株式会社
	ストライカーの刃	胸骨用鋸刃	1	長さ32×厚さ0.97×幅6.3 mm	日本ストライカー株式会社
	再開胸用ストライカー	Stryker System 6	1	6208 Sagittal	日本ストライカー株式会社
	再開胸用の刃	サジタル鋸刃 胸骨用セイフエッジ	1	長さ48×厚さ0.6×幅1.6 mm	日本ストライカー株式会社
	プレジェット	プレジェット(小)	1	プレジェット PF 5×8 mm 10個入り	松田医科工業株式会社
	手術用クランプ被覆・保護材	遮断鉗子カバー(大)	1	インサート 86 mm	コスモテック株式会社
		遮断鉗子カバー(小)	1	インサート 61 mm	
	水掛け用	テルモシリンジロックタイプ	1	20 mL	テルモ株式会社
		BD Insyte Autoguard	1	20G 1.1×30 mm	日本ベクトン・ディッキンソン株式会社
	絹糸	ブレードシルク1(黒)	2	40 cm 10本入り	アルフレッサファーマ株式会社
		ブレードシルク2-0(黒)	1	60 cm 10本入り	
カニュレーション					
1本脱血(大動脈弁置換術)					
	・送血管	3-0 オーバルエム	2	25 mm 丸針 7/16 両端針 90 cm	松田医科工業株式会社
	・脱血管	4-0 オーバルエム	1	25 mm 丸針 7/16 両端針 90 cm	松田医科工業株式会社
	・アンテ	4-0 オーバルエム	1	25 mm 丸針 7/16 両端針 90 cm	松田医科工業株式会社
	・ベント	4-0 プロリーン プレジェット PF 5×8 mm 1個付ける+対側プレジェット1個	1	RB-1 17 mm 1/2C Taper 90 cm	ジョンソン・エンド・ジョンソン株式会社
	・レトロ	5-0 プロリーン	1	RB-1 17 mm 1/2C Taper 90 cm	ジョンソン・エンド・ジョンソン株式会社
1本脱血(CABG)					
	・送血管	3-0 オーバルエム	2	25 mm 丸針 7/16 両端針 90 cm	松田医科工業株式会社
	・脱血管	4-0 オーバルエム	1	25 mm 丸針 7/16 両端針 90 cm	松田医科工業株式会社
	・アンテ	4-0 オーバルエム	1	25 mm 丸針 7/16 両端針 90 cm	松田医科工業株式会社
2本脱血(僧帽弁形成術、僧帽弁置換術、三尖弁輪縮術)					
	・送血管	3-0 オーバルエム	2	25 mm 丸針 7/16 両端針 90 cm	松田医科工業株式会社
	・脱血管	4-0 オーバルエム	2	25 mm 丸針 7/16 両端針 90 cm	松田医科工業株式会社
	・アンテ	4-0 オーバルエム	1	25 mm 丸針 7/16 両端針 90 cm	松田医科工業株式会社

手術手技など	使用する器具，糸の種類など	数	使用する糸針，器具の詳細など	会社名
・ベント	4-0プロリーン プレジェット PF 5×8mm 1個付ける＋対側プレジェット1個	1	RB-1 17mm 1/2C Taper 90 cm	ジョンソン・エンド・ジョンソン株式会社
・レトロ	5-0プロリーン	1	RB-1 17mm 1/2C Taper 90 cm	ジョンソン・エンド・ジョンソン株式会社
大血管系のときなど				
・肩送血時	5-0プロリーン	1～2	RB-1 17mm 1/2C Taper 60 cm	ジョンソン・エンド・ジョンソン株式会社
・大腿動脈送血時	5-0プロリーン	1～2	RB-1 17mm 1/2C Taper 60 cm	ジョンソン・エンド・ジョンソン株式会社
・大腿静脈脱血時	5-0プロリーン	1～2	RB-1 17mm 1/2C Taper 60 cm	ジョンソン・エンド・ジョンソン株式会社
・ベント	4-0プロリーン プレジェット PF 5×8mm 1個付ける＋対側プレジェット1個	1	RB-1 17mm 1/2C Taper 90 cm	ジョンソン・エンド・ジョンソン株式会社
・レトロ	5-0プロリーン	1	RB-1 17mm 1/2C Taper 90 cm	ジョンソン・エンド・ジョンソン株式会社
・アンデ	4-0オーバルエム	1	25 mm 丸針 7/16 両端針 90 cm	松田医科工業株式会社
・アンデの入替え	4-0プロリーン プレジェット PF 5×8mm 1個付ける＋対側プレジェット1個	1	RB-1 17mm 1/2C Taper 90 cm	ジョンソン・エンド・ジョンソン株式会社
離脱時				
・脱血管	5-0プロリーン		RB-1 17mm 1/2C Taper 60 cm	ジョンソン・エンド・ジョンソン株式会社
閉胸				
赤黒コードリード	体外式ペースメーカー用心臓電極 オスピカ・ハートワイヤ	2	一時ペーシングカテーテル	セント・ジュード・メディカル株式会社
心膜閉鎖	4-0プロリーン	1	26 mm SH 1/2 Taper 90 cm	ジョンソン・エンド・ジョンソン株式会社
ワイヤー	スチール(4本入り)	1	48 mm 45 cm	COVIDIEN
	チタン製リンググワイヤー (ワイヤー7本、ボーンランナー2本)	1		ミクロ株式会社
皮下閉創	0 VICRYL PLUS	1	36 mm 1/2C	ジョンソン・エンド・ジョンソン株式会社
	2-0 VICRYL PLUS (8本入り)	2	CTB-1 36 mm 45 cm	ジョンソン・エンド・ジョンソン株式会社
	3-0 Biosyn	5	V-20 Taper 26 mm 75 cm	COVIDIEN
ドレッシング材	オプサイト		20×10 cm	
			15.5×8.5 cm	smith & nephew
			9.5×8.5 cm	
	ステリストリップ R1547		12×100 mm	3M
大動脈弁置換術				
大動脈弁吊り上げ	5-0プロリーン	4	RB-1 17mm 1/2C Taper 60 cm	ジョンソン・エンド・ジョンソン株式会社

手術手技など	使用する器具，糸の種類など	数	使用する糸針，器具の詳細など	会社名
弁輪の糸	交連セット(4本入り)2-0ワヨラックス黒(ポリエステル・ブレイド)	1	17 mm 丸針 7/16 両端針 スパゲティ 4 mm 75 cm	松田医科工業株式会社
	A弁セット(6本入り)2-0ワヨラックス青，白(ポリエステル・ブレイド)	2	17 mm 丸針 7/16 両端針 スパゲティ 4 mm 75 cm	松田医科工業株式会社
石灰化強い弁輪	2-0青，白(ポリエステル・ブレイド)(6本入)		18 mm 丸針 3/8 プレジェット E3 × 6 75 cm	松田医科工業株式会社
大動脈閉創：連続縫合	5-0プロリーン プレジェットPF 5×8 mm 付ける+対側プレジェット1個	1	RB-1 17 mm 1/2C Taper 90 cm	ジョンソン・エンド・ジョンソン株式会社
	5-0プロリーン プレジェットPF 5×8 mm 付ける+対側プレジェット1個	1	RB-1 17 mm 1/2C Taper 60 cm	ジョンソン・エンド・ジョンソン株式会社
大動脈閉創：結節縫合①	大血管セット(4本入り)4-0ワヨラックス青，白(ポリエステル・ブレイド)2本使用	1	20 mm 丸針 3/8 両端針 75 cm プレジェットPF 5×8 mm	松田医科工業株式会社
	大血管セット(6本入り)4-0ワヨラックス青，白(ポリエステル・ブレイド)	2	20 mm 丸針 3/8 両端針 75 cm	松田医科工業株式会社
大動脈閉創：結節縫合②	3尖弁形成セット(6本入)4-0ワヨラックス青，白(ポリエステル・ブレイド)プレジェットPF 5×8 mm を2個付ける	2	14 mm 丸針 3/8 75 cm	松田医科工業株式会社
逆流確認時など	シリコンチューブ	2	6×直径10×110 mm	松田医科工業株式会社
弁用リング	TMP スチャーリング		SUR-L 縫合糸ガイド	製造販売：株式会社東海メディカルプロダクツ 販売：松田医科工業株式会社
CABG基本共通物品(ポンプ・オフポンプ)				
止血結紮クリップ(小)	Titanium Ligation Clips		J1180-1	VITALITEC
止血結紮クリップ(中)	Titanium Ligation Clips		B2180-1	VITALITEC
止血結紮クリップ(小・24クリップ)	Titanium Ligation Clips 24 Small		J1120-1	VITALITEC
エラスターの先	BD Insyte Autoguard	2	20G 1.1 × 30 mm (生食用)	日本ベクトン・ディッキンソン株式会社
	BD Insyte Autoguard	1	24G 0.7 × 19 mm (塩酸パパベリン用)	日本ベクトン・ディッキンソン株式会社
テルモシリンジ	テルモシリンジロックタイプ	3	20 mL	テルモ株式会社
	テルモシリンジロックタイプ	1	10 mL (塩酸パパベリン用)	テルモ株式会社
	テルモシリンジ	1	2.5 mL (塩酸パパベリン用)	テルモ株式会社
ベッセルカニューレ	9 Fr 逆流防止弁付き	1	SVG用	エドワーズライフサイエンス株式会社
大動脈カニューレ	DLP心筋保護液注入用カニューレ		ベッセルカニューレ 2 mm BLUNT	日本メドトロニック株式会社
クリアビュー	手術用噴霧器	1		日本メディカル株式会社
栄養チューブ	アトム栄養カテーテル	1	3 Fr チューブ 40 cm 外径 1.0 mm	アトムメディカル株式会社
IMAブルドッグ	Atraumatic サージカルスプリングクリップ	1	6 mm	コスモテック株式会社

付録 265

手術手技など	使用する器具，糸の種類など	数	使用する糸針，器具の詳細など	会社名
脱気針	TERUMO NEEDLE	1	26G	テルモ株式会社
心膜の吊り上げ	絹糸ブレードシルク 2-0（黒）	1	40 cm 10本入り	アルフレッサファーマ株式会社
	絹糸ブレードシルク 4-0（黒）	1	40 cm 10本入り	アルフレッサファーマ株式会社
冠状動脈バイパス術				
末梢吻合	7.5オーバルエム（ポリプロピレン・モノフィラメント）（4本入）	1～2	9 mm 丸針 3/8 両端針 45 cm	松田医科工業株式会社
	7-0プロリーン（2本入）BV175-8 EVERPOINT針		9.3 mm 丸針 3/8 両端針 45 cm	ジョンソン・エンド・ジョンソン株式会社
マーキング時	7.5オーバルエム（ポリプロピレン・モノフィラメント）（4本入）		9 mm 丸針 3/8 45 cm	松田医科工業株式会社
左内胸動脈吻合	8-0プロリーン（2本入）BV175-6 EVERPOINT針	1～	8 mm 丸針 3/8 45 cm	ジョンソン・エンド・ジョンソン株式会社
	8-0プロリーン（2本入）BV130-5 EVERPOINT針	1～	6.5 mm 丸針 3/8 45 cm	ジョンソン・エンド・ジョンソン株式会社
	9-0プロリーン（2本入）BV100-4	1～	6 mm 丸針 3/8 45 cm	ジョンソン・エンド・ジョンソン株式会社
中枢吻合	6-0プロリーン C-1 EVERPOINT針		13 mm Taper 3/8 60 cm	ジョンソン・エンド・ジョンソン株式会社
下腿閉創の糸	3-0 ポリソーブ	1	V-20 taper 1/2 26 mm 75 cm	COVIDIEN
	4-0 V-Loc	1	3/8 cutting 19 mm 45 cm	COVIDIEN
心臓ネット	クラウンジュン心臓ネット 2本紐	1		株式会社バイタル
パンチ	CleanCut	1	アオルタパンチ 4.0 mm	コスモテック株式会社
オフポンプ CABG				
クリアビュー	手術用噴霧器	1		日本メドトロニック株式会社
リマスーチャー	1-0クラウンジュン	1	33 mm 1/2 角針 A-33 75 cm	株式会社河野製作所
	クリアビュー冠動脈シャント		バルブ径 1 mm	日本メドトロニック株式会社
冠動脈カニューレ	アナスタフロー		シャフト長 11 mm バルブ径 1.25 mm	エドワーズライフサイエンス株式会社
	アナスタフロー		シャフト長 11 mm バルブ径 1.5 mm	エドワーズライフサイエンス株式会社
	アナスタフロー		シャフト長 11 mm バルブ径 2.0 mm	エドワーズライフサイエンス株式会社
吻合時血管駆血	2号エラスタック（ポリウレタン・モノフィラメント）	1	22 mm 鈍針 7/16 45 cm	松田医科工業株式会社
中枢吻合時	エンクローズ・II キット 245	1	エンクローズパンチ 4.5 mm	センチュリーメディカル株式会社
	エンクローズ・II キット 245	1	エンクローズパンチ 4.0 mm	センチュリーメディカル株式会社
末梢吻合	7.5オーバルエム（ポリプロピレンモノフィラメント）（4本入）	1～	9 mm 丸針 3/8 両端針 45 cm	松田医科工業株式会社
マーキング	7.5オーバルエム（ポリプロピレンモノフィラメント）（4本入）	1～	9 mm 丸針 3/8 45 cm	松田医科工業株式会社
左内胸動脈吻合	8-0プロリーン（2本入）	1～	9.3 mm 丸針 3/8 45 cm	ジョンソン・エンド・ジョンソン株式会社
中枢吻合	6-0プロリーン C-1 EVERPOINT針	1～	13 mm Taper 3/8 45 cm	ジョンソン・エンド・ジョンソン株式会社
エクスポーズ	Xpose 4 ハートエクスポーザー		単回使用臓器固定用圧子	マッケ・ジャパン株式会社
	サクション付フット型スタビライザー - vacuum off pomp system		単回使用臓器固定用圧子	マッケ・ジャパン株式会社
スタビライザー	デンタパルス		単回使用開創器	住友ベークライト株式会社

手術手技など	使用する器具,糸の種類など	数	使用する糸針,器具の詳細など	会社名
開胸器	オクトパース開胸器		28701	メドトロニック
僧帽弁形成術				
左房吊り上げ	4-0プロリーン	1	26 mm SH 1/2 Taper 90 cm	ジョンソン・エンド・ジョンソン株式会社
弁輪の糸	弁形成の糸(6本入)2-0フヨラックス青,白(ポリエステル・ブレイド)	3	17 mm 丸針 7/16 両端針 75 cm	松田医科工業株式会社
弁尖修復時	5-0プロリーン		RB-1 17 mm 1/2C Taper 60 cm	ジョンソン・エンド・ジョンソン株式会社
	6-0プロリーン		13 mm Taper 3/8 45 cm	ジョンソン・エンド・ジョンソン株式会社
人工腱索時	CV-5 GORE-TEX		3/8 13 mm 91 cm	日本ゴア株式会社
左心耳閉鎖	4-0プロリーン プレジェット PF 5×8 mm を付ける+対側プレジェット2個	1	26 mm SH 1/2 Taper 90 cm	ジョンソン・エンド・ジョンソン株式会社
左房閉鎖	4-0プロリーン プレジェット PF 5×8 mm を付ける+対側プレジェット2個	2	26 mm SH 1/2 Taper 90 cm	ジョンソン・エンド・ジョンソン株式会社
逆流確認時など	スポイド			
	シリコンチューブ	2	6×直径 10×110 mm	松田医科工業株式会社
弁用リング	TMP スーチャーリング		SUR-L 縫合糸ガイド	製造販売:株式会社東海メディカルプロダクツ 販売:松田医科工業株式会社
皮膚ペン	Surgical Marking Pens		レギュラー	Cardinal Health
僧帽弁置換術				
左房吊り上げ	4-0プロリーン	1	26 mm SH 1/2 Taper 90 cm	ジョンソン・エンド・ジョンソン株式会社
弁葉支持	弁形成の糸(6本入)2-0フヨラックス青,白(ポリエステル・ブレイド)	1	17 mm 丸針 7/16 両端針 75 cm	松田医科工業株式会社
M弁弁輪の糸	M弁セット(6本入)2-0フヨラックス青,白(ポリエステル・ブレイド)	3	17 mm 丸針 7/16 両端針 75 cm	松田医科工業株式会社
左心耳閉鎖	4-0プロリーン プレジェット PF 5×8 mm を付ける+対側プレジェット2個	1	26 mm SH 1/2 Taper 90 cm	ジョンソン・エンド・ジョンソン株式会社
左房閉鎖	4-0プロリーン プレジェット PF 5×8 mm を付ける+対側プレジェット2個	2	26 mm SH 1/2 Taper 90 cm	ジョンソン・エンド・ジョンソン株式会社
石灰化強い場合	M弁セット(6本入)		2-0青,白18 mm 丸針 3/8(6本入) プレジェット E3.0×6.0 75 cm	松田医科工業株式会社
逆流確認時など	シリコンチューブ	2	6×直径 10×110 mm	松田医科工業株式会社
弁用リング	TMP スーチャーリング(大)			製造販売:株式会社東海メディカルプロダクツ 販売:松田医科工業株式会社
メイズ手術				
クライオアブレーション	クライオ		スペンブリー凍結手術装置	白井松機械株式会社
神経節叢アブレーション	1104-5-5-L1-TE2BE2-DB		ペーシング電極カテーテル	セント・ジュード・メディカル株式会社
アトリキュア(バイポーラー)	AtriCure アイソレーター OLL2		トランスポーテクランプ	センチュリーメディカル株式会社

付録 267

手術手技など	使用する器具,糸の種類など	数	使用する糸針,器具の詳細など	会社名
アトリキュア(ペン型,モノポーラー)	AtriCureアイソレーターSetOLL2		トランスポーターペン	センチュリーメディカル株式会社
三尖弁輪縫縮術				
下大静脈遮断,白テープ	血管結紮用テトロンテープ	1	3 mm幅 60 cm 1本入り	株式会社河野製作所
上大静脈遮断,青テープ	シラン・テープ 外科用テープ	1	Mサイズ 50 cm 1本入り	製造:日本腸線株式会社 販売元:株式会社シラカワ
右房吊り上げ	5-0プロリーン	1	RB-1 17 mm 1/2C Taper 60 cm	ジョンソン・エンド・ジョンソン株式会社
弁輪	三尖弁形成セット(6本入) 4-0フョラックス青,白(ポリエステル・ブレイド)	3	14 mm 丸針 3/8 75 cm	松田医科工業株式会社
右房閉鎖	5-0プロリーン	1〜2	26 mmSH 1/2 Taper 75 cm	ジョンソン・エンド・ジョンソン株式会社
心房中隔閉鎖	4-0プロリーン プレジェット PF 5×8 mmを付ける	1	26 mmSH 1/2 Taper 90 cm	ジョンソン・エンド・ジョンソン株式会社
逆流確認時など	シリコンチューブ	2	6×直径 10×110 mm	松田医科工業株式会社
弁用リング	TMPスーチャーリング		SUR-L 縫合糸ガイド	製造販売:株式会社東海メディカルプロダクツ 販売:松田医科工業株式会社
上行大動脈置換:末梢吻合				
・連続時	4-0プロリーン もしくは		26 mmSH 1/2 Taper 90 cm	ジョンソン・エンド・ジョンソン株式会社
	3-0プロリーン		26 mmSH 1/2 Taper 90 cm	ジョンソン・エンド・ジョンソン株式会社
・補強	3-0プロリーン		26 mmSH 1/2 Taper 90 cm	ジョンソン・エンド・ジョンソン株式会社
	大血管セット(4本入) 4-0フョラックス青,白(ポリエステル・ブレイド)	1	20 mm 丸針 3/8 両端針 75 cm プレジェット PF 5×8 mm 75 cm	松田医科工業株式会社
・結紮時	大血管セット(6本入) 4-0フョラックス青,白(ポリエステル・ブレイド)	2	20 mm 丸針 3/8 両端針 75 cm	松田医科工業株式会社
	帯フェルト	1	クラウンジュンフェルト 10×150 mm	株式会社河野製作所
・補強	4-0プロリーン もしくは		26 mmSH 1/2 Taper 90 cm	ジョンソン・エンド・ジョンソン株式会社
	3-0プロリーン		26 mmSH 1/2 Taper 90 cm	ジョンソン・エンド・ジョンソン株式会社
中枢吻合	3-0プロリーン		26 mmSH 1/2 Taper 90 cm	ジョンソン・エンド・ジョンソン株式会社
・補強	4-0プロリーン もしくは		26 mmSH 1/2 Taper 90 cm	ジョンソン・エンド・ジョンソン株式会社
	3-0プロリーン		26 mmSH 1/2 Taper 90 cm	ジョンソン・エンド・ジョンソン株式会社
分枝送血処理	シルクブレード1号	2本	40 cm	アルフレッサファーマ株式会社
	5-0プロリーン	1〜2	RB-1 17 mm 1/2C Taper 60 cm	ジョンソン・エンド・ジョンソン株式会社
	中グリップ Titanium Ligation Clips		B2180-1	VITALITEC
肩や鼠径部閉創時	3-0ポリソーブ	1	V-20 Taper 1/2 26 mm 75 cm	COVIDIEN
	4-0マクソン	1	C-13 CUTTING 3/8 19 mm 45 cm	COVIDIEN
弓部置換:末梢吻合				
・連続時	4-0プロリーン もしくは		26 mmSH 1/2 Taper 90 cm	ジョンソン・エンド・ジョンソン株式会社
	3-0プロリーン		26 mmSH 1/2 Taper 90 cm	ジョンソン・エンド・ジョンソン株式会社

手術手技など	使用する器具, 糸の種類など	数	使用する糸針, 器具の詳細など	会社名
・補強	3-0プロリーン		26 mmSH 1/2 Taper 90 cm	ジョンソン・エンド・ジョンソン株式会社
・結紮時	大血管セット(4本入)4-0ワヨラックス青, 白(ポリエステル・ブレイド)	1	20 mm 丸針 3/8 両端針 75 cm プレジェットPF 5×8 mm 75 cm	松田医科工業株式会社
	大血管セット(6本入)4-0ワヨラックス青, 白(ポリエステル・ブレイド)	2	20 mm 丸針 3/8 両端針 75 cm	松田医科工業株式会社
	帯フェルト	1	クラウンジュンフェルト 10×150 mm	株式会社河野製作所
・補強	4-0プロリーン もしくは		26 mmSH 1/2 Taper 90 cm	ジョンソン・エンド・ジョンソン株式会社
	3-0プロリーン		26 mmSH 1/2 Taper 90 cm	ジョンソン・エンド・ジョンソン株式会社
中枢吻合	3-0プロリーン		26 mmSH 1/2 Taper 90 cm	ジョンソン・エンド・ジョンソン株式会社
・補強	4-0プロリーン もしくは		26 mmSH 1/2 Taper 90 cm	ジョンソン・エンド・ジョンソン株式会社
	3-0プロリーン		26 mmSH 1/2 Taper 90 cm	ジョンソン・エンド・ジョンソン株式会社
3分枝縫合	5-0プロリーン	1～2	RB-1 17 mm 1/2C Taper 60 cm	ジョンソン・エンド・ジョンソン株式会社
	シルクブレード1号	2	40 cm	アルフレッサファーマ株式会社
分枝送血処理	5-0プロリーン	1～2	RB-1 17 mm 1/2 C Taper 60 cm	ジョンソン・エンド・ジョンソン株式会社
	中クリップTitanium Ligation Clips		132180-1	VITALITEC
肩や鼠径部閉創時	3-0ポリソーブ	1	V-20 Taper 1/2 26 mm 75 cm	COVIDIEN
	4-0マクソン	1	C-13 CUTTING 3/8 19 mm 45 cm	COVIDIEN
Bentall手術				
24 Frバルーン	バーデックスバイオキャスフォーリーカテーテル	1	バルーンカテーテル3WAY	株式会社メディコン
6 Frバルーン	オールシリコンフォーリーカテーテル	1	6 Fr 1 mL	クリエートメディック株式会社
弁と人工血管縫着	3-0サージプロ	3	26 mm 90 cm	COVIDIEN
コロナリー入口部作成	5-0サージプロ	1	17 mm 1/2 Taper 60 cm	COVIDIEN
コロナリー入口部吻合	ソバージフィラメンタス(矢印フェルト)	2	15.2×15.2 cmを2個分作成 0.61 mm	株式会社メディコン
	5-0サージプロ(1箇所につき3本)	3	17 mm 1/2 Taper 60 cm	COVIDIEN
中枢吻合	4-0プロリーン	1	26 mmSH 1/2 Taper 90 cm	ジョンソン・エンド・ジョンソン株式会社
末梢吻合	4-0プロリーン	1	26 mmSH 1/2 Taper 90 cm	ジョンソン・エンド・ジョンソン株式会社
	帯フェルト		クラウンジュンフェルト 10×150 mm	株式会社河野製作所
中枢プレジェアの入替え	4-0プロリーン プレジェットPF 5×8 mmを付ける+対側プレジェット1個	1	RB-1 17 mm 1/2C Taper 90 cm	ジョンソン・エンド・ジョンソン株式会社
左室形成術				
左室吊り上げ	1-0クラウンジュン	2	33 mm 1/2 角針 A-33 75 cm	株式会社河野製作所
乳頭筋吊り上げ	1号ワヨラックス青(ポリエステル・ブレイド)	2	36 mm 丸針 1/2 両端針 75 cm	松田医科工業株式会社
パッチ	ヘマシールドニットファブリック	1	50×75 mm	マッケ・ジャパン株式会社
	ヘマシールドニットファブリック	1	50×152 mm	マッケ・ジャパン株式会社
	ゴアテックスEPTFEパッチⅡ	1	50×75 mm	日本ゴア株式会社

付　録　269

手術手技など		使用する器具，糸の種類など	数	使用する糸針，器具の詳細など	会社名
・Dor手術		2-0プロリーン	1	26 mmSH 1/2 Taper 90 cm	ジョンソン・エンド・ジョンソン株式会社
		帯フェルト	2	クラウンジュンフェルト 10×150 mm	株式会社河野製作所
・SAVE手術		左室形成針 2-0 オーバルエム（ポリプロピレン・モノフィラメント）両端針	2～	50 mm 丸針 3/8 両端針 75 cm	松田医科工業株式会社
		左室形成針 2-0 オーバルエム（ポリプロピレン・モノフィラメント）両端針	2	50 mm 丸針 3/8 両端針 120 cm	松田医科工業株式会社
		1号ウヨラックス青（ポリエステル・ブレイド）	2	36 mm 丸針 1/2 両端針 75 cm プレジェット PF 7.0×10.0 mm	松田医科工業株式会社
		帯フェルト	2	クラウンジュンフェルト 10×150 mm	株式会社河野製作所
・後壁形成/PRP		左室形成針 2-0 オーバルエム（ポリプロピレン・モノフィラメント）両端針	2～	50 mm 丸針 3/8 両端針 75 cm	松田医科工業株式会社
		左室形成針 2-0 オーバルエム（ポリプロピレン・モノフィラメント）両端針	2	50 mm 丸針 3/8 両端針 120 cm	松田医科工業株式会社
		1号ウヨラックス青（ポリエステル・ブレイド）	2	36 mm 丸針 1/2 両端針 75 cm プレジェット PF 7.0×10.0 mm	松田医科工業株式会社
閉胸時					
心膜閉鎖		4-0プロリーン	1	26 mmSH 1/2 Taper 90 cm	ジョンソン・エンド・ジョンソン株式会社
ワイヤー		スチール（4本入り）	1	48 mm 45 cm	COVIDIEN
		チタン製リングワイヤー（ワイヤー7本，ボーンランナー2本）	1		ミクロ株式会社
		0 VICRYL PLUS	1	36 mm 1/2C	ジョンソン・エンド・ジョンソン株式会社
		2-0 VICRYL PLUS（8本入り）	2	CTB-1 36 mm 45 cm	ジョンソン・エンド・ジョンソン株式会社
皮下閉創		3-0 Biosyn	5	V-20 Taper 26 mm 75 cm	COVIDIEN
止血グッズ					
タココール		タココール組織接着用シート		レギュラーサイズ 9.5×4.8 mm	CSLベーリング株式会社
ボルヒール		ボルヒール組織接着用		5 mL	化学及血清療法研究所，帝人ファーマ株式会社
ベリプラスト		ベリプラストPコンビセット		5 mL	CSLベーリング株式会社
バイオグルー		Bio Glue Syringe		10 mL	センチュリーメディカル株式会社
ハイドロフィット		外科用シーラント		2g入りシリンジ，シート0.3 mm厚×25×190 mm	デルモ株式会社
サージセル		サージセル綿花		2.5×5.1 cm	ジョンソン・エンド・ジョンソン株式会社
		サージセルニューニット		15.2×22.9 cm	ジョンソン・エンド・ジョンソン株式会社
		サージセルガーゼ		5.1×35.6 cm	ジョンソン・エンド・ジョンソン株式会社

Table 2 僧帽弁形成に用いるリング（リジッド，セミリジッドリング）

メーカー名	セント・ジュード・メディカル	エドワーズライフサイエンス	エドワーズライフサイエンス	日本メドトロニック	セント・ジュード・メディカル	ソーリン・グループ	エドワーズライフサイエンス	エドワーズライフサイエンス	日本メドトロニック
製品名	SJM Rigid Saddle Ring	Carpentier-Edwards Classic	Carpentier-Edwards ETLogix	Medtronic Profile 3D	SJM Séguin Ring	CMI MEMO 3D	Carpentier-Edwards Physio II	Edwards Physio	Medtronic CG Future
剛性	リジッド	リジッド	リジッド	リジッド	セミリジッド	セミリジッド	セミリジッド	セミリジッド	セミリジッド
形状	フルリング	フルリング（前尖側中央に隙間あり）	フルリング	フルリング	フルリング	フルリング	フルリング	フルリング	フルリング／バンド
コア材質	チタン	チタン	チタン	チタン	UHMWPE 超高分子ポリエチレン	ナイチノール	エルジロイバンド	エルジロイバンド	MP-35N*
上から見た形状	"D"型	"D"型	非対称	"D"型	"D"型	"D"型	"D"型	"D"型	"D"型 Ring／フラット Band
3D形状	自然なサドル型 交連部間比15%高い A2, P2	フラット	非対称でP3へ傾斜	前尖：25%, 後尖：15%		前尖部がサドル型に数%たわむ	前尖部がサドル型に数%たわむ	前尖部がサドル型に5%たわむ	
カフ素材	ダブルベロア	ポリエステルニット	ポリエステルニット	ポリエステルニット	ポリエステルニット	ポリエステルニット	ポリエステルニット	ポリエステルニット	ポリエステルニット
サイズ(mm)	24〜34	26〜40	24〜34	24〜40	24〜40	26〜38	24〜40	24〜40	26〜36
サイジング位置	前尖部, 交連部	前尖部, 交連部	前尖部	前尖部, 交連部	交連部	前尖部, 交連部	前尖部, 交連部	前尖部, 交連部	前尖部, 線維三角
サイザー形状と使用法	サドルリング専用のワンピース型	ほとんどのEdwards僧帽弁に使用可能なマルチピース型	ETLogix専用のマルチピース型	Profile 3D専用のワンピース型	セガインリング専用のワンピース型	すべてのCMIリペアに使用可能なワンピース両頭型	ほとんどのEdwards僧帽弁に使用可能なマルチピース型	ほとんどのEdwards僧帽弁に使用可能なマルチピース型	CG-Future専用のマルチピース型
製品の特徴	自然なサドル型がストレスを減少	従来の3：4のリモデリング	非対称の形状がⅢb型の牽引に対応	自然なサドル型がストレスを減少	弁輪の生理的な動きを温存	縫合カフにカーボン含有．前尖部と後尖部の硬さが違う	3：4のセミリジッドリモデリング	3：4のセミリジッドリモデリング	後尖部でサポート．線維三角へ固定
ポジショニング	自然なサドル型のリモデリング	典型的なリモデリング	Ⅲb型IMR	自然なサドル型のリモデリング	典型的なリモデリング	典型的なリモデリング	セミリジッドリモデリング，収縮性	セミリジッドリモデリング，収縮性	セミリジッドリモデリング，収縮性．植込みやすさ

*非磁性（ニッケル，コバルト，クロム，モリブデン合金）

Table 3 僧帽弁および三尖弁形成に用いるリング(フレキシブルリング,バンド)

メーカー名	セント・ジュード・メディカル	日本メドトロニック	セント・ジュード・メディカル	エドワーズライフサイエンス	日本メドトロニック
製品名	SJM Tailor Ring	Medtronic Duran Ring	SJM Tailor Band	Edwards Cosgrove	Medtronic Duran Band
形状	カット可能なリング	リング	バンド	バンド	バンド
上から見た形状					
適応	僧帽弁 三尖弁	僧帽弁 三尖弁	僧帽弁 三尖弁	僧帽弁 三尖弁	僧帽弁 三尖弁
カフ素材	ポリエステルベロア	ポリエステルニット	ポリエステルベロア	ポリエステルベロア	ポリエステルニット
サイズ(mm)	25〜35	23〜35	25〜35	26〜38	23〜35
サイジング位置	線維三角,前尖	線維三角,前尖	線維三角,前尖	交連部,前尖	線維三角,前尖
サイザー形状と使用法	Tailorフレキシブル専用のワンピース型	Duran専用のマルチピース型	Tailorフレキシブル専用のワンピース型	ほとんどのEdwards僧帽弁に使用可能なマルチピース型	Duran専用のマルチピース型

Table 4 三尖弁形成に用いるリング（フレキシブルリング，バンド）

メーカー名	セント・ジュード・メディカル	日本メドトロニック	セント・ジュード・メディカル	エドワーズライフサイエンス	日本メドトロニック	エドワーズライフサイエンス	日本メドトロニック
製品名	SJM Tailor Ring	Medtronic Duran Ring	SJM Tailor Band	Edwards Cosgrove	Medtronic Duran Band	Edwards MC3	Medtronic Contour 3D
剛性	フレキシブル	フレキシブル	フレキシブル	フレキシブル	フレキシブル	リジッド	リジッド
形状	カット可能なリング	リング	バンド	バンド	バンド	バンド	バンド
上から見た形状							
横から見た形状							
適応	三尖弁	三尖弁	三尖弁	三尖弁	三尖弁	三尖弁	三尖弁
カフ素材	ポリエステルベロア	ポリエステルニット	ポリエステルベロア	ポリエステルベロア	ポリエステルニット	ポリエステルニット	ポリエステルニット
サイズ(mm)	25〜35	23〜35	25〜35	26〜38	23〜35	26〜36	24〜34
サイジング位置	前尖の面積，中隔尖の距離	前尖の面積，中隔尖の距離	前尖の面積，中隔尖の距離	前尖の面積，中隔尖の距離	前尖の面積，中隔尖の距離	前尖の面積，中隔尖の距離	前尖の面積，中隔尖の距離
サイザー形状と使用法	Tailor フレキシブル専用のワンピース型	Duran専用のマルチピース型	Tailor フレキシブル専用のワンピース型	ほとんどのEdwards僧帽弁に使用可能なマルチピース型	Duran専用のマルチピース型	Edwards専用のマルチピース型	Contour 3D専用のマルチピース型
製品の特徴	三尖弁3D形状を維持	三尖弁3D形状を維持	三尖弁3D形状を維持	三尖弁3D形状を維持	三尖弁3D形状を維持	三尖弁中隔尖部分のみ落ち込んでいる	三尖弁前尖・中隔尖部分ともに落ち込んでいる

Table 5 僧帽弁位生体弁(M弁)

製品名	Epic Mitral	Carpentier-Edwards PERIMOUNT Mitral	Carpentier-Edwards PERIMOUNT Magna Mitral	Mosaic Mitral
製品外観				
メーカー名	セント・ジュード・メディカル	エドワーズライフサイエンス	エドワーズライフサイエンス	日本メドトロニック
弁尖の素材	ブタ大動脈弁	ウシ心囊膜	ウシ心囊膜	ブタ大動脈弁
抗石灰化処理	○	○	○	○
ステントの材質	アセタールポリマー製	エルジロイ合金 (コバルト・ニッケル・クロム)	エルジロイ合金 (コバルト・ニッケル・クロム)	アセタール樹脂 (Delrin)
MRI検査	○	○	○	○
保存液	0.5％ホルムアルデヒド溶液 (ホルマリン)	0.625％グルタルアルデヒド溶液	0.625％グルタルアルデヒド溶液	0.2％グルタルアルデヒド溶液
洗浄(リンス)時間	20秒 (10秒×2回)	120秒 (60秒×2回)	120秒 (60秒×2回)	360秒 (120秒×3回)
サイズ(mm)	25～31	25～33	23～33	25～33

Table 6 大動脈弁位生体弁(A弁)

製品名	Trifecta	Epic	Magna Ease TFX	Carpentier-Edwards Perimount	Mosaic Ultra	Mitroflow A12
製品外観						
メーカー名	セント・ジュード・メディカル	セント・ジュード・メディカル	エドワーズライフサイエンス	エドワーズライフサイエンス	日本メドトロニック	日本ライフライン
弁尖の素材	ウシ心嚢膜	ブタ大動脈弁	ウシ心嚢膜	ウシ心嚢膜	ブタ大動脈弁	ウシ心嚢膜
抗石灰化処理	○	○	○	○	○	×
ステントの材質	チタンステント	アセタールポリマー製	エルジロイ合金(コバルト・クロム・ニッケル合金)	エルジロイ合金(コバルト・クロム・ニッケル合金)	アセタール樹脂(Delrin)	アセタール樹脂(Delrin)
MRI検査	○	○	○	○	○	○
保存液	0.5%ホルムアルデヒド溶液(ホルマリン)	0.5%ホルムアルデヒド溶液(ホルマリン)	0.625%グルタルアルデヒド溶液	0.625%グルタルアルデヒド溶液	0.2%グルタルアルデヒド溶液	4%ホルムアルデヒド溶液
洗浄(リンス)時間	20秒(10秒×2回)	20秒(10秒×2回)	120秒(60秒×2回)	120秒(60秒×2回)	360秒(120秒×3回)	360秒(120秒×3回)
サイズ(mm)	19〜27	SUPRA 19〜23 STANDARD 23〜25	19〜27	19〜27	19〜27	19〜25

Table 7 大動脈弁および僧帽弁位機械弁（A弁およびM弁）

販売元	セント・ジュード・メディカル		泉工医科工業	日本ライフライン		センチュリーメディカル	
画像							
製品名	Regent	マスターズシリーズ	ON-X	BICARBON	CARBOMEDICS	ATS	AP360シリーズ
弁 リーフレット	グラファイト タングステン パイロライトカーボン（コーティング）	パイロライトカーボン	基質：グラファイト 表層：パイロライトカーボン（リーフレット：タングステン10％含有）	カーボングラファイト被覆グラファイト	パイロライトカーボン	カーボン	カーボン
弁 オリフィスリング（ハウジング）			基質：グラファイト 表層：パイロライトカーボン	チタン合金	パイロライトカーボン	カーボン	カーボン
縫着輪 縫合カフ マーカ 縫合糸	ポリエチレンテレフタレート（ポリエステル）		ポリテトラフルオロエチレン	ポリ四フッ化エチレン または ポリエチレンテレフタレート	カーボンコーティング（蒸着） ポリエチレンテレフタレート または ポリエチレンテレフタレート 充填材：ポリ四フッ化エチレン	不飽和ポリエステル カーボンブラック ポリテトラフルオロエチレン	不飽和ポリエステル カーボンブラック ポリテトラフルオロエチレン
金属部分 メタルバンド	ニッケル・コバルト合金(MP35N)	ニッケル・コバルト(MP35N) ＊マスターズシリーズのみ	チタンリング チタン合金	ポリアセタール	チタン合金 ニッケルチタン合金	チタン合金	チタン合金 ニッケル・コバルト合金
サイズ 大動脈弁	17〜27	17〜31	19〜27/29	17〜31	16〜29	19〜31	16〜28
サイズ 僧帽弁	なし	17〜33	25/33	19〜33	16〜33	19〜33	16〜28

Table 2〜7写真提供：セント・ジュード・メディカル株式会社，センチュリーメディカル株式会社，エドワーズライフサイエンス株式会社，日本メドトロニック株式会社，日本ライフライン株式会社，泉工医科工業株式会社．Epic, Linx, Regent, SJM, Tailor, Trifecta and St. Jude Medical are trademarks of St. Jude Medical, Inc. Reprinted with permission of St. Jude Medical. ©2014. All rights reserved.

Table 8 現在使用可能な人工血管

ストレート

製品名(販売名)	トリプレックス	ゼルウィーブ	J Graftシールド NEO	ヘマシールド・プラチナウーブン・ダブルベロア	ヘマシールド・マイクロベル・ダブルベロア	インターガード
会社名(発売元)	テルモ/Vascutek	テルモ/Vascutek	日本ライフライン/JUNKEN MEDICAL	マッケ・ジャパン	マッケ・ジャパン	マッケ・ジャパン
素材, 材質	ニット+エラストマー	ウーブン	ウーブン	ウーブン	ニット	ウーブン・ニット
サイズ	8～30 mm×30 cm	8～34 mm×60 cm	7～34 mm×40・50 cm	20～30 mm×50 cm	20～30 mm×50 cm	6～34 mm×50 cm
移植部位	胸部, 胸腹部, 腹部	胸部, 胸腹部, 腹部	胸部, 胸腹部, 腹部	胸部, 胸腹部, 腹部	胸部, 胸腹部, 腹部	胸部, 胸腹部, 腹部

4分枝, 1分枝

製品名(販売名)	トリプレックス	ゼルウィーブ	J Graftシールド NEO	ヘマシールド・プラチナウーブン・ダブルベロア
会社名(発売元)	テルモ/Vascutek	テルモ/Vascutek	日本ライフライン/JUNKEN MEDICAL	マッケ・ジャパン
素材, 材質	ニット+エラストマー	ウーブン	ウーブン	ウーブン
サイズ	20～30 mm×40 cm	20～30 mm×40 cm	20～30 mm×40 cm	20～30 mm×50 cm
移植部位	胸部, 胸腹部	胸部, 胸腹部	胸部, 胸腹部	胸部, 胸腹部

バルサルバ(1分枝)

製品名(販売名)	ゼルウィーブ
会社名(発売元)	テルモ/Vascutek
素材, 材質	ウーブン
サイズ	24～34 mm×43.4～44.4 cm
移植部位	胸部

胸腹部

製品名(販売名)	トリプレックス	ゼルウィーブ	J Graftシールド NEO	ヘマシールド・プラチナウーブン・ダブルベロア
会社名(発売元)	テルモ/Vascutek	テルモ/Vascutek	日本ライフライン/JUNKEN MEDICAL	マッケ・ジャパン
素材, 材質	ニット+エラストマー	ウーブン	ウーブン	ウーブン
サイズ	22～24 mm×60 cm	20～24 mm×60 cm	20～30 mm×50 cm	26 mm×47 cm
移植部位	胸腹部	胸腹部	胸腹部	胸腹部

Y字管

製品名 (販売名)	トリプレックス	ゼルウィーブ	ゼルソフト ゼルソフト・プラス	ヘマシールド・プラチナ ウーブン・ダブルベロア	ヘマシールド・マイクロ ベル・ダブルベロア	インターガード (ヴァトロ・トレオ)	J Graft シールドNEO
会社名 (発売元)	テルモ/Vascutek	テルモ/Vascutek	テルモ/Vascutek	マッケ・ジャパン	マッケ・ジャパン	マッケ・ジャパン	日本ライフライン/ JUNKEN MEDICAL
素材, 材質	ニット＋エラストマー	ウーブン	ニット	ウーブン	ニット	ウーブン・ニット	ウーブン
サイズ	14×7～20×10 mm	12×6～24×12 mm	12×6～24×12 mm	14×7～24×12 mm	12×6～24×12 mm	12×6～24×12 mm	14×7～22×11 mm
移植部位	腹部	腹部	腹部	腹部	腹部	腹部	腹部

Table 9 ペースメーカー

メーカー名	セント・ジュード・メディカル			日本メドトロニック				ボストン・サイエンティフィックジャパン		ソーリン・グループ		バイオトロニックジャパン		
製品名	Accent MRI RF	Accent DR RF	Accent MRI	Advisa MRI	Advisa	Adapta	INGENIO MRI	ALTRUA	INGENIO MRI	REPLY DR	REPLY SR	Etrinsa8	Evia DR-T	Etrinsa8
チャンバー	DDD	DDD	VVI	DDD	DDD	VVI/AAI	DDD	DDD	VVI/AAI	DDD	VVI/AAI	DDD	DDD	VVI/AAI
基本特性														
MRI条件付き対応	○		○	○			○		○			○		○
サイズ(mm) (H×W×D)	52×53 ×6.0	52×52 ×6.0	52×53 ×6.0	45×51 ×8	45.3× 50.7× 7.7	40.2× 42.9× 7.5	47×44.5 ×7.5	(L) 49× 43×8.0 (S) 44× 42×8.0	45.7× 44.5× 7.5	41.2× 41.5× 6.1	37.0× 41.5×6	44.5× 53.0× 6.4	44.5× 53.0× 6.4	39×53.0 ×6.5
重量(g)	24	23	24	22	21.5	21.5	24.5	(L) 29.6 (S) 25.4	23.5	20	19	25	25	24
容量(mL)	13.1	12.8	13.1	12.7	12.7	9.7	12	(L) 12.6 (S) 10.8	11.5	8	7.5	12	12	11

植込み型除細動器(ICD)

メーカー名	セント・ジュード・メディカル		日本メドトロニック	ボストン・サイエンティフィックジャパン	ソーリン・グループ	バイオトロニックジャパン
製品名	Fortify Assura	Ellipse DR	Evera XT DR	INCEPTA DR	Paradym RF DR	Ilesto 7 DR
基本特性						
サイズ(mm)(H×W×D)	71×40×14	70×51×12	67.5×51×13.4	69×61.7×9.9	73.4×58.4×11	55×65×11
重量(g)	76	68	78	72	91	81
容量(mL)	35	31	34	30.5	33	33

除細動器付き両室ペースメーカー(CRT-D)

メーカー名	セント・ジュード・メディカル	セント・ジュード・メディカル	日本メドトロニック	ボストン・サイエンティフィックジャパン	ソーリン・グループ	バイオトロニックジャパン
製品名	Unify Assura	Quadra Assura	Viva XT	INCEPTA CRTD	PARADYM CRT-D	Ilesto 7 Pro
基本特性						
サイズ(mm)(H×W×D)	73×40×14	76×41×14	73×51×13	77×61.7×9.9	73.4×61.8×11	56×65×11
重量(g)	77	81	80	72	94	82
容量(mL)	36	38	35	32	34	33

両室ペースメーカー(CRT-P)

メーカー名	セント・ジュード・メディカル	日本メドトロニック	ボストン・サイエンティフィックジャパン	バイオトロニックジャパン
製品名	Allure Quadra RF	Consulta	INVIVE	Evia
基本特性				
サイズ(mm)(H×W×D)	56×59×6	56.5×59×6.2	61×44.5×7.5	49×53×6.5
重量(g)	27	26	34	27
容量(mL)	15	15.3	15	14

索 引

和 文

あ

悪性腫瘍　164
アーチスト　252
アドレナリン　254
アブレーション　176
　──デバイス　154
アミオダロン　254, 256
アルダクトンA　252
アルプロスタジルアルファデクス　256
アンカロン　256

い

維持液　257
移植　174
胃大網動脈　26, 32
一重ベロア　128
一度結紮　114
逸脱　78
1本脱血　118, 188
イノバン　254
入口部　118
インデラル　252, 256

う

植込み型VAD　176
右脚ブロック　230
ウシ心膜　134
右室　34
　──化右房　234
　──枝　22
右側左房切開　74
右房　6, 34
　──化　234
　──メイズ　160

え

枝処理　68
エプレレノン　252
遠位端　136
エンド　42
エントリー　212
　──回路　160

お

横隔神経麻痺　66
横隔膜　32, 202
横切断　194
男結び　94
オノアクト　256

帯フェルト　54, 148, 210
オフポンプCABG　46
温血液灌流　210
女結び　94
オンポンプbeating　44

か

開胸器　6
回旋枝　34
外側前腕皮神経　32
開存性　38
開存バイパスグラフト　240
開放式体外循環回路　200
外膜　20, 40, 142, 168
　──血腫　68
　──癒着　242
解離　66, 150
　──腔閉鎖　216
　──性大動脈瘤　208
拡張型心筋症　170
拡張相　178
拡張病変　170
拡張不全　168
下行大動脈置換術　196
仮性瘤　98
下大静脈　6
　──脱血　10
　──フィルター　170
カットバック　36
カテコラミン　252, 254
カテーテルアブレーション　236
カニュレーション　8, 10
下半身　192
　──部分体外循環　200
下壁梗塞　62, 170
カマ型　52
絡み　92
カリウム　14, 256
カルシウム拮抗薬　46
カルベジロール　252
カルペリチド　254
間欠的微温血液心筋保護　14
冠状静脈洞　12, 100
冠状動脈造影　34
冠状動脈バイパス術　8, 26
冠状動脈ボタン　112, 148
肝臓　32
嵌頓　164

き

機械弁　86
気管　184

気管支動脈　198
機能性僧帽弁逆流　54, 62, 86, 170
基部拡大　140
基部腱索　172
　──切断　62
基部置換術　112, 140, 184
基部ベント　118
逆針　52
逆流テスト　60, 76
逆行性心筋保護　8, 12
逆行性吻合　40
吸引管　156
球形　56
吸収糸　18
弓部大動脈置換術　188
救命手術　208
胸腔　184
　──内破裂　222
胸骨　4
　──柄　30
　──下ドレーン　18
　──正中切開　4
　──体　30
　──閉鎖　18
　──リエントリー　246
　──ワイヤー　18
狭小弁輪　130
胸水貯留　68
胸髄動脈　204
胸腺　6
胸腹部大動脈置換術　200
胸部大動脈瘤　140, 184, 222
局所壁運動　46
虚血性拡張型心筋症　170
虚血性僧帽弁閉鎖不全症　60
虚血性心筋症　54
緊急手術　64
巾着縫合　38

く

空気塞栓　150
茎　166
クライオアブレーション　58
グラフト　26, 36
　──狭窄　244
　──置換術　140
　──デザイン　48
　──閉塞　26, 244
クリップ　32, 44, 148

け

経カテーテル大動脈弁留置術　118

経食道心エコー　46
経皮的心肺補助装置　208
頸部3分枝　188
血管拡張薬　256
結紮　38, 94
結節縫合　18, 78
牽引　56, 62, 170
腱索断裂　76
剣状突起　4, 240

こ

降圧療法　216
高位側枝　34
後下行枝　36
抗凝固薬　252
抗凝固療法　257
合成グラフト　48
後尖　90
　──温存　98
　──-中隔尖　102
　──病変　76
　──弁下部温存　88
後中隔側　60
　──交連部　74
後腹膜　202
　──経由　218
　──血腫　222
抗不整脈薬　254, 256
後壁　58
　──形成術　58
　──損傷　36
交連下弁輪縫縮術　110
交連部　82, 144
国際標準化比　170
骨膜　4
ゴルフメス　36, 96

さ

サイザー　138
最終治療　174
再手術　240
サイジング　142
サイズミスマッチ　68
サイド　42
　──クランプ　26
左脚　114
鎖骨下動脈　26
左室　54, 118
　──拡大　62
　──拡張末期径　118
　──駆出率　118
　──形成術　54, 172
　──収縮末期径　118
　──収縮末期容量係数　56
　──破裂　64, 98
　──補助装置　174
　──容量　56
　──流出路狭窄　178
左心耳　154, 236
嗄声　184
サチュレーションモニター　220
左房　12
　──内血栓　154
　──閉鎖　60
　──ベント　8, 12
　──メイズ　154
サムスカ　252
左-右シャント　64
三角切除　76
三次元構造　100
三尖弁峡部　160
三尖弁形成術　100
三尖弁置換術　104
三尖弁閉鎖不全症　100
三尖弁輪拡大　138
三尖弁輪縫縮術　102
サンリズム　254

し

四角切除　76, 78
死腔　18
シグマート　256
刺激カテーテル　162
止血　190
　──追加針　66
試験的遮断　50
自己心膜　224
　──プレジェット　8, 60, 78
自己大動脈　198
自己弁温存基部再建術　140
失神発作　178
収縮期前方運動　180
収縮性心外膜炎　168
集中治療室　98
12誘導心電図波形　176
粥腫　44, 66
循環停止　140, 188
循環動態　64
順行性吻合　40
順針　52
上縁の欠損　226
上行大動脈　6, 8
　──拡大　106
　──接合部　106
　──送血　10
　──置換術　184
上大静脈　6, 8
　──脱血　10
上腸間膜動脈　202
小動静脈　190
上肺静脈　226
静脈リザーバー　200
小弯側　188
食道　184
　──穿破　222
除細動　16
ジルチアゼム　46, 256
心基部　58
心胸郭比　234
心筋梗塞　54
心筋保護　8, 14
神経節叢アブレーション　162
人工血管　112, 134, 184, 198, 216
　──のスカート　144
人工腱索　82
　──移植術　82
人工弁輪　124
心室期外収縮　176
心室細動　16
心室中隔欠損症　228
心室中隔穿孔　64
心室内膜側パッチ形成術　54
心室頻拍　16, 58, 176
心室瘤　54
腎障害　208
腎静脈　218
真性瘤　184
心尖部　58
心臓腫瘍　164
心臓脱転　52
心臓ネット　26
腎動脈　202
心嚢液　208
心嚢内ドレーン　18
心拍動　16
心表面エコー　20
心不全　64
腎不全　68
心房鉤　100
心房細動　68, 138, 224
心房中隔　164
　──欠損症　224
心房頻拍　226
心膜　6
　──肥厚　168

す

水分管理　68
スタビライザー　46, 48
ステントグラフト　200
ステント治療　216
ステントポスト　92
ステントレス弁　246
ストレートグラフト　112
砂時計状切除縫合　76, 80
スパゲティ付き撚り糸　88
スピロノラクトン　252
スペックルトラッキングエコー　58

せ

スライディング法　76, 78
3D-CT　200

生体弁　86
生理食塩水　102
脊髄ドレナージ　200, 206
脊椎動脈　198
接合状態　116
セララ　252
セルマン摂子　120
穿孔　64
尖刃刀　36
前尖病変　82
前側方側　60
　──交連部　74
先天性二尖弁　118
浅橈骨神経　32
前壁中隔形成術　56
譫妄　256
前腕筋膜　32

そ

臓器不全　200
送血管　10
僧帽弁逆流　46, 56, 74
僧帽弁峡部　158
僧帽弁形成術　54, 74
僧帽弁鈎　74
僧帽弁前尖の前方運動　178
僧帽弁置換術　86
僧帽弁葉の牽引　170
僧帽弁輪石灰化　96
　──空置僧帽弁置換術　98
総流量　12, 138
塞栓　170
　──症状　164
損傷　50

た

体外循環　2
　──離脱　16
対角枝　34
待機手術　212
大腿静脈用カニューラ　200
大動脈遮断　12
大動脈線維三角　92
大腿動脈送血　196
大腿動脈-大腿静脈体外循環下　240
大動脈内バルーンパンピング　60, 64, 98
大動脈ノータッチ　46
大動脈壁　128
大動脈弁基部置換術　142
大動脈弁逆流　106
大動脈弁狭窄　118, 138
大動脈弁形成術　106

大動脈弁置換術　118
大動脈弁輪切開法　134
大動脈裂孔　202
大伏在静脈　26, 30, 36
　──グラフト　148
大伏在神経　30
楕円形　56
脱気　8, 186
脱血カニューラ　196
ダブルパラシュート法　38
単鋭鈎　240
断端　36, 70
弾力糸　50

ち, つ

致死的合併症　98
中隔-後尖交連部　100
中隔肥厚　178
中心静脈圧　20, 168
中枢吻合　26, 40, 140, 194
中程度低体温　200
中膜　168
腸管壊死　208
長期開存　26
直視下交連切開術　86
鎮静薬　256
鎮痛　256
対麻痺　200

て

低侵襲心拍動下冠状動脈バイパス術　244
ディプリバン　257
デクスメデトミジン　256
テーピング　156, 246
デブリ　22, 140
電気生理学的検査　176
電気メス　32, 142, 168
テンタクルズ　48
点滴薬剤　254

と

橈骨動脈　26, 32
洞調律　154
糖尿病　68
動脈硬化性変化　118
ドパミン　254
ドブタミン　254
ドブトレックス　254
トラセミド　252
トリミング　132, 142, 184
トルバプタン　252
ドルミカム　257
ドレーン　18
　──出血　68
鈍縁枝　34

な

内因性交感神経刺激作用　252
内外腸骨動脈　218
内胸動脈　26
内頚動脈　16
内シャントチューブ　46, 50
内腸骨動脈　220
内膜　50
　──剝離　68

に

ニコランジル　256
二次腱索　172
　──切断　62
二次口欠損　226
2段カニューラ　188
ニトログリセリン　256
2本脱血　74
二葉弁　86
乳頭筋　82
　──間　58
　──断裂　60

ね

ねじれ　68
粘液腫　164
粘液変性　84

の

脳　192
　──梗塞　12, 68
　──分離　192
　──分離体外循環　140
ノボ・ヘパリン　257
ノルアドレナリン　254

は

バイオグルー外科用接着剤　210
肺高血圧症　64, 138, 224
肺静脈　12
　──隔離　154
　──狭窄　236
　──ベント　118
排除線　54
肺体血流比　64
肺動脈塞栓　170
肺動脈弁下型　228
肺分離換気　202
パイロライトカーボン　86
はずむような動き　168
バソプレシン拮抗薬　252
パッチ閉鎖　228
パパベリン　32
ハーモニックスカルペル　32, 168
バルーンカテーテル　146

破裂性大動脈瘤　222
反回神経　188
パンチアウト　44
パンチャー　176
ハンプ　254

ひ

非解剖学的経路　214
非虚血性拡張型心筋症　170
ビソプロロール　252
肥大型心筋症　178
左冠状動脈主幹部　118
左冠尖側　114
左鎖骨下動脈　192
左前下行枝　34
左内胸動脈　30
左内頚動脈　192
左肋間開胸　196
ヒトインスリン　257
ヒューマリンR　257
ピルシカイニド　254

ふ

フィブリン糊　64, 174
フェルト　64, 128
　――ストリップ　186
フェンタニル　257
復温　192
腹腔臓器　202
腹腔動脈　202
複合グラフト作製　142
複合弁手術　138
腹直筋　32, 202
腹部大動脈瘤　200, 218, 222
腹膜　32
ブジー　34, 126
フッカー　146, 186
部分体外循環　198
プレセデックス　256
プロスタグランジン製剤　256
プロスタンディン　256
フロセミド　252
プロタミン　16
プロトコール　216
プロプラノロール　252, 254, 256
プロポフォール　257
分枝再建　212
分枝送血　192
分節遮断　200, 204
分離肺換気　196

へ

ペアン　120
閉鎖式体外循環回路　200
閉塞性動脈硬化症　68
壁運動障害　54

ペーシング　20
ベッセルループ　32
ヘパリン　32, 257
ヘマシールトパッチ　54, 232
ベラパミル　254
ヘルベッサー　256
ベロア布　128, 144
ペン型デバイス　158, 162
弁下部　172
弁形成糸　74
弁座　246
変性性僧帽弁逆流　76
弁尖に付着する腱索　172
弁葉縫縮術　108
弁輪　76, 136
　――拡大　62, 132

ほ

膀胱温　188
縫合線　118
房室枝　34
房室ブロック　230
房室弁近傍型　228
傍腹直筋切開　220
補助循環　200
ホスホジエステラーゼⅢ阻害薬　46
ボスミン　254
ボタン　146
ホモグラフト　248
ポンプ流量　200

ま

膜様部近傍欠損　228
マクロリエントリー　58
マジック縫合　128
麻酔管理　46
末梢吻合　140
慢性心房細動　154

み

右腋窩動脈　184
右冠状動脈　34, 36
　――起始部　142
右冠尖　112
ミダゾラム　257
ミリスロール　256
ミルリーラ　256
ミルリノン　46, 256

む

無冠尖　112
無名静脈　10
無名動脈　192

め, も

メイズ手術　154

メインテート　252
モノフィラメント糸　8, 70

ゆ

有効弁口面積　130
遊離グラフト　26, 42, 66
遊離右内胸動脈　28
輸液　257
　――オーバー　68
癒着　168

よ

腰髄動脈　204
容量負荷　146, 186
撚り糸　62, 70
4分枝グラフト　190

ら

ラシックス　252
ランジオロール　256

り

リウマチ性心臓病　86
リウマチ性弁疾患　118
リエントリー　240
利尿薬　168, 252
リハビリテーション　216
瘤径　184
両室ペーシング機能付き植込み型除細動器　176
良性腫瘍　164
両側総腸骨動脈　218
両側乳頭筋　58
　――縫縮術　172
リング　62, 172

る

ルプラック　252
ループ利尿薬　252

れ

冷凍凝固　158
攣縮　32
連続縫合　78

ろ

漏出　198
漏斗部筋性　228
肋骨　196
　――切離　198

わ

ワソラン　254
ワルファリン　257

欧文

A

α遮断薬　252
A型解離　208
Adamkiewicz動脈　200
akinesis　54
Alfieri縫合　82
Allenテスト　32
Amplatzer閉鎖栓　224
anterolateral side　60
aortic valve replacement：AVR　118
aortic valvuloplasty：AVP　106
Arantius小結節　112
atrial septal defect：ASD　224
AtriCure　154

B

β遮断薬　252, 256
$β_1$選択性　252
B型解離　216
Barlow病　84
blow out type　64
bouncing　168

C

CO_2　22, 150
conventional　26
core-cutter　174
coronary arteriography：CAG　34
coronary artery bypass grafting：CABG　8, 26
Coselli胸腹部グラフト　204
CRT-D　176

D

David手術　112
destination therapy　174
DeVega法　100
dilated cardiomyopathy：DCM　170
dip and plateau　168
Dor手術　54
dyskinesis　54

E

Ebstein奇形　234
elephant trunk　216
elliptical　56
endoventricular circular patch plasty：EVCPP　54

F

fan chordae　172
Fogartyカテーテル　220
Fontan縫合　54
Forrester分類　252
functional mitral regurgitation　54, 62, 86, 170

G, H

Gore-Tex　82
heel側　38
hypertrophic cardiomyopathy：HCM　178

I

I複合グラフト　68
intraaortic balloon pumping：IABP　60, 64, 98
intensive care unit：ICU　98
international normalized ratio：INR　170
in-situ　27
intrinsic sympathomimetic activity：ISA　252
ischemic cardiomyopathy：ICM　54

J, K

J型　52
K　14, 256
K保持性利尿薬　252
Kay法　100
KN1号輸液　257
Kochの三角　100

L, M

left ventricular assist device：LVAD　174
LIMA suture　48
Marfan症候群　184
Marshall靱帯　154
MC^3リング　102
minimally invasive direct coronary artery bypass：MIDCAB　244
mitral valve plasty：MVP　54, 74
mitral valve replacement：MVR　86
MRI　58, 164
myxoma　164

N, O

non-everting　122
off-pump coronary artery bypass：OPCAB　46
on pump arrest　26
one-tie　114
oozing type　64

P

PDEⅢ阻害薬　256
percutaneous cardiopulmonary support：PCPS　208
Physio-Ⅱ ring　84
porcelain　44
prosthesis-patient-mismatch：PPM　130
PRP手術　58, 172

R, S

reimplantation法　112
rib-cross法　196
SAVE手術　56, 172
Sellers分類　110
semi-skeletonized　30
sequential grafting　26, 42, 68
skeletonized　30
STジャンクション　106
Stanford type A　208
Stanford type B　216
strut chordae　172
sutureless technique　236
sutureless縫合　236
Swan-Ganzカテーテル　46

T

tethering　56, 62, 170
toe側　38
transcatheter aortic valve implantation：TAVI　118
tricuspid regurgitation：TR　100

U, V

U字縫合　34
Valsalvaグラフト　112
Valsalva洞　106, 126
　――動脈瘤　232
ventricular septal defect：VSD　228
viability　172

Y, Z

Yグラフト　220
Y複合グラフト　68
Z縫合　18, 78

著者略歴

磯村 正（いそむら　ただし）
葉山ハートセンター心臓外科センター長

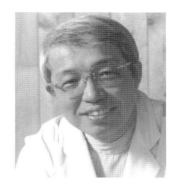

1951 年	山口県に生まれる
1979 年	久留米大学大学院修了
1979 年	ハーバード大学ベスイスラエル病院
1982 年	久留米大学病理学講師
1985 年	トロント大学トロント総合病院
1987 年	久留米大学外科学講師
1997 年	湘南鎌倉総合病院心臓血管外科部長
2000 年	葉山ハートセンター副院長
2001 年	葉山ハートセンター院長
2005 年	葉山ハートセンター心臓外科センター長
2008 年	信州大学診療特任教授（兼任）

所属学会・認定・資格

AATS（米国胸部外科学会）メンバー，STS（米国心臓血管外科学会）メンバー，EACTS（ヨーロッパ胸部外科学会）メンバー，日本胸部外科学会指導医，日本心臓血管外科学会専門医，日本外科学会認定医，日本外科学会指導医，日本胸部外科学会評議員，日本循環器学会評議員，日本心臓病学会評議員，日本冠動脈外科学会評議員，日本冠疾患学会理事　など

著書

「治せない心臓はない」講談社，2009 年

磯村心臓血管外科手術書―手術を決めるこの1針（DVD付）

2015 年 2 月 25 日　発行

著　者　磯村　正
発行者　小立鉦彦
発行所　株式会社　南江堂
〒113-8410　東京都文京区本郷三丁目42番6号
☎(出版)03-3811-7236　(営業)03-3811-7239
ホームページ　http://www.nankodo.co.jp/
印刷　公和図書／製本　中條製本
DVD 製作　中録新社

Operative Technique in Cardiovascular Surgery by Dr.Isomura
© Nankodo Co., Ltd., 2015

定価はカバーに表示してあります．
落丁・乱丁の場合はお取り替えいたします．

Printed and Bound in Japan
ISBN978-4-524-26169-7

本書の無断複写を禁じます．

[JCOPY]〈(社)出版者著作権管理機構　委託出版物〉

本書の無断複写は，著作権法上での例外を除き，禁じられています．複写される場合は，そのつど事前に，(社)出版者著作権管理機構（TEL 03-3513-6969，FAX 03-3513-6979，e-mail: info@jcopy.or.jp）の許諾を得てください．

本書をスキャン，デジタルデータ化するなどの複製を無許諾で行う行為は，著作権法上での限られた例外（「私的使用のための複製」など）を除き禁じられています．大学，病院，企業などにおいて，内部的に業務上使用する目的で上記の行為を行うことは私的使用には該当せず違法です．また私的使用のためであっても，代行業者等の第三者に依頼して上記の行為を行うことは違法です．

付録DVD使用の際の注意事項

1. 本DVDは，DVD-Video形式です．DVD-Video専用プレーヤーでご覧ください．
2. DVD-Video専用プレーヤー以外の環境で使用された場合の動作保証はいたしません．当社の調査では，DVD-ROMドライブを搭載し，DVD-Video形式に対応した再生ソフトがインストールされているほとんどのパーソナルコンピュータでほぼ正常に動作いたしましたが，パーソナルコンピュータでの動作を保証するものではありません．
3. 本DVDを無断で複写，複製，上映することは，著作権法で禁じられています．
4. 本DVDの使用，あるいは使用不能によって生じた損害に対しての補償はいたしません．
5. 収載動画の内容は，「目次」(viiiページ)をご参照ください．
6. DVDの操作については，ご使用になるDVD-Video専用プレーヤーの取り扱い説明書などをご参照ください．
7. 内容に関するお問い合わせは下記FaxまたはE-mailまでお願いいたします．
   Fax：03-3811-3180
   E-mail：support@nankodo.co.jp